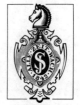

Peter Hahn

ÄRZTLICHE PROPÄDEUTIK

Gespräch, Anamnese, Interview

Einführung in die anthropologische Medizin –
wissenschaftstheoretische und praktische
Grundlagen

Springer-Verlag
Berlin Heidelberg New York
London Paris Tokyo

Professor Dr. Peter Hahn
Abt. Innere Medizin II
(Allgemeine Klinische und Psychosomatische Medizin)
Medizinische Universitätsklinik
Bergheimer Straße 58, D-6900 Heidelberg

ISBN 3-540-18836-3 Springer-Verlag Berlin Heidelberg New York
ISBN 0-387-18836-3 Springer-Verlag New York Berlin Heidelberg

Dieses Werk ist urheberrechtlich geschützt. Die dadurch begründeten Rechte, insbesondere die der Übersetzung, des Nachdrucks, des Vortrags, der Entnahme von Abbildungen und Tabellen, der Funksendung, der Mikroverfilmung oder der Vervielfältigung auf anderen Wegen und der Speicherung in Datenverarbeitungsanlagen, bleiben, auch bei nur auszugsweiser Verwertung, vorbehalten. Eine Vervielfältigung dieses Werkes oder von Teilen dieses Werkes ist auch im Einzelfall nur in den Grenzen der gesetzlichen Bestimmungen des Urheberrechtsgesetzes der Bundesrepublik Deutschland vom 9. September 1965 in der Fassung vom 24. Juni 1985 zulässig. Sie ist grundsätzlich vergütungspflichtig. Zuwiderhandlungen unterliegen den Strafbestimmungen des Urheberrechtsgesetzes.

© Springer-Verlag Berlin Heidelberg 1988
Printed in Germany

Die Wiedergabe von Gebrauchsnamen, Handelsnamen, Warenbezeichnungen usw. in diesem Werk berechtigt auch ohne besondere Kennzeichnung nicht zu der Annahme, daß solche Namen im Sinne der Warenzeichen- und Markenschutz-Gesetzgebung als frei zu betrachten wären und daher von jedermann benutzt werden dürften.

Gesamtherstellung: Appl, Wemding
2119/3140-543210

VORWORT

Eine Propädeutik ist ein vorbereitendes Unternehmen. Es liegt noch „vor" der eigentlichen „Unterweisung", vor der eigenen praktischen oder theoretischen Tätigkeit. Wenn eine Propädeutik als Buch geschrieben wird, sollte sie einfach geschrieben sein. Sie sollte einführen, Klärungen suchen, Übersichten schaffen und anregen.

Die vorliegende Darstellung kann nur einige dieser Anforderungen einlösen. Andere – insbesondere das Gebot der Einfachheit – konnten nicht, oder nur in einem wesentlich anders verstandenen Sinne, erfüllt werden.

Warum das so gekommen ist, und warum der Verfasser aus dem geplanten Gesprächsbuch eine so umfangreiche Propädeutik werden lassen mußte, wird der Leser vielleicht bereits nach einer kurzen Lektüre erkennen.

Die letzte, in ihrer Zielsetzung vergleichbare Propädeutik, die dem Verfasser bekannt wurde, stammt aus dem Jahre 1815. D. Johann Wilhelm Heinrich Conradi, seines Zeichens „Professor der Medicin in Heidelberg", verfaßte einen „Grundriss der medicinischen Encyclopädie und Methodologie – zum Gebrauche bey seinen Vorlesungen" und zeigte die Verwandtschaft der „somatologia" zur „psychologia" als Anthropologie auf.

Aus neuerer Zeit gibt es zwar eine nicht geringe Anzahl von „Einleitungen in das Studium der Heilkunde", wie die von S. Ramon y Cajal, K. Kisskalt, P. Diepgen u. a., sowie die anthropologisch orientierten Darstellungen von F. Anschütz, F. Hartmann, K. E. Rothschuh und H. Schipperges.

Aber diese Einführungen (vielleicht bis auf die faszinierende Darstellung von Ramon y Cajal) beschreiben im wesentlichen die Leitlinien der Vergangenheit und den Status quo der medizinischen Wissenschaft, einschließlich einiger wünschenswerter Ergänzungen. Sie ersetzen nicht die Anregungen zur Denkarbeit, wie sie bis zur Abschaffung des „philosophicums" (1861) für den werdenden Arzt zum Erwerb der Grundlagen seines Faches als unerläßlich angesehen waren.

Ob das vorliegende Buch diese Lücke füllen kann und vielleicht zur Einführung eines vorklinisch oder klinisch begleitenden „Propädeutikums" Anlaß gibt, muß dahingestellt sein bleiben.

Die seit der Neuordnung der Approbation für Ärzte (1970) in der Bundesrepublik bestehenden Pflichtvorlesungen und -praktika zur medizinischen Psychologie und einige, meist von Medizinhistorikern betreute, Kurse zur medizinischen Terminologie erfüllen zwar einen Teil dieser Aufgaben, decken aber das Bedürfnis nach einer Besinnung des künftigen Arztes auf die Stellung seiner Wissenschaft in dem Kanon der anderen Wissenschaften, der sozialen und politischen Einrichtungen, den Wissenschaftsbegriff und seine Methodologien nicht ausreichend ab. Zum Teil sind sie auch einseitigen methodischen Ausrichtungen verpflichtet.

Nach einer mehrjährigen Vorbereitung, zahlreichen Gesprächen und Diskussionen im Klinikalltag, im Rahmen von Unterrichtsveranstaltungen, Fort- und Weiterbildungsseminaren und wissenschaftlichen Kongressen kann diese Propädeutik jetzt – dank dem Entgegenkommen des Springer-Verlages und seines sachkundigen Mitarbeiters, Dr. T. Graf-Baumann – in der vorliegenden Form und Ausstattung erscheinen.

Die großen und erfolgreichen Veranstaltungen der Universität Heidelberg zu ihrer 600-Jahr-Feier mit den Beiträgen unserer Abteilung, dem 1. Internationalen Arbeitstreffen „Brücken von der Psychosomatik zur Allgemeinmedizin"* und dem „Symposion zum 100. Geburtstag von Viktor von Weizsäcker"**, haben darüber hinaus die Dringlichkeit der Diskussion anthropologischer und interdisziplinärer Fragestellungen für die Gegenwartsmedizin in eindrucksvoller Weise aufgezeigt und unsere eigenen Problemlösungsansätze in der klinischen und theoretischen Arbeit ermutigt.

So freue ich mich jetzt und erlebe es mit Genugtuung, daß ich an dieser Stelle den Mitarbeitern und Kollegen, den Freunden und Gesprächspartnern, die diese Arbeit über viele Jahre begleitet, mitgetragen, diskutiert und gefördert haben, meinen Dank sagen kann.

Es sind dies nicht nur vor allem mein langjähriger Chef und väterlicher Mentor, der Begründer der Abteilung für „Allgemeine Klinische und Psychosomatische Medizin" in ihrer ursprünglichen Form, Paul Christian, und die engsten Weggenossen wie Ernst Petzold, Wolfgang Rapp, Hans Ferner, Günter Bergmann und Wolfgang Kämmerer, die gegenwärtigen Oberärzte und Assistenten der Abteilung F. Bacher, S. Bregulla, A. Drinkmann, W. Eich, H. J. Gebest, T. Henkelmann, W. Her-

---

* E. Petzold, B. Luban-Plozza, H. J. Mattern u. G. Bergmann (Hrsg.): „Brücken von der Psychosomatik zur Allgemeinmedizin". Springer, Berlin Heidelberg New York Tokyo 1987.
** P. Hahn u. W. Jacob (Hrsg.): „Viktor von Weizsäcker zum 100. Geburtstag". Springer, Berlin Heidelberg New York Tokyo 1987.

zog, F. Kröger, G. Lanzinger, K. Müller und A. Werner, sowie die ehemaligen Assistenten P. Becker von Rose, M. Bölle, C. Deter, H. Eisele, C. Jakob, S. und H. Lenkeit, R. Mickisch, A. Reindell, W. Söllner, G. Titscher, P. Vollrath u. a. m., sondern besonders auch die Abteilungsleiter der Ludolf-Krehl-Klinik, die die Atmosphäre der kollegialen Zusammenarbeit und des permanenten Austausches gepflegt und gefördert haben: B. Kommerell, W. Kübler, E. Weber, R. Ziegler und – last, but not least – G. Schettler als Seniorchef der Klinik.

W. Bräutigam, M. Stieler, H. Munzinger-Bornhuse, K. D. Hüllemann, E. Nüssel, F. J. Hehl und H. Mayer waren die Wegbegleiter der „ersten Stunde". H. Stolze und P. Buchheim die langjährigen Förderer in Lindau, W. Stucke der Leiter in ärztlich-politischen Wirrnissen, und Th. v. Uexküll, A. E. Meyer, W. Wesiack, W. Schüffel und viele andere Mitstreiter im Deutschen Kollegium für Psychosomatische Medizin.

Die psychoanalytischen Lehrer, ohne deren frühe Einwirkung die Unbefangenheit für eine Arbeit wie die vorliegende nicht hätte erhalten werden können, sind ebenfalls zahlreich: ich nenne stellvertretend neben meinen beiden Lehranalytikern, F. Riemann und E. Achelis-Lehbert, vor allem S. Elhardt, W. Schwidder, J. Zauner, F. Heigl, A. Heigl-Evers, A. Dührssen und besonders E. und W. Zander. In Heidelberg waren es dann die Mitglieder des „Institutes für Psychoanalyse und Psychotherapie" und des „Weiterbildungskreises für Psychotherapie", denen ich, direkt und indirekt, vieles zu verdanken habe.

In den letzten Jahren erneuerte sich die Verbindung zu W. Jacob, dem nimmermüden Wahrer des Weizsäckerschen Erbes, und durch das von ihm über viele Jahre gepflegte interfakultative Seminar zur „Anthropologie in Medizin, Philosophie und Theologie" auch die Verbindung zu V. Paeslack, D. Ritschl, H. Schipperges und R. Wiehl.

Die Namens- und Dankesliste wäre weiter fortzusetzen. Sie müßte – mehr noch als es zum Ausdruck kommen kann – den persönlichen Bereich umfassen; die kritische Gesprächspartnerin und Leserin, auch meiner „geheimen" Gedanken, nenne ich nur mit ihrem Anfangsbuchstaben B., und die Freunde, die z. T. seit dem Studium und den ersten Assistentenjahren an vielem teilhatten, dürfen nicht vergessen sein: H. Enke, M. Fuchs, B. Pfleiderer, E. und S. Herdieckerhoff sowie C. und S. Penselin.

Mit Dank, einer gewissen skeptischen Sorge und erheblicher Erleichterung trenne ich mich jetzt von dem Manuskript in seiner gegenwärtigen Fassung.

Heidelberg, im Herbst 1987 *Peter Hahn*

INHALTSVERZEICHNIS

I. DIE AUSGANGSSITUATION 1

Wo stehe ich? 2   Innehalten 2   Fünf Situationen 4

II. DAS BILD DES ARZTES 11

Die Situation des Kranken ist gegeben 14   Der Arztberuf ist ein reaktiver Beruf 16   Der Arztberuf ist ein paradoxer Beruf 16

Die „naive" Lösung 18   Die reflektierten Lösungsversuche 18
Die sach- oder problembezogene Lösung 18   Die „psychologischen" Lösungen 20   Die außerärztlichen Lösungen 22   Wissenschaftliche Tätigkeit 24   Literarische Tätigkeit 26   Künstlerische Tätigkeit 30
Gesellschaftliche Tätigkeit 30

Exkurs über den Dilettantismus 34

III. DAS BILD DES MENSCHEN 45

Gegenwart 48   Vergangenheit bestimmt die Gegenwart und die Zukunft 54
Die Zukunft ist offen 56

IV. WISSENSCHAFTSTHEORETISCHE LEITLINIEN 65

Was ist Wissenschaft? 66   Ist die Medizin eine Wissenschaft? 74
Welche Wege gibt es zur wissenschaftlichen Erkenntnis? 76

Die phänomenologischen Methoden 80   Die empirisch-analytischen Methoden 90   Induktion 94   Deduktion 102   Die hermeneutischen Methoden 110   Verstehen 112   Auslegen 116   Interpretieren 122
Applizieren 128   Die dialektischen Methoden 132

Schlußfolgerungen für die Grundlegung einer ärztlichen Theorie und ihrer Methodenlehre 138

V. DIE MITTEILUNG 149

VI. DAS GESPRÄCH 157

VII. DIE ANAMNESE 177

Grundzüge der Basisanamnese *182*   Formen der Anamnese *188*
A: Klinische Anamneseerhebung *190*   B: Erweiterte (vertiefte) Anamnese *196*   Neun „Schritte" nach Morgan und Engel *202*
C: Die biographische Anamnese *206*   D: Tiefenpsychologische Anamnese *220*

VIII. DAS INTERVIEW 237

Das psychoanalytische Gespräch *238*   E: Das psychoanalytische Interview *240*

IX. DIE KÖRPERLICHE UNTERSUCHUNG 253

Erster Eindruck *256*   Hilfsmittel *260*   Inspektion *262*   Palpation *264*
Auskultation *266*   Perkussion *268*

X. DIE APPARATIVE UNTERSUCHUNG 277

„techne" in der Medizin *278*   Apparat und Instrument *278*   Szenische Techniken *282*   Zwischengruppe der apparativen Techniken *284*
Hintergrundstechniken *288*

XI. DIE BEHANDLUNG 295

Selbstheilungstendenzen des Patienten *298*   Interaktionsmuster *302*
Die therapeutischen Mittel *306*   Der Verlauf *310*

XII. DIE DOKUMENTATION 317

Funktionen der Dokumentation *318*   Inhalte und Formen *320*
Krankenschein *324*   Aufzeichnungen des Arztes *326*   Fragebögen *328*
Befunderhebungen *334*   Verordnungen *334*   Arztbrief *336*
Literatur *342*

ANHANG *347*

Zusammenstellung der Daten des Patienten M. *348*   Das Gespräch *349*
A: Klinische Anamnese *350*   B: Erweiterte Anamnese *351*
C, 1: Biographische Anamnese *352*   D: Tiefenpsychologische
Anamnese *356*   E: Psychoanalytisches Interview *362*

LITERATURVERZEICHNIS *367*

SACHVERZEICHNIS *381*

EINLEITUNG

Das Problem des ALLGEMEINEN in der ärztlichen Wissenschaft läßt sich heute – wenn es nicht pragmatisch oder machtpolitisch mißverstanden werden soll – wahrscheinlich nur noch in der Form einer Propädeutik darstellen. Die Grundlagenwissenschaft des Regelhaften und Verbindenden geht zwar immer vom einzelnen Gegenstand der Erkenntnis aus und entwickelt aus diesem die angemessenen Methoden. Sie steht aber gleichzeitig in unmittelbarer Nähe zu einer Didaktik, deren Privileg es ist, Vereinfachungen vorzunehmen. Die spezifische Problematik der Detailerkenntnis befindet sich dazu in einem polaren, dialektisch zu erfassenden Spannungsfeld.

Das Thema der ÄRZTLICHEN PROPÄDEUTIK ist damit gleichzeitig auch ein Thema der MEDIZINISCHEN ANTHROPOLOGIE. Die Frage nach der „Stellung des Menschen im Kosmos" (Scheler 1929), nach der „Natur" des Menschen (Schipperges 1975), nach den Eigenarten, Möglichkeiten und Grenzen des Menschen in einem weiteren Sinne schließt auch für den Arzt die Reflexion der genannten und ungenannten Voraussetzungen ein, die den sozialen Stellenwert des ärztlichen Denkens und Handelns ausmachen.

Der Terminus ANTHROPOLOGIE bedarf dabei einer Erläuterung. H. Schipperges (1972, 1975) hat immer wieder auf die Wichtigkeit anthropologischer Grundlegungen für die Medizin hingewiesen; bei ihm (1972) und Bauer (1984) finden sich auch Schilderungen der Entwicklungsgeschichte von „Anthropologien" seit dem 17. und 18. Jahrhundert. Die 7bändige Reihe der „Neuen Anthropologie" (Gadamer u. Vogler 1972) veranschaulicht in ähnlicher Weise die Vielfältigkeit der Begriffsverwendung im Sinne des Versuches einer umfassenden Menschenkunde.

Für unsere Zwecke muß es ausreichen, einige spezifische Unterscheidungen zu benennen: Seit dem Ausgang des letzten Jahrhunderts wird unter „Anthropologie" in der Medizin häufig nur die „biologische Anthropologie" (Paläontologie) als Abstammungslehre des Menschen verstanden. „Medical anthropology" ist im angloamerikanischen Sprachbereich identisch mit „Medizinethnologie" (Pfleiderer). Von diesem Sprachgebrauch völlig abgesetzt sind die Bedeutungen, die seit den 20er Jahren als „medizinische Anthropologie" oder „anthropologische Medizin" mit den Namen ihrer Begründer V.v. Weizsäcker, P. Christian und W. Kütemeyer verbunden sind und in jüngster Zeit vor allem von W. Jacob, H. Schipperges, E. Seidler und D. Wyss aufgenommen worden sind. F. Hartmann modifiziert darüber hinaus den Terminus in „ärztliche" Anthropologie, womit er über die theoretische Einführung des „Subjektes in die Medizin" (V. v. Weizsäcker) hinaus noch einen zusätzlichen Hinweis auf die Bedeutung der Person des Arztes geben möchte. Aus der Sicht des Verfassers scheint es nicht sehr zweckmäßig, mit diesen Begriffen scharfe terminologische Abgrenzungen festzulegen, sondern wichtiger, das gemeinsame Grundanliegen der Autoren aufzunehmen und es in einer dem Verständnis der sich in sehr verschiedenen Aus- und Weiterbildungsphasen befindlichen Kollegen angemessenen Weise darzustellen.

ANTHROPOLOGISCHE MEDIZIN soll also synonym zu den Bezeichnungen MEDIZINISCHE ANTHROPOLOGIE oder ÄRZTLICHE ANTHROPOLOGIE die Bereitschaft zur Reflexion der breiten Grundlagen des Wissens über den Menschen innerhalb und außerhalb der Medizin ausdrücken und damit auch die Themen der PERSONALEN MEDIZIN (L. v. Krehl, R. Siebeck) sowie die Grundlagen der PSYCHOSOMATISCHEN MEDIZIN (V. v. Weizsäcker, P. Christian, W. Bräutigam, A. Jores, Th. v. Uexküll, W. Wesiack) umfassen.

Das vorliegende Buch ist, nach verschiedenen Anläufen und mehreren Stufen der Konzeption, aus Anleitungsblättern, Vorlesungen, Hinweisen und Seminargesprächen mit Kollegen und Studenten entstanden. Die Thematik hat den Verfasser seit dem Beginn seiner eigenen ärztlichen Tätigkeit beschäftigt und begleitet. Der Anlaß zu einer Darstellung ergab sich allerdings erst aus den immer wiederkehrenden Nachfragen von Mitarbeitern nach einem abteilungsinternen „Leitfaden" und den Diskussionen über die Aufgaben und Ziele des Faches „Allgemeine Klinische und Psychosomatische Medizin", das der Verfasser seit 1979 in der Nachfolge v. V. v. Weizsäcker und P. Christian an der Heidelberger Medizinischen Universitätsklinik als Internist und Psychoanalytiker vertritt. Unter dem Titel „Gespräch, Anamnese, Interview" sollten die Aufzeichnungen zunächst als Anleitung für Studenten und Mitarbeiter zur Orientierung bei der ärztlichen Gesprächsführung in dem differenten Feld der Inneren Medizin und Psychosomatik dienen – aus diesem Grunde blieb auch der Untertitel des Buches erhalten. Sie entwickelten sich aber dann, gewissermaßen „unter der Hand", in Abstimmung auf die Erfordernisse mehrerer durchlaufender Vorlesungsreihen der Lindauer Psychotherapiewochen (1975–1981, 1985) und im Zusammenhang mit den Vorarbeiten für den Band „Psychosomatik" in der Reihe „Psychologie des XX. Jahrhunderts" (Kindler Verlag, München, 1976–1981) zu der jetzt vorliegenden erweiterten Fassung, die von den anthropologischen Grundfragen ausgeht und wissenschaftstheoretische Leitlinien einschließt.

Aus dieser Entwicklung des Buches ist auch die zunächst vielleicht befremdlich erscheinende Form der Darstellung abzuleiten. Neben dem zusammenhängenden fortlaufenden „text" der Kapitelthematik findet sich – jeweils auf der gegenüberliegenden Seite – ein ergänzender „kontext", der sehr persönliche Gedanken, Meinungen und Assoziationen des Verfassers enthält und so etwas wie die vorher schon genannte „Einführung des Subjektes in die Medizin" in einer für den Leser unterscheidbaren Form dokumentiert. Diese Assoziationen sind gelegentlich sehr beiläufig, vielleicht räsonnierend, abschweifend, kommentierend oder persönliche Erinnerungen beschwörend. Sie gehören aber für den Verfasser zum Umfeld der zu besprechenden Themen und lassen, neben manchen Ursprüngen des Gemeinten, die affektive und kritische Selbstüberprüfung sowie die Notwendigkeit zur fortwährenden Neuauseinandersetzung durchscheinen. Vielleicht regen sie auch den Leser an, selber vom „text" abzuweichen und eigenen Gedanken nachzugehen, diese zu klären und ebenfalls zu Papier zu bringen. Der methodische Grundgedanke des anthropologischen Zuganges durch die Reflexion der AUSGANGSSITUATION, d.h. des „hic et nunc" des Lesenden, gegenüber einer Überlastung mit nicht mehr unmittelbar nachvollziehbaren ABSTRAKTIONEN und DENKFIGUREN, wie sie gerne im akademischen Bereich gegeben werden, könnte hier wirksam werden und die Verstehensmöglichkeit für Gewohntes und Ungewohntes zu einem neuen Wirklichkeitssinn führen. Ärztliche Wahrnehmung bedeutet vor allem Offenheit und größtmöglichste Unbefangenheit gegenüber dem Vor-Gewußten und Vorher-Beurteilten. Die Erziehung dazu ist Teil der Pro-pädeutik. Zur Erleichterung des Entschlusses, eigene Gedanken in die Auseinandersetzung mit dem „text" einzubringen, mag auch die Schreibweise der „kontexte" beitragen; die „leeren Seiten", die der Verlag dankenswerterweise zur Verfügung gestellt hat, lassen den Raum.

Zur INHALTLICHEN Durchführung ist zu bemerken, daß die einzelnen Kapitel sehr ungleichmäßig in ihrem Gewicht für die spätere ärztliche Tätigkeit behandelt worden sind. Es ist dies die Folge davon, daß es für die klassischen Gesichtspunkte der Untersuchungsverfahren sehr viele gute Einführungen gibt, während die anthropologische und wissenschaftstheoretische Thematik kaum behandelt worden ist.

Weiterhin mag es befremden, in einer solchen Darstellung kein Kapitel über das LEIB/SEELE-Problem und keine Erörterung der Unterscheidungen zwischen NATUR- und GEISTESWISSENSCHAFTEN zu finden. Der Verfasser hält das erstere Problem – in guter Gesellschaft mit einigen Vertretern der neueren Philosophie – für ein traditionelles Scheinproblem, das für Lösungen ärztlicher Fragen eher hinderlich gewesen ist. Die zweite Unterscheidung, die auf die cartesianische Ontologie zurückgeht, hat durch das Methodenproblem noch eine gewisse historische Berechtigung, bringt aber für die neuzeitliche Ordnung der Wissenschaften keinen Erkenntnisgewinn. Jedem Wissensgebiet, das sich durch seinen Gegenstand bestimmt, muß es freigestellt sein, die notwendigen Methoden selber zu entwickeln oder sie zu entleihen, unabhängig von fachfremden theoretischen Vorentscheidungen. So kann die Theologie heute ohne große Probleme physikalische Methoden, z.B. zur Altersbestimmung von Schriftdokumenten, benutzen, und die Physik setzt sich mit hermeneutischen Interpretationsproblemen auseinander. Die ärztliche Wissenschaft ist dabei in einer besonders günstigen Position: sie ist so eindeutig durch ihren Gegenstand – die Erkennung, Beurteilung und Behandlung kranker Menschen – bestimmt, daß sie zur Bewältigung dieser Aufgabe nicht nur eigene, vielleicht ungewohnte Methoden entwickeln muß, sondern auch in großem Umfang aus fast allen anderen Wissensgebieten Hilfestellungen in Anspruch nehmen kann.

Das grundlegende Problem, das die gesamte ärztliche Anthropologie durchzieht, ist das Verhältnis der ärztlichen GRUNDSITUATION zum DENKEN und HANDELN. Wenn man besonders für den Arztberuf das PARADOX der ethischen Berufe in Anspruch nimmt, nämlich die Maxime, Intentionen folgen zu müssen, die die Voraussetzungen zur Erfüllung eben dieser Intentionen aufheben, so ergibt sich daraus nicht nur ein Konflikt für das Selbstgefühl des Ausübenden, sondern die innerlich begründete Notwendigkeit für den Beruf, die kreative Substanz aus einer anderen Tätigkeit abzuleiten. Die konsequente Durchführung dieses Gedankens schließt allerdings so weitreichende Folgerungen für die Auffassung des Studiums und der gesamten Berufstätigkeit ein, daß sie bei der heutigen Überfülle an Einzelinformationen im Aus- und Weiterbildungsgang – wenn sie systematisch verfolgt werden würde – in utopische Forderungen einmünden müßte. Für den Bereich der wissenschaftlichen Tätigkeit ist sie noch am ehesten zu verwirklichen – unter der Voraussetzung, daß Wissenschaft nicht mit dem „Erlernen von Wissen" verwechselt wird.

Die ANTHROPOLOGIE DES ÄRZTLICHEN BERUFES schließt weiterhin – so hofft der Verfasser in den letzten Kapiteln gezeigt zu haben – nicht nur den UMGANG mit dem KRANKEN MENSCHEN ein, sondern auch den UMGANG mit den einfachen und hochkomplizierten TECHNISCHEN HILFSMITTELN. Der Mensch ist mit Liebe und Leidenschaft, Aufmerksamkeit und Sorgfalt, nicht nur gegenüber seinen Mitmenschen, sondern auch „Gegenständen" gegenüber begabt. Die Liebe zum Werkzeug, zum Instrumentarium, zum „Objekt" stellt ebenso eine menschliche Entwicklungsmöglichkeit dar, wie die Liebe zum Partner, zu Eltern und Kindern. Natürlich sind die Qualitäten dieser Gefühle sehr verschieden. Aber die Gefahr, einem Menschen zu verfallen und sich ihm kritiklos unterzuordnen, ist sicherlich genauso groß wie die Gefahr, das „Objekt" oder ein „System" zu einem Fetisch oder Götzen zu machen und sich von ihm entmündigen zu lassen. Wenn also in der Liebe nicht der dialektische Kontrapunkt der Lösung mitschwingt, und in der Bindung nicht der Gedanke an Trennung enthalten ist, sind die Möglichkeiten zur Freiheit vergeben. Wie sich eine solche Freiheit im ärztlichen Berufsleben auswirkt oder was ihre Verfehlung für den Kranken bedeutet, kann schwer gelehrt und kaum beschrieben werden.

Manchmal wird sie an einem Beispiel deutlich. Das macht die große Bedeutung des Lehrers und der Lebensschilderung aus. Aber sie erscheint dann einmalig, individuell, persongebunden – auch wenn sie für die menschliche Möglichkeit steht, die die SELBST-AUFGABE nicht als Opfer empfindet, dessen Gegengabe eingeklagt werden muß, sondern als einen Akt der Befreiung, der das Leben und damit auch die ärztliche Aufgabe voller und befriedigender macht.

HINWEIS FÜR DEN LESER

Die Aufgliederung der Darstellung in „text" und „kontext" ist ungewöhnlich. Sie könnte beim Leser eine gewisse Irritierung auslösen. Um diese zu vermeiden, ist es am günstigsten, zunächst nur den fortlaufenden „text" auf der linken Buchseite (gerade Seitenzahlen) zu verfolgen und erst in einem zweiten Durchgang abschnittweise den „kontext" auf der rechten Seite (ungerade Seitenzahlen) hinzuzuziehen. Die fortlaufende Lektüre nur der „kontext"-Seiten kann der Verfasser nicht empfehlen.

UMSCHLAGABBILDUNG:

peter hahn – gestalt aus dem dunkel (monotypie 1964)

I. DIE AUSGANGSSITUATION

Die Bestimmung der AUSGANGSSITUATION ist der erste Schritt des anthropologischen Zuganges. Bei genauer Betrachtung zeigt sich allerdings, daß er zu den Grundbedingungen jeder wissenschaftlichen Untersuchung gehört. Dennoch wird er nicht immer mit der ausreichenden Konsequenz vollzogen. Daraus ergeben sich unnötige Abhängigkeiten von dem Nicht-Selbst-Erfahrenen.

Statt AUSGANGSSITUATION ließe sich für den Zweck dieser Darstellung auch sagen: EINGANGSSITUATION. Oder einfacher: SITUATION. Der Begriff der Situation ist aber historisch, philosophisch und auch medizinisch so vielfältig benutzt worden, daß er zunächst Fehlerwartungen wecken würde. Für den interessierten Leser sei auf die Darstellungen von Bollnow (1955), Gadamer (1960), Lay (1971, 1973) u. a. hingewiesen, die sich im wesentlichen auf Jaspers (1931) beziehen. Die Lebensphilosophie Diltheys und Bergsons benutzte die Bezeichnung „Lage" für die gemeinte Bestimmung des „Hier und Jetzt". Sartre nannte fünf Bände seiner philosophischen Schriften „Situations" (1956), und eine holländische Zeitschrift trug diesen Namen. In der tiefenpsychologisch-medizinischen Forschung hat sich neben dem Terminus „auslösende Situation" (Schultz-Hencke 1951; Schwidder 1959) die Bezeichnung SITUATIONSANALYSE (Hahn 1965, 1971) bewährt. Th. v. Uexküll formulierte (1962, 1979) die Bedingungen des SITUATIONSKREISES und führte diesen in die psychosomatische Medizin ein. Jaspers (1931, 1958) unterscheidet in seinen Untersuchungen die SITUATION von der GRUNDSITUATION und den GRENZSITUATIONEN.

Die hier gemeinte GRUNDFRAGE lautet:
WO STEHE ICH ?

„WO" kann als die allgemeinste Frage nach der Bestimmung der Lebenssituation angesehen werden. „STEHE" läßt sich als Synonym für Fühlen, Befinden, Denken auffassen. „ICH" bedeutet in diesem Zusammenhang die erdachte Identifikation des Autors mit dem Leser. Das subjektive „ICH" des Autors wird, deutlich abgegrenzt, unter den kontexten erscheinen.

δός μοί ποῦ στῶ καὶ τὴν γῆν κινήσω

– dieser Satz des Archimedes meint ursprünglich einen mathematischen Zusammenhang. In erweitertem Sinne ist er oft als die gleiche Suche nach der SITUATION, der Ansatzmöglichkeit, dem Angelpunkt verstanden worden: „Sage mir, wo ich stehe, und ich werde die Erde bewegen."

Das Eingehen auf die Grundfrage erfordert ein

INNEHALTEN.

INNEHALTEN meint Besinnung. Heraustreten aus den täglichen Vollzügen. Die Lösung vom Unmittelbar-Betroffensein. Ohne den Rückgriff auf die Besinnung bleiben Fragen leer. Sie werden wie vertraute Signale wahrgenommen, die sich mühelos in den Zusammenhang des einmal gewohnten Wahrnehmens und Denkens einfügen.

INNEHALTEN heißt auch: Was ist es, daß ich *jetzt* dieses und nichts anderes tue? Daß ich gerade an *dieser* Stelle sitze, zu diesem Buch greife und mit diesem Gedanken beschäf-

- eine wahrnehmungs- und denkanleitung für den arzt, keine ergebnislehre.
- mit der these von der ausgangssituation unterscheide ich mich offenbar grundlegend von anderen autoren, auch mitstreitern, die das gleiche möchten, aber im darstellenden oder appellativen zirkel hängen bleiben.
- ein beispiel, unter anderen, das mich nachdenklich gemacht hat in der abschätzung des gewichtes der eigenen wahrnehmung gegenüber der lehrmeinung:
  als psychoanalytischer praktikant war ich mehrere jahre ständiger gast in der mitscherlichschen klinik. die damals sog. kleine psychotherapie galt als vorfreudianische suggestivmethode und war entsprechend verpönt, bestenfalls als konzession an den druck der klinik toleriert oder in form dedizierter fokaltherapien akzeptiert. meine eigene erfahrung mit patienten und mein eigenes, wie ich meinte, adäquates gefühl des psychoanalytischen wahrnehmens und handelns sträubte sich gegen diese abwertung: der konflikt zwischen der relativ unbefangenen und unneurotischen form des wahrnehmens und dem möglichen stellenwert einer ‚nicht ausreichend analysierten helferhaltung' stand unter dem druck des analytischen ÜBER-ICHs, zumal ich bei passender gelegenheit mit der deutung belohnt wurde: SIE wollen es offenbar immer besser machen. die deutung war nicht falsch, ich konnte sie sogar akzeptieren, aber die besinnung der arbeitsgruppe und die revision des analytischen ÜBER-ICHs kam erst 15 jahre später (thomä 1981).

  andere beispiele: die liegezeit von herzinfarktpatienten, koronarspasmus.

- es soll also ein methodisches ‚ich' geben (für den text) und ein persönliches ‚ich' (für den kontext).
  vielleicht eine fragwürdige entscheidung. aber sie gibt freiraum.
  an manchen stellen werden beide ‚ichs' auch durcheinandergehen. der leser wird es schnell merken.

  es gab zeiten, in denen auch ein methodisches ‚wir' benutzt wurde. das ist noch schwerer vom wirklichen ‚wir' zu unterscheiden.

tigt bin? Welche Bedürfnisse und Erwartungen bestimmen mich? Welche Widerstände hindern mich? Welche Rangordnungen in den Notwendigkeiten habe ich selber gesetzt, welche anderen halten mich ab oder fordern den Kompromiß?

Wieso möchte ich Arzt werden? Wieso bin ich Arzt geworden? Warum habe ich nicht eine andere Rolle in der sozialen Gemeinschaft gewählt? Welche Vorstellungen und welche Kräfte haben mich in diese SITUATION gebracht?

INNEHALTEN – ich kenne und suche es.
Aber auch: es ängstigt mich.

WO STEHE ICH ?

„Es ist besser, einem eigenen Gedanken nachzuhängen, als ein ganzes Buch zu Ende zu lesen." „Hält mich ein Buch davon ab, einem eigenen Gedanken nachzugehen, so lege ich es zur Seite" – solche oder ähnliche Sätze sollen von Luther stammen. Sie bedeuten die Ermutigung zum eigenen Erleben gegenüber dem FREMD-MITGETEILTEN, dem BLOSS-ÜBERNOMMENEN.

Als Anregung zum Bedenken der GRUNDFRAGE könnte die folgende Situationsschilderung des äußeren sozialen Rahmens geeignet sein:

Erste Situation:
VOR DER BERUFSWAHL.

Ich bin Schüler, vor oder nach dem Abitur. Ich bin Student in einem anderen Fach. Ich bin Berufsausübender, der Interesse an der Medizin hat oder sich in ein medizinisches Fach hinein verändern möchte. Ich bin jemand, der die Medizin aus eigenem Erleben als Patient kennt oder auch aus Mitteilungen von Bekannten, Freunden, Eltern. Ich bin auf Informationssuche. Ich möchte wissen, was mir bevorsteht, wenn ich Arzt werde.

Zweite Situation:
ICH BIN PRAKTIKANT.

Ich bin als Hilfskraft oder Krankenpfleger in einem Krankenhaus oder in der Praxis tätig. Ich stehe am Beginn einer Berufsausbildung, deren Ziel ich zu kennen glaube. Ich habe Erfahrungen mit dem Leiden und Sterben, kenne medizinische Institutionen. Ich bin verwirrt und abgeschreckt. Ich fühle mich angezogen und erfüllt, gefordert, überfordert und befremdet. Ich suche Klärung und Ordnung in der Vielfalt der Möglichkeiten und Anforderungen.

Dritte Situation:
ICH BIN STUDENT.

Ich habe mit Mühe und Fleiß, mit großen und kleinen Tricks und etwas Glück einen Studienplatz bekommen und stehe in einem vorklinischen oder klinischen Semester. Ich habe die praktischen Erfahrungen der Krankenpflegerzeit hinter mir, vielleicht die ersten Famulaturen, und sehe mich jetzt Anforderungen gegenübergestellt, die mit dem Arztsein, so wie ich es mir vorgestellt und z. T. kennengelernt habe, wenig oder gar nichts mehr zu tun zu haben scheinen. Ich bin enttäuscht oder erwartungsvoll auf die Zeit „danach". Bin erfüllt und überfüllt von der Menge des Wissensstoffes, der mir – oft wie ein Fremdstoff – einzuverleiben auferlegt ist. Ich habe einige Erfahrungen im Umgang mit ärztlichen Kollegen und Dozenten und verstehe deren Lebensstil nicht. Vieles fasziniert mich, noch mehr belastet mich. Ebensovieles, das ich gründlicher kennenlernen möchte, bleibt mir fern. Ich suche Orientierung nach dem Ziel meiner Ausbildung.

- das ist eine art protestantischen denkens gegenüber dem vorrang einer dogmatischen ontologie. sie ist kein wert an sich, mehr eine vertrauenssache gegenüber den sicherheiten versprechenden überlieferungen. sie ist labil und gefährdet, weil sie leicht im individuellen hängen bleiben kann und dann in eine peinliche mittelmäßigkeit einmündet – wie sie der protestantismus in seinen unangenehmsten formen ausgebildet hat, auch in der form der predigt.
  der ‚orthodoxe' ist immer in der besseren position.

- wo stehe ich?

  das ist natürlich auch eine frage an den autor. der text wiederholt in den aufgeführten SITUATIONEN in großen zügen ähnliche stufen, wie sie der autor in den verschiedensten stimmungen und mit den gegensätzlichsten überlegungen durchlebt hat.

- ich zögere, ob ich mich zuordnen soll. formal habe ich die letzte stufe seit vielen jahren erreicht. aber in den ärztlichen alltag geht sehr vieles an geteilter verantwortung ein.

- ich schreibe als hochschullehrer. als jemand, der diese art der ärztlichen tätigkeit nicht unbedingt angestrebt hat. ich stehe seit vielen jahren im akademischen und außerakademischen unterricht und habe mit wechselndem engagement die verschiedensten veranstaltungen vom allgemein-klinischen bed-side-teaching, über psychosomatische vorlesungen und praktika, psychotherapeutische und psychoanalytische seminare bis zur internistischen hauptvorlesung gestaltet. formal bin ich abteilungsleiter einer internistischen abteilung, lehrstuhlinhaber für ein fach, das zu meiner habilitation neu benannt wurde. nachwalter einer tradition, die sich in der heidelberger medizin seit ludolf krehl als personale medizin artikuliert hat.
  ich bin an einer klinik tätig, die sich mit der ganzen breite der inneren medizin beschäftigt und insgesamt vier klinische und eine theoretische abteilung beherbergt. es ist mir ein leitender oberarzt für klinische psychosomatik zugeordnet und zwei weitere oberärzte, die gleichzeitig in ihren fachgebieten kardiologie und gastroenterologie tätig sind. acht assistenten und ein psychologe versorgen nach dem von uns so benannten drei-stufen-modell 3 stationen mit insgesamt 44 betten, sowie einen

Vierte Situation:
ICH BIN ARZT MIT GETEILTER VERANTWORTUNG.

Ich habe das klinische Studium, die ersten ärztlichen Kontakte mit Patienten, die ersten wissenschaftlichen Arbeiten unter Anleitung eines „Doktorvaters" hinter mich gebracht und bin als Klinikarzt oder Praxisvertreter in der Phase des Erprobens von Gelerntem. Ich suche neue Fertigkeiten zu erwerben, strebe eine „Spezialisierung" an. Im Umgang mit Patienten, dem Hilfs- und Pflegepersonal, den Mitarbeitern und Kollegen, den Oberärzten und Chefs sowie der Verwaltung habe ich Erfahrungen gewonnen. Fast meine ich, daß ich wüßte, was und wie ich es „später" selber machen würde.

Fünfte Situation:
ICH BIN AUF MICH SELBER GESTELLT.

Die Aus- und Weiterbildungsjahre liegen hinter mir. Ich habe einen sicheren Fundus an ärztlichen Fertigkeiten und medizinischem Wissen erworben. Ich kenne die Möglichkeiten und Grenzen meiner Begabungen, habe eine Familie gegründet und gesellschaftliche Pflichten übernommen. Ich habe die Notwendigkeiten des Geldverdienens erfahren und sehe den Bereich meiner ärztlichen Tätigkeit deutlich vor mir. Wünsche und Vorstellungen aus der Jugend und Studienzeit haben sich teilweise erfüllt, teilweise als Illusionen herausgestellt. Bisher ungeahnte und ungekannte Zwänge bestimmen das tägliche Leben. Ich begegne ihnen mit Resignation, routinierter Gleichgültigkeit oder kämpferischer Entschlossenheit. „Existentiell" bin ich nicht mehr auf der Suche. Ich halte Ausschau nach Bundesgenossen und Bestätigungen und suche meine Gegner zu erkennen. Die Frage nach dem „möglichst Sinnvollen" hat einen gewissen wehmütigen Beigeschmack bekommen.

Alle diese SITUATIONEN oder STUFEN bedingen eine verschiedene Art des INNEHALTENS. Sie bedingen auch verschiedene Ebenen und Schärfen der Aufmerksamkeit. Die Fragen nach den Voraussetzungen nicht nur der übernommenen sozialen Rolle, sondern auch der eigenen inneren Entwicklung gewinnen im Umgang mit den Patienten ein neues eigenständiges Gewicht. Die Frage nach der Trag- und Leistungsfähigkeit der körperlichen Konstitution erscheint in neuem grenzensetzenden Licht.

In jeder SITUATION aber kann ich die Frage
WO STEHE ICH?

erneut und anders stellen und mir dadurch den Zugang zum Erleben der eigenen Vorstellungen und Wünsche offen halten und die Empathie in die Lage des ANDEREN, des PATIENTEN, erleichtern.

konsiliardienst und eine klinisch-psychosomatische ambulanz, eine eeg-ambulanz und eine rheumatologische ambulanz. ein weiterer assistent ist als leiter der forschungsgruppe „stress" ausschließlich wissenschaftlich tätig. die abteilung vermittelt im rotationssystem mit der gesamtklinik die weiterbildung zum arzt für innere medizin und, in zusammenarbeit und teilweiser personalunion durch die dozententätigkeit mit den weiterbildungskreisen und instituten, die weiterbildung für die zusatzbezeichnungen ‚psychotherapie' und ‚psychoanalyse'.

das ist die äußere situation, der institutionelle rahmen.

wie bin ich dazu gekommen und was hat das mit der frage zu tun: wo stehe ich?

die geschichte ist zu lang.
sie schließt ein: eine weitzurückreichende tradition des arztseins der familie, in den letzten drei generationen über den großvater, beide eltern, onkeln, tante bis zu den geschwistern. der familienroman konnte also eigentlich nichts anderes ergeben als die fortführung. trotzdem habe ich die medizinerlaufbahn zweimal aufgegeben: einmal zugunsten eines künstlerischen berufes und einmal, um als historiker schriftsteller zu werden. die generellsten zweifel am sinn der sich mir eröffnenden gegenwartsmedizin, die ich sehr verschieden von dem erlebte, was ich aus der familiären tradition kannte, standen pate bei diesen entschlüssen. dann war es 1953 – vor dem physikum – ein buch von viktor von weizsäcker, das mich nachdenklich machte, und das ärztliche vorbild eines homöopathischen arztes, der mir einen ersten sinn für psychotherapie vermittelte. danach führte mein weg gradliniger nach heidelberg, zu paul christian und mit vielen unterbrechungen und ortswechseln zur internistischen, chirurgischen, orthopädischen, dermatologischen, gynäkologischen und psychoanalytischen aus- und weiterbildung – seit 1962 zurück nach heidelberg. 1970 wurde ich für das fach ‚allgemeine klinische und psychosomatische medizin' habilitiert und 1979, nach mehreren listenplätzen und einer berufung primo loco, nachfolger einer tradition, die mich wieder auf den ärztlichen weg gebracht hatte.

was heißt das „hier und jetzt"?

nach 3 jahren fast ausschließlicher organisationstätigkeit, eingewöhnungs- und umgewöhnungsexperimenten in der eigenartigsten abteilung, die auf klinischem gebiet in der bundesrepublik besteht, hat sich so etwas wie eine innere sicherheit für die möglichkeiten und grenzen dieses weges ergeben, der zwischen allen etablierten ordnungssystemen der medizinischen fakultäten steht und in erster linie seine aufgabe im

ärztlich-psychotherapeutischen umgang mit dem breiten patientengut einer internistischen klinik sieht. der in zweiter linie eine wichtige lehr- und weiterbildungsaufgabe wahrzunehmen meint und den wissenschaftlichen hintergrund als klinische begleitforschung bewältigt. in der lehre aber sind die fragen der studenten, der praktikanten und der neueintretenden assistenten immer wieder die gleichen.

diese fragen und die sich immer wieder konstellierenden gleichen schwierigkeiten bei der bewältigung einer sehr ideal gedachten aufgabe hatten mich veranlaßt, nach den grundzügen der in der antrittsvorlesung von 1979 entwickelten vorstellungen, ein abteilungsinternes manual zu entwerfen, das solche fragen zu beantworten helfen sollte. aber die kopien dieses manuals verloren sich in den bücherschränken zur privaten weiterbildung oder waren zumindest immer dann nicht zur hand, wenn man sie zur diskussion der methoden gebraucht hätte. ergänzt wurde das werk – wie es erst gewünscht schien und wie ich es dann selber vorgeschlagen hatte – so gut wir gar nicht. mein enthusiasmus, ein ‚offenes papier' geschaffen zu haben, traf offenbar nicht auf die bedürfnisse der kollegen, die eine anleitung suchten und schien überflüssig für diejenigen, die fortgeschritten waren. dieser fehlschlag war der anlaß zu meinem jetzigen schreiben.

aber: die motive eines schreibenden sind natürlich wesentlich vielfältiger. einige werden deutlich werden, wenn ich meine sicht der paradoxen inneren struktur des arztberufes gegeben habe. andere sind sehr banal und unterscheiden sich nicht wesentlich von den motiven aller derer, die eine gewisse exhibition ihrer erfahrungen, meinungen und erkenntnisse zum wohl der menschlichen gesellschaft für förderlich halten und sich entsprechende gratifikationen an geltungszuwachs davon erwarten.

II. DAS BILD DES ARZTES

Das Bild des Arztes schwankt. Es ist verschieden in den Augen des leidenden und des geheilten Patienten. Es hat ganz verschiedene Züge aus der Sicht der Mitarbeiter und Angehörigen, der Freunde und Kritiker. Es schwankt in der Öffentlichkeit unter dem Eindruck einzelner Leistungen und Verfehlungen, unter dem Einfluß der Tages- und Standespolitik, und schließlich unter der Last der Umstände auch im Selbstverständnis dessen, der Arzt geworden ist oder werden möchte.

Darüber hinaus hat sich das Arztbild durch den Gang der Geschichte ständig gewandelt. So standen der ärztliche Helfer der Vorzeit, der Wander- oder Priesterarzt der ägyptischen Dynastien, die Mitglieder der Ärzteschulen Griechenlands, Kleinasiens, Roms, der mittelalterliche Priester-Ärztestand und schließlich die Ärztegeneration der Neuzeit unter ganz verschiedenen Bedingungen. Sie hatten ein sehr verschiedenes handwerkliches Rüstzeug, ein sehr verschiedenes Wissen und auch sehr verschiedene Aufgaben. Die Überfülle an medizin- und kulturhistorischen Überlieferungen, an Beobachtungen, Berichten und Legenden auf der einen Seite und Verhaltensregeln, Lehrsätzen und Moralkodizes auf der anderen Seite verwirren die eigene Orientierungssuche. Was bedeutet der hippokratische Eid heute noch für den angehenden oder praktizierenden Arzt? Was ist zu den wechselnden und anspruchsvollen Idealbildern zu sagen, die von den verschiedensten Seiten entworfen werden und die dann doch nicht zu erfüllen sind?

Die beste Übersicht verschaffen die aus einer engagierten Distanz geschriebenen Werke von medizin-historisch interessierten Ärzten oder Medizinhistorikern wie H.E.Sigerist (1970), P.Diepgen (1947), H.Schipperges (1971, 1976), F.Hartmann (1973, 1975) u.a.m.

Die selbstgeschriebenen Biographien, die Briefe und „Lebenserinnerungen" bekannter und unbekannter Ärzte geben noch mehr Einblick in die Voraussetzungen, Entscheidungen und täglichen Mühen des ärztlichen Wirkens in ihrer Zeit (C.G.Carus 1865; Th.Billroth 1910; A.Kussmaul 1899; F.v.Müller 1942; C.L.Schleich 1920; W.Hellpach 1948 usw.). Oder „Lesebücher", die für Ärzte zusammengestellt wurden (Hansen 1950), Anekdotensammlungen (Stemplinger 1949), Schilderungen von Tätigkeiten (Stroomann 1960) und – last not least – die dankbaren und kritischen Berichte von Patienten (E.Roth 1958; E.Penzoldt 1955). Aber – lassen sich diese Erfahrungen und Gedanken übertragen auf das „Hier und Jetzt"?

Um die eigenen Vorstellungen „abzusuchen", die Gedanken zu klären und vielleicht einen eigenen Standpunkt zu finden, läßt sich eine Art Sammlung lockerer Assoziationen an den Anfang stellen, in denen Erinnerungsbruchstücke sich mit Wunschvorstellungen und Enttäuschungen mischen.

WIE IST MEIN BILD DES ARZTES ?

WOHER STAMMT ES ?

Die Gedanken gehen zurück in die Kindheit und Jugend. Erfahrungs- und Erlebnisbruchstücke haben sich bewahrt, einzelne Erzählungen, Lektüre, Nacherleben von Gedanken

– *warum ‚bild' des arztes?*
warum nicht: ziele, eigenschaften, fähigkeiten?

– *vielleicht entspricht es meiner mentalität, die sehr vom auge bestimmt ist.*
vielleicht benutze ich eine überkommene floskel.

aber: mit ‚bild' wird etwas gesagt, das auf andere weise schwer auszudrücken ist. gemeint ist das aus vielen einzelnen zügen zusammengesetzte. es wirkt zunächst als ganzes und läßt sich dann, wenn man näher herantritt, in viele einzelne geglückte oder nicht geglückte details auflösen.

etwas, das zunächst auf die sinnliche wahrnehmung wirkt und erst im ‚nachher' reflektiert wird.

etwas, das vom licht, in dem es steht, sehr abhängig ist.

und schließlich heißt es: leit-bild. leit-ziele? lern-ziele?

vor-bilder und nach-bilder. therapeutisches ‚bildern': die erlaubnis, unter einer anleitung innerlich ‚spazieren zu gehen', zu sehen, zu zögern, zu laufen und zu springen, schließlich auch stehen zu bleiben und eine innere linie, die leit-linie, den ‚roten faden' einzuhalten.

‚bild des arztes' also auch wie später ‚bild des menschen'.
es müßte nur etwas weniger großartig klingen.

– *ich zögere bei dem gedanken, mich selber noch einmal – zum wievielten male? – diesen erinnerungen auszusetzen.*
es würde wohl zu viele seiten füllen.

anderer, die als Ärzte im Beruf standen, der tägliche Arzthaushalt oder das Vorbild von Lehrern und Freunden.

Was an den dort erlebten Eigenschaften hat mich angezogen, überzeugt, begeistert? Was hat mich befremdet, abgestoßen? Wer hat mir die Liebe zu diesem seltsamen Beruf vermittelt, wer hat mich gewarnt?
Wieso habe ich dem einen geglaubt, den anderen nicht angehört?
Was hat für *mich* Bestand von all den Schilderungen, den Idealen und den Enthüllungen?

MEIN BILD DES ARZTES

Beim Vagieren der Gedanken zeigt es sich sehr schnell, daß es viele einzelne Züge sind, die sich mit den Erinnerungen verbinden, daß es immer schwieriger wird, diese als das „eine" Bild auszumachen. Es gibt offenbar *das* Bild des Arztes nicht, ebensowenig wie es nur eine Art des Arztberufes gibt. Die Vielfältigkeit der Situationen, in denen Ärzte tätig werden, ist unüberschaubar geworden.

Aber:
Gibt es nicht doch einige GRUNDSITUATIONEN, deren innere und äußere Gestalt sich in der ärztlichen Handlung gleich geblieben sind? Die die besondere Art des Wahrnehmens, des Denkens und Handelns eines Arztes von der anderer Berufe unterscheidet?

Ein Versuch der Bestimmung.

Erste Bestimmung:
DIE SITUATION DES LEIDENDEN ODER KRANKEN IST GEGEBEN.

Was heißt das?

Die ärztliche Handlung konstituiert sich nicht aus sich selber, sondern als Antwort auf eine vorgegebene Situation, die des Kranken.
Diese GRUNDSITUATION ist immer gleich. Jedenfalls, solange der Arzt sich in der ärztlichen Rolle befindet, d.h. daß er sich dem Patienten gegenüberbefindet (und nicht etwa in einer schreibenden, organisierenden oder verwaltungstechnische Fragen betreffenden Funktion): Gegeben ist das Problem des ANDEREN.

Die Gesichtspunkte bei neueren Aufgaben der Gesundheitsfürsorge und Vorsorgemedizin, die auf gesetzgeberischem Wege auch diejenigen treffen, die sich aus ihrer eigenen Sicht nicht in der Lage des Hilfesuchenden oder Kranken befinden, sollen hier als ein besonderes Problem zunächst ausgeklammert werden. Die Ausgangssituation für die unmittelbare ärztliche Handlung ist eindeutig:
NICHT DIE SITUATION DES ARZTES IST VORGEGEBEN, SONDERN DIE DES KRANKEN.

aber: ich habe die szenen am kamin vor mir, die gespräche am abend und am mittagstisch. den täglichen gang meiner eltern und großeltern in die ‚praxis' und den ätherigen geruch auf den gängen der klinik.

– hier geht jaspers ein. Ich kann nicht mehr unterscheiden, was sich bei mir selber gebildet hat und was als apokrypher rest ein eigenleben in meiner vorstellung gewonnen hat.

gewiß ist nur, daß ich schon vor dem beginn des studiums an die baseler vorlesungen, ‚der philosophische glaube' (1946) gekommen bin, mit freunden die beziehungen zur physik und philosophie diskutierte und bei diesen mit meiner intention, mediziner werden zu wollen etwas verwunderung erregte. der unterschied zwischen (philosophischem) wissen und (ideologischem) glauben hat sich mir tief eingeprägt. damals beschloß ich, nichts als gewiß anzunehmen, das ich nicht selber erfahren oder nachgeprüft hätte – eine jugendliche hybris, die mich allerdings zweimal vor einem fehler bewahrte: einmal, dem sog einer sich christlich ausgebenden ideologie zu verfallen (mra – moralische aufrüstung) und das andere mal, als assistent, in der psychoanalyse ‚orthodox' zu werden.

– ich erinnere mich auch, daß jaspers in der meinung meiner freunde als ‚dichter' galt – als dichter von gedanken und betrachtender vielschreiber.

ich habe das in meiner bewunderung für den arzt-philosophen erst später nachvollziehen können. aber ich empfinde jetzt manchmal so etwas wie einen ärgerlichen neid, wenn ich an seine ‚souveränen' betrachtungen der psychopathologie und des weltgeschehens denke, wo andere (zumindest die ärztliche) arbeit machten. die bronchiektasen schützten ihn.

das gleiche gefühl hat mich später seinem urteil über die psychotherapie mißtrauen lassen. er hatte recht, aber im grunde keine ahnung.

Daraus folgt die

zweite Bestimmung:
DER ARZTBERUF IST EIN REAKTIVER BERUF.

Der ärztliche Beruf konstelliert sich nicht wie ein technischer, kaufmännischer oder künstlerischer Beruf aus sich selber, sondern aus der (zwingenden) Einwilligung in die Reaktion auf das vorgegebene Leiden.

Das ist eine sehr schwerwiegende Feststellung. Sie sollte bei den Überlegungen zur Berufswahl und bei der Entscheidung für die Art der ärztlichen Tätigkeit ausgiebig bedacht werden.

Das VORGEGEBENE zu erkennen, zu akzeptieren und in einem von dem Betroffenen erwünschten Sinne zu beeinflussen, ist die UR- oder GRUNDSITUATION des Arztseins. Sie ist identisch mit der HELFERSITUATION. Aus dieser Anforderung erklären sich einige günstige und ungünstige Determinanten der Persönlichkeit, lassen sich die Tugenden und Untugenden der „hilflosen Helfer" (Schmidbauer 1977) ableiten, sowie die generelle Schädlichkeit der narzißtischen Grundposition.

Dritte Bestimmung:
DER ARZTBERUF IST EIN PARADOXER BERUF.

Ärztliches Handeln ist nicht nur reaktiv, sondern es muß auch einer GRUNDINTENTION folgen, die dahin zielt, die eigene Handlung aufzuheben.

Das ist eine paradoxe, d.h. ihrer eigenen Maxime widersprechende Handlung oder Situation: Welcher Techniker könnte in seiner Planung und Aktion das innere Ziel verfolgen, das eigene Werk überflüssig zu machen? Welcher Kaufmann, einen möglichst niedrigen Gewinn zu machen oder das eigene Geschäft aufzulösen? Welcher Künstler, seine Werke unsichtbar zu machen?

Diese paradoxe Situation ist allen sog. „ethischen" Berufen gemeinsam. Das höchste Ziel des Juristen sollte darin bestehen, kein Recht mehr sprechen zu müssen. Der Stolz eines Lehrers sollte der Schüler sein, der ihn nicht mehr braucht. Und die reinste Religiosität bestände wahrscheinlich dort, wo kein Priester mehr benötigt wird.

Ethische Berufe sind also in ihrer inneren Intention oder „primär" keine kreativen aus sich selbst schaffenden Berufe. Ihre Begabungen bestehen nicht in neuen, möglichst originellen Erfindungen, sondern in der möglichst optimalen Bewältigung der nicht von ihnen selbst geschaffenen Aufgabe.

Ärzte sind daher, solange sie Ärzte sind, selten Staatsmänner, sondern eher im Gefolge anzutreffen.

Diese Paradoxie in der beruflichen Situation wirft die Frage auf, wie sie ohne „heimliche Schädigungen" oder eine „innere Korruption" erfüllt und gestaltet werden kann.

- *was ist ‚reaktiv'?*
  ‚reaktion'?

  ist nicht alles leben reaktion auf etwas vorgegebenes?
  die selbstentfaltung des organischen steht dagegen. man muß sie nicht unbedingt ‚elan vital' nennen. alles, was heute kreativ heißt, lässt einen hauch von dieser selbstentfaltung erkennen.

  der kybernetische gestaltkreis ist das grundmuster. in ihm gilt es, die gewichte festzulegen.

  reaktiv wäre das verhalten auf ein mit großem gewicht vorgegebenes. spontan oder kreativ könnten dann umgekehrt selbstentfaltungsbewegungen in richtung auf ein eher zufälliges oder minder gewichtiges Ziel genannt werden.

  das gewicht der fremdbestimmung ist gemeint.

- παρὰ δόζης: das heißt – neben, entgegen der meinung, vernunft, konvention.

  auf der suche nach anderen worten:
  irrational: es ist nicht irrational, das paradoxe zu tun,
  alogisch, antilogisch: es kann sehr logisch sein, das paradoxe zu tun.

  sie treffen alle nicht.
  am ehesten die beschreibung: etwas überraschendes, der vormeinung entgegen-stehendes, sich scheinbar widersprechendes.

  im strengeren sinne:
  die antinomie, das antilogische?

- mein ‚paradox' stammt von henri de lubac (1950). das wort ist seit bateson und watzlawick zeitgemäß geworden. frankl stand mit seiner paradoxen intention zu sehr im psychotherapeutischen abseits.

  es fällt mir heute schwer, mich noch zu diesem worte zu bekennen. aber es trifft den ärztlichen grundkonflikt am besten.

- eine vielleicht bessere formulierung stammt von gadamer, die auch buchborn (1982) zitiert: ‚die ärztliche kunst vollendet sich in der zurücknahme ihrer selbst und in der freigabe des anderen'.

LÖSUNGSVERSUCHE

Welche Lösungsmöglichkeiten finden wir vor?
Welche Lösungsversuche lassen sich denken?

DIE „NAIVE" LÖSUNG

Der ärztliche Beruf ist gegeben. Er ist ein Beruf, wie jeder andere auch. Menschen sind nun einmal krank – Kranksein gehört zu den menschlichen Grundbedingungen, wie Essen, Trinken, Schlafen usw.; Krankheiten können und müssen behandelt werden. Wer eine Neigung zu dieser Tätigkeit verspürt, wird Arzt. Beim Abwägen der Vor- und Nachteile gegenüber anderen Berufstätigkeiten überwiegen die Vorteile: 1) Das Ein- und Auskommen erscheint gesichert, 2) ein umfangreicher sozialer Kontakt ist zu erwarten, 3) das Studium vermittelt Lebens- und Körperkenntnis, 4) große Variationsbreiten in den verschiedenen ärztlichen Rollen sind gegeben. Die Nachteile einer hohen unmittelbaren Beanspruchung, der Verrichtung „unangenehmer" Tätigkeiten usw. sind zeitgebunden und lassen sich überwinden.

Solche Überlegungen sind real, präsent und einleuchtend. Auch der Arztberuf kann als „Job" aufgefaßt werden, d.h. als eine gegen eine bestimmte Entlohnung ausgeübte Tätigkeit für kürzere oder längere Zeit. Sie hat ihre Möglichkeiten und Bedingtheiten in der jeweiligen Sozietät, in der sie ausgeübt wird.

DIE REFLEKTIERTEN LÖSUNGSVERSUCHE

Von einer reflektierten Lösung läßt sich erst sprechen, wenn die Problematik der ärztlichen GRUNDSITUATION wahrgenommen und in ihrem vollen Gewicht gegenüber den Zielen anderer Berufsausübungen gesehen wird. Das Problem des scheinbar SELBSTVERSTÄNDLICHEN wird angenommen. Es entstehen Fragen und Zweifel.

Wieso kann es sinnvoll und befriedigend sein, einen großen Teil der eigenen Lebenskraft einer Tätigkeit zu widmen, die „nur wiederherstellen" möchte? Die das Paradox der eigenen Überflüssigkeit realisieren muß? Wieso sollte der Arzt am zufriedensten sein müssen, dessen Sprechzimmer leer bleibt?

1. Die SACH- oder PROBLEMBEZOGENE Lösung

Die einfache ärztliche Handlung – eine Untersuchung, eine Beratung, eine Wundversorgung – erfordert bereits so viel Präsenz und Fertigkeiten, daß die Anwendung dieser Kenntnisse Befriedigungen aus sich ergibt. Es macht einfach „Spaß", mit dem Rüstzeug des ärztlichen Handwerkes tätig zu sein. Es befriedigt der menschliche Kontakt (auch ohne die Äußerungen von Dankbarkeit). Es

- *auch die ‚lösungen' sind schon von watzlawick benutzt worden.*

  aber: seine lösungen sind nicht unsere (ärztlichen) lösungen. er meint die konkrete bewältigung. ich meine die reflexion.

- *es ist auffallend, daß ich die handfeste gewinnsucht nicht deutlicher beim namen genannt habe.*

  möglicherweise ist sie für das paradox doch nicht ganz so bedeutsam, wie das oft von außen gesehen wird. vielleicht liegt sie auf der ebene des ‚jobs' (einer akkreditierten konvention unserer jahrzehnte), ist also letztlich naiv und kann nichts zu den reflektierten lösungen beitragen.

  die „praxis als wirtschaftliches unternehmen" – das klingt schon wohlgesetzter: paul lüth hat viel und vernünftiges dazu geschrieben („vor der ersten sprechstunde", 1981).

  auch:
  geld als absicherung des hintergrundes. zum beispiel, um den reflektierten lösungen nachgehen zu können.

befriedigt die Anwendung der gelernten „Kunst", die Wirkung der menschlichen Teilnahme und der Einsatz der technischen Möglichkeiten zur Verminderung von menschlichem Elend und Krankheit.

Diese Lösung erscheint wie die „Basislösung" – als kaum reflexionsbedürftige Selbstverständlichkeit. Jeder Patient möchte sie von seinem Arzt erwarten; jedem Arzt möchte sie gegenwärtig sein.

Und doch:

Zu dieser Lösung wird der Patient „gebraucht". Er muß da-sein und er muß krank-sein. Der gesunde Kranke bietet kein Problem mehr. Die gelernte Kunst läßt sich nicht anwenden. Es muß den Kranken geben.

Das „schöne Karzinom", der „interessante Fall", der „spannende Verlauf", das „faszinierende Problem" – sind Beispiele für die Zuspitzungen dieses Lösungsschwerpunktes.

2. Die „PSYCHOLOGISCHEN" Lösungen

Aus der ärztlichen Handlung, der Verminderung von Leid und Elend, erwächst Dankbarkeit und Bewunderung. Die Befriedigung durch diese Anerkennung, die Zunahme an Geltung und Sozialprestige, wiegen andere Nachteile und Mühen auf: es lohnt sich, für diese Werte Arzt zu sein. Das Paradox tritt in den Hintergrund. Die Leistung dominiert.

Dazu kommt die Treue dem ärztlichen Vorbild gegenüber. Der Ehrgeiz, ihn – den väterlichen Freund und Lehrer – vielleicht übertreffen zu können. Der Triumph, es „gegen alle Widerstände doch geschafft zu haben", die „Krankheit bezwungen zu haben", sich einzureihen in die Reihe der „Kämpfer gegen Tod und Teufel", wie es in romanartigen Darstellungen heißt, oder – verhaltener formuliert – in den Worten eines großen Wissenschaftlers der Seele: „ ... Acheronta movebo" – „ ... ich werde die Unterwelt bewegen" (Freud 1900).

Der „große Arzt" (Sigerist 1970), das „verehrte Vorbild", der „überlegene Kenner und Könner" – solche Leitbilder appellieren an empfindliche Anteile des Geltungsgefühles. Sie sind oft starke Triebkräfte und entscheidende Motivationen für Leistungen und Entdeckungen gewesen, die der Allgemeinheit von großem Nutzen waren.

Aber:

Solche Leitphantasien reichen hin bis zu den Versuchungen der Antike, die – jedenfalls im Zitat – den Arzt „göttergleich" sehen wollten (ἰητρὸς ἰσόθεος) oder bis zum homerischen Hexameter, dessen Nachsatz fast immer ausgelassen wird: „ἰητρὸς γὰρ ἀνὴρ πολλῶν ἀντάξιος ἄλλων ..." – „Denn der Arzt ist ein Mann, der viele andre aufwiegt ..." oder (Originalzitat) „Denn ein Arzt ist höher als denn viele andre zu achten ..., Pfeile herauszuschneiden und lindernde Kräuter zu streuen" (Ilias XI, 514).

In neuerer Zeit äußern sich solche Versuchungen in Gedanken, die eine neue Kultur, eine Art Wiedergeburt des abendländischen Denkens, von Ärzten und ärztlichen Einsichten erwarten. Prophetisch und pathetisch formuliert von Nietzsche und einigen Lebensphilosophen. Zögernder, aber im Anspruch nicht minder eindrucksvoll, von Medizinhistorikern wie H. Schipperges (1976).

In einem gewissen Gegensatz zu diesen offenen Bedürfnissen nach Liebe und Anerkennung stehen Lösungsversuche, die in verdeckterer Form an ähnliche

- die vorbeugende medizin geht da scheinbar einen anderen weg. aber sie ist nur dort wirksam, wo es einen ‚potentiellen' patienten gibt. an die stelle des real kranken tritt die vorstellung des ‚möglich' kranken, und dann taucht das gleiche problem auf.

- selbstbehandlung, selbstbefreiung, selbstbefriedigung – diese themen klingen an und geben anlaß zur selbstbefragung.

    wieviele anteile selbstbehandlung sind nützlich für den patienten? wo ist die grenze, an der der ärztliche wissensdrang umschlägt in die ärztliche hypochondrie?

- groß: dieser wunschtraum.
    die großen deutschen, große ärzte, große menschen: das alles steht im gegensatz zu klein. so wie der vater groß ist seinem unmündigen sohne gegenüber.

    groß als versuchung und gefahr für den arzt.

    als aufweis des paradoxes: große geister sind selten reaktiv (aus der vorbemerkung von c. binger 1948).

    die eigenschaften des großen menschen gehen fast allen wünschenswerten eigenschaften des guten arztes entgegen:

    der große mensch ist: spontan, originell, konsequent, bestimmend, hart, kämpferisch, unbeugsam, die EIGENEN vorstellungen durchsetzend.

empfindsame Anteile der Persönlichkeit appellieren und den immanenten Lohn der ärztlichen Tätigkeit in einer tranzendenten Form der Erfüllung bis zum Preise der völligen Selbstaufgabe sehen können.

Eine Einstellung, etwa wie folgende:

Das Leben ist von Leiden begleitet. So will es das Schicksal. Der Sündenfall ist gottgewollt. Im Leiden verwirklicht sich das Leben. Wenn es akzeptiert wird, ist die Teilnahme am Leiden, die Begleitung durch das Leiden, eine Teilhabe am göttlichen Sein. Die Linderung des Leidens ist Teilhabe an der Gnade, die durch Gottes Sohn vorgelebt und vorgelitten worden ist. Es ist müßig, auf irdischen Dank zu setzen; „Mein Reich ist nicht von dieser Welt".

Hier klingen Lösungsversuche an, die dazu neigen, von einer „Sendung" des Arztes zu sprechen (E. Liek 1925; A. Maeder 1952). Es vermischen sich ideale Züge einer Menschen- und Gottesliebe mit masochistischen Anteilen der Persönlichkeit, die ihren Ausgleich in der Projektion auf eine religiöse Transzendenz zu finden meinen: die innere Rechtfertigung und der „Triumph" liegen in der verdeckten Ablehnung der Gegenwart und der transponierten Erwartung in eine verheißene Zukunft.

Diese Haltung kann tiefe Einsichten einschließen und die Profanisierung der ärztlichen Einstellung durchbrechen. Sie kann aber auch die immanente Ideologie einer bestimmten Sicht der Krankheit und des Leidens darstellen und ist dann nicht mehr im engeren Sinne „wirklichkeitsbezogen".

Für beide Formen der „psychologischen" Lösungen der Paradoxie der ärztlichen Handlung ist die unter 1) beschriebene Möglichkeit der unmittelbaren Befriedigung durch die ärztliche Handlung an sich nicht Motiv und nicht Lohn genug.

Diese Form der Erfüllungsmöglichkeit wird eher nicht wahrgenommen oder gering geschätzt, sie gerät „ins zweite Glied".

3. Die AUSSERÄRZTLICHEN Lösungen

Wenn es die innere Konsequenz der ärztlichen Handlung erfordert, eben diese Handlung aufzuheben, und die Lösung der Paradoxie nicht allein durch eine sach- oder problembezogene Befriedigung und auch nicht ausreichend durch den psychologischen Gewinn zu erreichen ist, dann fragt es sich, welches die außerärztlichen Elemente sind, die in das notwendige Ergänzungsverhältnis zur ärztlichen Tätigkeit treten könnten.

Die Betrachtung ärztlicher Lebensläufe zeigt (H. E. Sigerist 1970 u. a.), in welch hohem Maße Ärzte neben ihrer eigentlichen Berufstätigkeit als Wissenschaftler und Forscher, als Schriftsteller und Publizisten, als Musiker, Maler und Künstler oder in gesellschaftlichen, politischen und religiösen Funktionen tätig waren. Auch wenn es gegenwärtig noch keine genauen Untersuchungen über das Gewicht und die Anteile dieser Tätigkeiten

der arzt könnte sein: abwartend und umgebungswach, flexibel, wenig bestimmend, eher einfühlend und offen-lassend, sich-überzeugen-lassend und kompromißbereit, den sinn des ANDEREN *fördernd.*

gemeinsam könnte sein: einfallsreich, fleißig, kenntnisreich, geschickt, überzeugend, deutlich.

reicht das?

aktiv gegen re-aktiv.

- *frage des berufen-seins*
  was ist das?
  woher kommt es?

  die sendung – der priesterarzt – der höchste psychologische gewinn?

  frage auch, ob die ‚menschenliebe' hierher gehört. eine ganz sublime form der selbstliebe?

  triebhaftes, wie der mütterliche sorge-trieb, der väterliche macht-trieb?

- *problem der sekundär-motivierten ärzte:*

  a. schweitzer   – als theologe
  w. kütemeyer   – als theologischer philosoph und kierkegard-übersetzer
  a. mitscherlich – als politiker und journalist
  (wenn ich polemisch bin, sage ich: buchhändler)

  auch:
  s. freud   – als forscher
  *   (und als jüdischer forscher?)*

  gefahr:
  auflösung des paradoxes von hinten statt von vorne.

- *die spannung, freude, das wiederfinden. die langeweile, die beschämung: alles das an gefühlen, was bei der lektüre der lebensbeschreibungen alter ärzte hochkommt.*

neben der Berufsausübung gibt, so dürfte die Abschätzung nach den Aktivitäten in den Anhangsteilen medizinischer Zeitschriften, den Veranstaltungen neben medizinischen Kongressen und die eingehendere Aufmerksamkeit auf die Lebensgestaltung der Kollegen im engeren und entfernteren Bekanntenkreis bereits genügend Hinweise geben. Der Bezug zur Qualität der ärztlichen Leistung läßt sich allerdings schwerer herstellen; er ist nur bei einigen großen Vorbildern und Lehrern ganz offensichtlich (Th. Billroth 1895, 1910 u.a.m.). Gelegentlich werden dort Zusammenhänge erwähnt, wo von den spezifischen Qualitäten der ärztlichen Heil-„kunst" die Rede ist.

Für unsere Überlegungen erscheint es daher ganz sinnvoll, solche Beobachtungen nicht einfach als Zufallsergebnisse bestimmter Lebensgeschichten oder Erziehungsstile anzusehen, sondern ihre Bedeutung für den innerlich notwendigen Ergänzungszusammenhang mit der ärztlichen Tätigkeit aufzusuchen.

Wissenschaftliche Tätigkeit

Die wissenschaftliche „Neugier", der unmittelbare Erkenntnisdrang, der der Fragestellung und der Tätigkeit zugrundeliegt, hat viele Dimensionen. Er richtet sich – auch für den ärztlichen und medizinischen Forscher – in seinen Ursprüngen auf das Ganze der Lebenserscheinungen. Die Beschränkung auf das Detail, das die ganze Aufmerksamkeit und den vollen Einsatz eines Forscherlebens erfordert, entwickelt sich erst in der Folge und wird oft als eine bittere, aber unumgängliche Begrenzung empfunden. Die Befriedigung leitet sich später aus der Erkenntnis des „Teiles für das Ganze" ab und eröffnet den Weg für die Betrachtung der Zusammenhänge in einem weiteren Sinne (s. Ramon y Cajal 1896, 1938). Die spezifische Moral des Forschers besteht in der prinzipiell unbegrenzten Kritikoffenheit und in der Suche nach der größtmöglichen Gewißheit (s. K. Jaspers 1948, 1958; E. Bleuler 1975; F. Curtius 1968; R. Gross 1969).

Die für die wissenschaftliche Erkenntnis notwendige Unabhängigkeit läßt sich nur in der Distanzierung der Aufmerksamkeit (d.h. die Einnahme der Beobachterposition) erreichen und steht damit der ärztlichen Grundintention – der unmittelbaren Einwilligung in die vorgegebene Situation – diametral entgegen. Aus diesem Grunde muß man sie in der anthropologischen Bestimmung als außerärztlich kennzeichnen, auch wenn sie ärztliche oder medizinische Fragestellungen zum Gegenstand hat. Der Forscher darf nicht „primär" Arzt sein wollen. Umgekehrt braucht sich die Forschung der ärztlichen Maxime, die eigene Handlung möglichst aufzuheben, nicht zu unterwerfen.

Die wissenschaftliche Bemühung des Arztes kann daher nur dann in einem Ergänzungsverhältnis zu seiner ärztlichen Tätigkeit stehen, wenn sie einen umschriebenen und in seinen Möglichkeiten und Grenzen scharf umschriebenen Stellenwert hat. Sie ist „Hilfs-wissenschaft". Dies gilt auch für andere Wissenschaftsbereiche wie Philosophie und Erkenntnistheorie, Biologie, Physik, Juristerei und Theologie. Fast immer wird das Interesse des Arztes an diesen Gebieten einen „dilettantischen" Charakter behalten müssen – es sei denn, es gewinnt Selbstständigkeit und steht dann nicht mehr in dem notwendigen Ergänzungsverhältnis.

*wieso sind sie so bescheiden, so sachlich, so verhalten-arrogant?
wieso ist die poesie des alters nicht in den alltag eingegangen?*

*naunyn und wagner (bei g. stroomann 1960). kussmaul. friedrich v. müller.
genial und mitreißend bei billroth. begabte betulichkeit bei carus.
alltags-bildungsbürgertum mit ‚schmiß' (?) bei kollath.*

*ist das der preis für die nicht-einsamkeit des arztes? seine konzession und
sein ‚opfer' an die sozietät? oder die beglückende verschwendung der
mithilfe an die anderen?*

albrecht von haller als forscher, dichter, gestalter. georg büchner?

*die unsägliche banalität der gesundheit auf der einen seite und die
zwingende macht eben dieser voraussetzung für alle anderen werte.*

– *wissenschaft: das schiboleth der selbstreflexion.*

was an ärztlichem tun ist ‚wissenschaftlich'?

*die unvoreingenommene beobachtung
(die es nicht gibt),
die beschreibung, die fragestellung an die natur,
an den menschen, an die krankheit,
das experiment,
die anwendung, die lösung, die behandlung?*

*die kriterien der wissenschaftlichkeit sind außerärztlich und oft
gegen-ärztlich.*

*deshalb ist, so bitter es klingt,
der wissenschaftliche teil der medizin außerärztlich.
erwin liek: arzt und mediziner.*

*wissenschaft ist eine nebentätigkeit.
es sei denn der arzt, wie z.b. der akademische arzt, versteht sich primär als
wissenschaftler und forscher.*

*der arzt als gelehrter.
der gelehrte als lehrender.*

die lösung wird durch den rollenwechsel praktiziert. sie ist schwer.

– *die besessenheit, den ‚wissensdurst' des forschers, so wie ihn unnachahmlich
ramon y cajal beschrieben hat, darf den arzt nicht erfassen.*

*deshalb bleibt er,
wie auch an anderen stellen,
im zweiten glied.*

Literarische Tätigkeit

Der Drang zur schriftlichen Gestaltung, zum Festhalten des Beobachteten und Erlebten, die Mitteilung von Gedanken und Erkenntnissen – diese Form der aktiven und „kreativen" Tätigkeit mit Hilfe des geschriebenen oder gedruckten Wortes stellt einen weiteren Bereich dar, der in einem der gesuchten Ergänzungsverhältnisse stehen kann. Unabhängig von der Tatsache, daß die „Führung von schriftlichen Aufzeichnungen" heute zu den für den Arzt juristisch verordneten Berufspflichten gehört (und sich wohl kaum ein Beruf denken läßt, in dem die schriftliche Mitteilung nicht eine erhebliche Rolle spielt), bietet die Möglichkeit zur Festlegung von sonst Flüchtigem, Ausgleichsmomente für das Paradox der Selbstaufhebung, d.h. die Voraussetzungen z.B. für die Bewahrung von Erinnerungen oder für eine Bilanzierung der Tätigkeit, die als Rückwirkung für das Selbstgefühl von Gewicht sein könne.

Wenn sich die Neigung zur schriftlichen Gestaltung über den engeren Beobachtungs- und Denkbereich des ärztlichen und wissenschaftlichen Tuns hinaus erstreckt und sich in der formalen Gestaltung den Kriterien der Ästhetik stellt, ist der Übergang zur selbständigen literarischen Produktion erreicht. Hier gibt es dann keine Grenzen mehr von der gut geschriebenen Falldarstellung (s. Freud 1892, 1905), über die „Gelegenheitsdichtung und Erzählung" bis zur anspruchsvollen romanhaften Gestaltung. Die Beziehung der Qualität und Quantität dieser Tätigkeit zur sonstigen ärztlichen Berufsausübung ist dann allerdings schwerer herzustellen.

Schriftsteller-Ärzte veröffentlichen regelmäßig in den Anhangsteilen von Fachzeitschriften. Sie treffen sich am Rande von Kongressen und gründen eigene Vereinigungen. Sie pflegen das Schreiben entweder als eine Art von Liebhaberei in den freien Stunden und/oder zeigen auch größeren Ehrgeiz nach literarischer Anerkennung. Untersuchungen über das Verhältnis dieser Tätigkeiten zur Qualität und Intensität ihrer ärztlichen Tätigkeit gibt es bislang nicht. Die Wechselwirkungen lassen sich nur vermuten:
So könnten die Chancen für den Patienten in der größeren Sensibilität dieser Kollegen für die Eventualitäten der Lebensumstände liegen; die Gefahren in einer gewissen „Ausbeutung" der Kranken- und Leidensgeschichte für die literarische Produktion.
Erfolgreiche Ärzte-Schriftsteller wie H. Carossa, P. Bamm, G. Benn u.a. haben zwar ihre ärztliche Grundorientierung nie verleugnet (Arzt-Sein ist also nicht nur materielle Existenzgrundlage), sind aber mit zunehmendem Erfolg immer mehr in die Nähe des Primär-Schriftstellers gerückt und haben in dieser Rolle dann ihre menschliche und berufliche Erfüllung gefunden.

Künstlerische Tätigkeit

Die Medizin wird oft als Heil-„kunst" bezeichnet. Das löst Verpflichtungsgefühle und Verlegenheit aus. „Kunst"-fehler ist der schwerste Vorwurf, der einem Arzt in der Ausübung seiner Tätigkeit gemacht werden kann. Als Ausweg wird Heil-Kunst gelegentlich in Heil-Kunde übersetzt und das Wort „Kunst" nicht von

– *schreiben. buchstaben setzen.*
beschreiben. berichten. gedanken festschreiben.

was ist schreiben?
mitteilung.

eine krankengeschichte.
eine wissenschaftliche mitteilung.
eine notiz.
ein brief.

die krankengeschichten von freud wurden literarische meisterwerke:
forschertum, goethe-liebe und stechender ehrgeiz –
so würde ich heute die komponenten sehen.

ehrgeiz statt leidenschaft?

– *eitelkeit und ehrgeiz mischen sich immer zur freude des gestaltenkönnens.*
wenn die geister ‚klein' sind (d.h. verstrickt in die banalitäten des alltages),
schleichen sich die peinlichkeiten ein.

davon sind besonders die schreibenden ärzte nicht frei. obgleich sie es nicht
nötig hätten und einfach schreiben könnten.

– *und nun die kunst.*
hier fühle ich mich am befangensten.
weil die ‚kunst' zitiert wird, gerade wenn so viel verdeckt wird.
und weil ich mich dem ‚bilden' selber sehr nahe fühle.

„Können" im Sinne der schönen Künste abgeleitet, sondern von „Kundigkeit", „Künden" oder „Wissen".

Woher der Streit und die Verlegenheit?

Schon Heinroth (1818) hatte sich in seinem „Lehrbuch der Störungen des Seelenlebens" mit der Frage auseinandergesetzt, „... was es mit der ärztlichen Kunst für eine Bewandnis habe". Er erhob „von neuem Einspruch gegen den törichten Namen Heilkünstler, ... als welcher einen doppelten Irrtum und eine doppelte Arroganz enthält: denn auch *heilen* tut der Arzt nicht, so wenig als er Künstler im gewöhnlichen Sinne ist ..." „Derjenige, den wir Künstler nennen, ... herrscht mit Freiheit über einen ganz passiven Stoff, und drückt diesem das Gepräge seines schaffenden Geistes auf. Dieses tut der psychische wie der somatische Arzt nicht. Der Gegenstand, den er behandelt, ist kein toter, kein passiver Stoff, er ist selbst Leben in eigener Kraft und Gesetzlichkeit ..." (§§ 267, 268).

Und dennoch:
Die Verbindungen sind offenbar sehr eng. Die Zahl der musisch aktiven Ärzte ist groß.

Ist das Zufall?

Auf dem Gebiete der Musik sind neben den großen Einzelleistungen (Th. Billroth 1910; L. Grote 1958 u.a.) die Ärzteorchester der verschiedenen regionalen Vereinigungen oder der Fachgruppen ein lebendiges Beispiel. Für die bildenden Künste stehen die Namen von C.G. Carus (1856) und F.v. Müller (1951), um nur einige gegensätzliche Charaktere zu nennen; die Schulung des künstlerischen Sehens und damit die persönliche Beziehung zur Zeichnung und Malerei war im vergangenen Jahrhundert bereits als Bildungselement enger. Die Arbeiten der heutigen Kollegen orientieren sich mehr an den Vorbildern der Moderne (s. Veröffentlichungen der Galerie Boskamp/Hamburg).

Die innere Beziehung des künstlerischen Tuns im Sinne des Ergänzungsverhältnisses ist offensichtlich. Welche Fertigkeiten und Qualitäten aber könnten es sein, die darüber hinaus auch der ärztlichen Tätigkeit zum Nutzen sind?

Was heißt „künstlerisch"?

Der Versuch einer Beschreibung, etwa im Sinne einer Ästhetik, wäre mühsam und würde mit größter Wahrscheinlichkeit fehlschlagen. Vielleicht ist es für unsere Überlegungen einfacher, aus der Umschreibung des GEGENTEILS zu einer klareren Festlegung zu kommen.

Unkünstlerisch: so würden wir ganz zweifellos einen Menschen nennen, der uns „unsensibel" und „grob", eher „wahrnehmungsstumpf" oder „-blind", ja „starr" erscheint, der „einfallslos" und „phantasiearm" sich eher „unbeholfen" in seinen Fertigkeiten und „ungeschickt" in seinen Verrichtungen zeigt. Er mag „treu" und „verläßlich" sein, „ehrlich" und „freundlich", aber den „künstlerischen Hauch" läßt er gänzlich vermissen.

Niemand möchte gerne so beschrieben sein. Insofern fragt es sich, ob die entgegengesetzten „künstlerischen" Eigenschaften nicht allgemein erstrebenswerte Verhaltensmerkmale darstellen. Die Frage nach der inhaltlichen Bestimmung des künstlerischen Tuns verschiebt sich auf die Aufzählung von Persönlichkeits-

befangen –
wenn bequemlichkeit und unschärfe, verschwimmendes und
gedanken-verselbständigungen für narzißtische befriedigungen stehen.

wenn die ‚höheren weihen' erstrebt werden.
wenn die absonderung vom alltag veredelung vorgibt.

wie erscheint mir künstlerisches
fernab vom inhalt?

vor allem einfach.
vor allem im einklang.
und vor allem auch: begabt.

das sind die drei elemente, die sich im ärztlichen tun üben und ausgestalten lassen.

die einfache, elegante, ‚schöne' untersuchung
(so wie neurologen das können).
das tierexperimentelle operieren von trendelenburg (nach stroomann),
die operation am menschen (schmieden, frey auch stanischeff?)

nur: diese ‚kunst' ist nicht gewollt, sie ergibt sich aus der begabung und dem können.

sie ist ‚techne' – ‚fertigkeit', nicht ‚kunst' als ästhetische gestaltung
(des stoffes, der materie).

– *für die musik bin ich laie.*
ich bewundere die kollegen, die begeisterung der ärzteorchester, der hausmusik.

ich sehe die ungleich begabtere sensibilität der musizierenden kollegen und ihre spielbegabung.

– *in den bildenden künsten ist carus die am tiefsten bewegende gestalt.*
es ist wohl auch kein zufall, daß er die tiefenpsychologie vorweggenommen hat.
im gegensatz zu freud fehlte ihm die unbedingtheit des forschers.

die zeichenschulung des 19.jahrhunderts.
ein eigenes thema wäre:
friedrich von müller und das ‚sachliche'.

zügen und Wahrnehmungsqualitäten. Der gestalterische Drang, das eigentlich „Kreative" im Vorgang des Neuschöpfens oder des Nachschöpfens erscheint eher am Rande.

Gesellschaftliche Tätigkeit

„Eine soziale Einstellung ist die wichtigste Gesinnung, die ein zukünftiger Arzt zu Studium und Beruf mitbringen und die ... entwickelt und gesteigert werden sollte" – so beginnt F. Hartmann seine Vorbemerkungen zu der „Einleitung in das Studium der Heilkunde" (1975 a).
Sozial – das soll heißen: offen für den anderen Menschen, offen für das Miteinander in der menschlichen Gesellschaft und offen für die Annahme von Leiden und Schwäche.

Aus dieser Bestimmung folgt fast notwendig das soziale oder „gesellschaftliche" Tun des Arztes.

Wenn nun das soziale Element bereits in der „einfachen ärztlichen Handlung" enthalten ist, so wäre zu fragen, wo die Unterschiede zu anderen gesellschaftlichen Tätigkeiten liegen, die zur Auflösung der paradoxen GRUNDSITUATION des Arztseins herangezogen werden können.

Das soziale Feld der FAMILIE soll an dieser Stelle nur kurz gestreift werden. Der Bezug zur Familie ist allen Berufsgruppen gemeinsam. Allerdings würde das Thema ARZT und FAMILIE eine ausführliche, gesonderte Darstellung verdienen, wenn man auf Einzelheiten der vielfältigen Verflechtungen von Praxis, Klinik und Familie eingehen wollte. Zur Auflösung des Paradoxes im Sinne der gesellschaftlichen Tätigkeit ist sie wenig geeignet.

In der fast unübersehbaren Vielfalt von sozialen Verflechtungen haben sich Schwerpunkte von Zielsetzungen und Kommunikationsstrukturen entwickelt, die in ihrer Eigengesetzlichkeit zwar oft in der Nähe der HELFERSITUATIONEN stehen, aber ihre Befriedigungsmöglichkeiten auch in sich selber finden können. In solchen außerärztlichen sozialen Bezügen können kompensatorische Gratifikationen für den Arzt liegen, und zwar vor allem solche, die in der ärztlichen Intention vermieden werden müssen: Geltungszuwachs, Freude an der Machtausübung und Möglichkeiten zur Ablenkung.

Wenn man die verschiedenen gesellschaftlichen Tätigkeitsfelder betrachtet, in denen Ärzte wirken, so ist fast kein Bereich auszulassen. Auf der kommunalen Ebene sind es Vereinstätigkeiten von Sport- bis zu Kunstvereinen, lokalpolitische Aktivitäten bis zum kirchlichen Engagement. Das Sozialprestige des Berufes potenziert in der Regel die außerärztliche Tätigkeit. Die gesellschaftlichen Verbindungen ergeben umgekehrt Vorteile für das Klientel der Praxis.

Im wissenschaftlichen und berufspolitischen Bereich eröffnet die Aktivität in Fachvereinigungen und Ausschüssen einen großen Geltungs- und Einflußzuwachs. Der Schritt in die aktive überregionale Politik ist allerdings fast immer mit der Notwendigkeit zum – wenigstens zeitweisen – Verzicht auf den Beruf verbunden; R. Virchow (1821–1902)

- das erste wissenschaftliche grundmodell des sozialen verhaltens,
  also auch in der dann so benannten ‚therapeutischen situation' stammt von
  paul christian:
  die experimentelle analyse der bipersonalität.

  alles andere ist jahrhundertelang und
  jahrtausende hindurch geübte soziabilität.

  für den künftigen arzt bleibt eigentlich nur zu bedenken, was ihn
  möglicherweise von dieser selbstverständlichkeit abhalten könnte.

- die entwicklung eines politischen arztes und psychologen ist am besten aus
  den lebenserinnerungen von willy hellpach abzulesen (1948).

  auch: wie wenig diese form des sozialen einsatzes dann noch mit ärztlicher
  therapie gemeinsam hat. die größere nähe zur forschung, betrachtung und
  beeinflussung mit hilfe der abstraktion vom menschen.

konnte seine Pathologentätigkeit noch mit der Funktion als Abgeordneter des Reichstages verbinden; für einen „sozialen" Politiker, wie z.B. den ehemaligen chilenischen Staatspräsidenten Allende war dies nicht mehr möglich.

Die spezielle Fachwissenschaft der „Sozialmedizin" lebt – seit den Zeiten J.P.Franks (1745–1821) und C.W.Hufelands (1762–1836) bis zu H.Schaefer (1979) in unseren Tagen – von dem Auftrag, einerseits genauere Kenntnisse über sozioökonomische Zusammenhänge in ihrer Beziehung für den Arzt und den Patienten zu ermitteln und andererseits diese Erkenntnisse politisch wirksam werden zu lassen.

Im sozial-religiösen Bereich vermischen sich oft die Motivationen der einfachen Hilfeleistung mit den missionarischen Elementen eines Sendungsbewußtseins (s.S.23). Auch für eine in seiner Menschlichkeit so lautere Gestalt wie A.Schweitzer (1875–1965) stellt die ärztliche Tätigkeit nur das Medium seiner Religiosität dar – ein eindrucksvolles Beispiel für die Möglichkeiten und Grenzen der außerärztlich bestimmten ärztlichen Tätigkeit.

Mit der Rückkehr zu den sozialen Grundbedingungen der ärztlichen Handlung schließt sich der Kreis.

Das „Bild des Arztes", das sich in einer unübersehbaren Vielfalt zeigt, lebt von der tiefen Antinomie zwischen der GRUNDSITUATION mit dem ihr eigenen Paradox und der kaum zu übersehenden Fülle von inner- und außerärztlichen Lösungen, in die die besonderen Begabungen und Ziele des einzelnen eingehen. Wir haben NAIVE und REFLEKTIERTE LÖSUNGSMÖGLICHKEITEN unterschieden und – was in der Natur von Betrachtungen liegt – den reflektierten Motivationen den breitesten Raum zugemessen. Das soll und muß keine Entwertung der naiven Lösungen bedeuten; auch sie können geglückten Lebensvollzügen entsprechen. Aber: gerade sie sind durch die Ungewußtheit des Paradoxes dem sich ständig stellenden Problem der „hilflosen Helfer" (Schmidbauer 1977) mit besonderer Gefährdung ausgeliefert.

Die Analyse ist dringlicher denn je.
Sicher ist es nützlicher, sie am ANFANG der Berufswahl zu unternehmen als erst am ENDE eines Arztlebens.

INNEHALTEN.

WO STEHE ICH?

EXKURS ÜBER DEN DILETTANTISMUS.
„Amateur"-Sein (Plügge).

- *hufelands edelmut muß ohnmächtig machen (1837). seine zeichnung vom beruf des arztes steht in der nähe einer paradiesischen phantasie.*
  warum diese überhöhung?
  wenn sie nicht nur einfachere schwärmerei ist?
  – ein unbewußtes mittel um zu herrschen?

- *ohne einige randbemerkungen zu den verschiedenen ausprägungen des arztbildes würde wieder alles zerfließen.*
  die tugenden des anatomen, des pathologen, des physiologen, des pharmakologen sind nicht identisch mit den tugenden des allgemeinarztes, des klinikers oder des psychotherapeuten. sie sind im wesentlichen vor- oder außerärztlich bestimmt.
  die akzentuierungen liegen im fach.
  die entscheidungen für die medizin fallen an der stelle, an der der raum für die notwendigkeit des spezifisch-ärztlichen bestimmt wird.
  mit welcher stärke der dominanzanspruch des vor- oder außerärztlichen auf die vermittlung von wissen und fertigkeiten einwirken darf.
  wieviel selbstentäußerung von der wissenschaft geleistet werden kann, wenn es um die konkrete handlung gegenüber dem einmalig-kranken menschen geht.
  vorgriff:
  die aufstellung der alternative ‚arzt' vc. ‚therapeut', bzw. ‚psychotherapeut' sind die kuriosesten zuspitzungen eines verlorengegangenen ärztlichen grundbezuges.
  j. willis arbeit (1979).
  zögernde korrektur durch h. thomä (1981).

EXKURS ÜBER DEN DILETTANTISMUS

Aus dem PARADOX und seinen LÖSUNGSMÖGLICHKEITEN folgt, daß der Arzt sich ständig in einem Feld bewegt, dessen Spannweite zwischen dem Anspruch auf Kenntnis und äußerste Genauigkeit auf der einen Seite und dem gleichzeitigen Wissen um die Unvollständigkeit und Fragwürdigkeit dieses Rüstzeuges auf der anderen Seite liegt. Die Sicherheit des FACHMANNES, des SPEZIALISTEN, womöglich der KAPAZITÄT, soll sich verbinden mit dem naiven Staunen des Laien und der Neugier des ANFÄNGERS.

Wie ist das überhaupt zu leisten?

Überfordert dieser Anspruch nicht ebenso die notwendige Selbstsicherheit des Kenners wie den Mut des Ignoranten? Mündet nicht alles, was nicht ausdrücklich im Rahmen der gesicherten Berufsausbildung erworben und weitergegeben wird, in ein hoffnungsloses Außenseitertum, in die Verstiegenheit eines kleinlichen und peinlichen Dilettantismus?

Was heißt das: DILETTANT?

Gibt es Unterschiede zum AMATEUR, zum HOBBYISTEN?

diletto (ital.): – ich habe Freude, ergötze mich an etwas.
Es ist schwer, in Wörterbüchern und Wissenschaftslexika, außer in knappen Beschreibungen, wie folgenden, Auskunft zu erhalten (Brockhaus/DTV 1967):
Dilettant – Liebhaber einer Kunst oder Wissenschaft, der sich ohne schulmäßige Ausbildung und nicht berufsmäßig damit beschäftigt; dann auch svw. Pfuscher.
Dilettantismus – die Art solcher Beschäftigung.
Amateur (frz.): – 1) Nichtfachmann, Bastler. 2) Sportler, der den Sport ohne materiellen Gewinn betreibt; die Bestimmungen sind in den einzelnen Sportzweigen und Ländern verschieden. Gegensatz: Berufssportler (Professional).
Hobby (engl.): – das Steckenpferd. Liebhaberei.

Ein italienisches, ein französisches, ein englisches Wort. Das deutsche wäre „Liebhaberei". Es hätte etwas mit „Liebe" zu tun; aber dieser Anteil ist im Wortgebrauch immer mehr zurückgetreten.

Das war nicht immer so.
Gegen Ende des 18. Jahrhunderts schloß sich z. B. in England eine Gruppe junger Adliger unter dem Namen „Society of Dilettanti" – „Gesellschaft der Liebhaber" – mit dem Ziel zusammen, als Wegbereiter einer intensiven sammelnden und forschenden Beschäftigung mit den archäologischen und literarischen Überresten des alten Griechenlands und Italiens die Kenntnis des Altertums neu zu erschließen. Die beherrschende Figur dieser Kreise war ein Deutscher: Johann Winckelmann (1717–1768). Etwa 100 Jahre später begründete sein berühmtester Nachfahre, Heinrich Schliemann (1822–1890), ebenfalls als „Dilettant", mit der Ausgrabung von Troja, Tiryns und Mykene eine neue Phase der Archäologie.

- ein stück der eigenen vergangenheit:

6. august 1950

„noch sitzt mir der gedanke im kopf, ob ich nicht doch auf das
medizinstudium verzichten soll, um künstler (zeichenlehrer?) zu werden.
das erzieherische lockt mich, aber der dilettantismus – und sei es der eines
lehrers – ist mir zuwider. vielleicht bin ich deshalb so unzufrieden.
ich <u>bin</u> ein dilettant, vielleicht ein dilettant in ‚potenz': im schreiben, im malen
und im medizinern."

. . . . .

22. dezember 1956

eine ‚dilettantenfibel' schreiben.

6. juli 1959

. . . zum talent verdammt sein.

talentiert sein heißt wohl, mit vielen dingen umgehen können, ohne sich
ihnen auszuliefern.

talentiert zur liebe verhielt sich casanova. don juan war sein gegenstück.
der eine hatte erfolg und der andere ging zugrunde.

25. märz 1959

„die dokterin nennt meine nebenbeschäftigungen ‚hobbies'. ich habe ihr
schon früher gesagt, daß ich das anders meine, aber sie kann es nicht
verstehen. der lebensstil ist zu verschieden."

- erinnerungen steigen auf.
sparsam sind die mitteilungen, aber ein jahrelanger kampf um die prioritäten
stand dahinter.

erst die psychotherapie hat die lösung ergeben.
diese nicht als selbstbefreiung, sondern als beruf.

manchmal fühle ich mich in einer reihe mit großen dilettierenden kollegen,
wie friedrich von müller, billroth und anderen (nicht kollath), wobei meine
auflehnung gegen das biedermeierische von viel begabteren leuten wie
c. g. carus ein besonderes problem darstellt.

Dilettanten waren also „Liebhaber", eine besondere Gruppe nebenberuflich engagierter Menschen, die ihr volles Interesse einer Idee, einer Sache oder einer Unternehmung widmeten. Zur Goethe-Zeit galt die Bezeichnung des DILETTIERENDEN eher als eine Art „Ehrentitel", als ein „Bildungsmerkmal", unabhängig davon, ob sie sich auf ein literarisches, künstlerisches, musikalisches oder anderweitiges Sujet bezog. Die Abwertung des Wortgebrauches bis in die Nähe der „stümperhaften Pfuscherei" vollzog sich erst unter dem Eindruck der Leistungsanforderungen des späten 19. und beginnenden 20. Jahrhunderts. An die Stelle der mit Liebe und Engagement ausgeführten Haupt- oder Nebentätigkeit trat die Spitzenleistung des Fachmannes. Das Professionelle wurde der Garant des Fortschrittes.

Unter diesem Eindruck muß auch Egon Friedell, der „berufene Dilettant" – der Schauspieler, Stückeschreiber und „Liebhaber-Historiker" (1878–1938) –, sein Plädoyer für die drei Wissenschaftsverfemten der Neuzeit: das PARADOX, das PLAGIAT und den DILETTANTISMUS gehalten haben. In der Einleitung zu der dreibändigen „Kulturgeschichte der Neuzeit" (1928, 1947) heißt es:

„Was den Dilettantismus anbelangt, so muß man sich klarmachen, daß allen menschlichen Betätigungen nur so lange eine wirkliche Lebenskraft innewohnt, als sie von Dilettanten ausgeübt werden. Nur der Dilettant, der mit Recht auch Liebhaber, Amateur genannt wird, hat eine wirkliche menschliche Beziehung zu seinen Gegenständen, nur beim Dilettanten decken sich Mensch und Beruf; und darum strömt bei ihm der ganze Mensch in seine Tätigkeit und sättigt sie mit seinem ganzen Wesen, während umgekehrt allen Dingen, die berufsmäßig getrieben werden, etwas im üblen Sinne Dilettantisches anhaftet: irgendeine Einseitigkeit, Beschränktheit, Subjektivität, ein zu enger Gesichtswinkel."

Und, wenn man ihm noch weiter folgt:

„... Der Fachmann steht immer zu sehr in seinem Berufskreise, er ist daher fast nie in der Lage, eine wirkliche Revolution hervorzurufen: er kennt die Tradition zu genau und hat daher, ob er will oder nicht, zu viel Respekt vor ihr. Auch weiß er zu viel Einzelheiten, um die Dinge noch einfach genug sehen zu können, und gerade damit fehlt ihm die erste Bedingung fruchtbaren Denkens. Die ganze Geschichte ist daher ein fortlaufendes Beispiel für den Wert des Dilettantismus: ..."

Bei der nachfolgenden Aufzählung der Leistungen und der Bedeutung, die „Liebhaber" für die Kulturgeschichte hatten, läßt Friedell die Medizin aus; er hatte keine Beziehung zu ihr. Das ist eine der Einseitigkeiten des engagierten Menschen. Aber es zeigt auch den Stellenwert, den der Arzt als „Wegelagerer der Menschheitsgeschichte" (s. auch Kap. III) im Bewußtsein der öffentlichen Meinung einnimmt.

Ungeachtet dieser Zeitströmungen rühren die Gedanken über die Möglichkeit oder Unmöglichkeit von „Liebhaberei" im helfenden Tun an die Grundorientierungen des Arztes. Wieviel Aufmerksamkeit und „Liebe" kann und darf in die

ich wäre in diesem sinne auch als orthopäde mit einer erweiterung in ‚haltung und bewegung' (buytendijk) und psychotherapie zufrieden geworden. merkwürdige fügungen verändern alles.

- der soziale wert, den die musizierenden kollegen erleben können, ist mir als ‚allein-schaffendem' leider nie zugänglich gewesen.
  ist auch hausmusik dilettantisch?

- egon friedell war die große und tröstende gestalt, die mich in den mühseligen und zur einseitigkeit gezwungenen jahren des studiums, der prüfungszeiten und der ersten ärztlichen tätigkeit begleitet hat. einige zeilen, eine halbe seite aus seinen büchern reichten mir als ‚nahrung' über weite strecken.
  dabei habe ich nie geglaubt, daß das (wortwörtlich oder in einem bestimmten ‚wissenschaftlichen' sinne) stimmte, was er geschrieben hatte.

- neben friedell waren es wohl vor allem herrmann hesse und das „glasperlenspiel", die mir richtung gegeben haben.
  eigentlich passen sie nicht zusammen.
  aber: hesse war der disziplinierte moralist (pflichtmensch?) und egon friedell der berufene dilettant. beide hatten ein sendungsbewußtsein und ein hohes stilgefühl.

- die sehnsucht, fachmann sein zu wollen, hat mich allerdings nie verlassen. wenn ich dieses bestreben heute zu umschreiben suchen würde, würde ich mich am ehesten für einen fachmann in menschenkenntnis halten. danach käme erst der psychoanalytiker und dann der arzt.

- ich glaube, viele ärzte unterschätzen es, wie wenig (gesunde) menschen eine beziehung zur medizin haben.
  kranksein ist letztlich im wertgefüge der menschheit doch ein ‚betriebsunfall'.

- das, was eingeholt werden könnte vom lehrer, ausbilder, den ‚vor-'bildern, wäre nicht nur die erlaubnis zum spielerischen ‚daneben', sondern die

unmittelbare ärztliche Handlung einfließen? Wieviel Aufmerksamkeit und Anspruch an „Zeit" und „Qualität" kann und muß der Arzt den „Nebenwegen" widmen, um nicht durch das Paradox korrumpiert zu werden?

Bei genauerer Betrachtung scheint sich ein nicht enden-wollender Katalog von Halbwissen und Dilettantismen schon in der ärztlichen Berufsausbildung zu ergeben: neben den Inhalten fast aller Fächer des vorärztlichen Prüfungswissens (wie Zoologie und Botanik, Chemie und Physik, Anatomie, Physiologie und auch Psychologie und Philosophie) besteht die gesamte Lernerfahrung in der Kenntnisnahme eines Wissens, das weder inhaltlich noch methodisch für den Lernenden „voll" nachprüfbar ist. Die Abgründe des wissenschaftlichen Zweifels „vor Ort" oder auch die Fragwürdigkeiten vieler Seiten des suggestiv sicher wirkenden Wissens können kaum vermittelt werden. Wieviel „Liebe" und „Begeisterung" in diesem Zwang zum Dilettantismus noch durchschimmern kann, wieviel „Pflichteinverleibungen" von Gegenwartswissen den Mut zu eigenen Fragestellungen verderben, mag dahingestellt sein. Selten, vielleicht bei der Beschäftigung mit Randgebieten oder der ganz unökonomischen Beschäftigung mit Spezialfragen der Doktorarbeiten, dürfte so etwas wie ein Hauch der Mischung von ‚Liebhaberei' und Sachkunde anzutreffen sein.

Anders scheint es in der Klinik zu sein.
Die unmittelbare Begegnung mit dem Kranken erzeugt den Ernst der „Hier- und Jetzt"-Situation; das immense Wissen um die Ätiologie und Pathogenese von Krankheiten und die Erfahrung der Nachprüfbarkeit in vielen Detailfragen vermittelt so etwas wie „Sicherheit", auch wenn viele Probleme offenbleiben. Hier beginnt der Bereich des Nicht-mehr-Dilettantischen in Wissen und Handlung. Und trotzdem ist der Stoff des Wissens so angewachsen, daß für den praktisch tätigen Arzt die Entscheidung zum Halbwissen in vielen Bereichen unumgänglich ist – für die Wissenschaftler der Verzicht auf die Breite.

Die Nähe zum Halbwissen durchzieht also die gesamte ärztliche Tätigkeit. Die Auseinandersetzung mit diesem Problem wird nur selten gelehrt oder vermittelt: am ehesten ist sie von nichtärztlichen Kennern und Könnern zu lernen. A. Einstein und W. Heisenberg waren Meister in der Vermittlung des scheinbar naiven oder dilettantischen Fragens; beide waren „Liebhaber" einer Kunst, der Musik. Im ärztlichen Bereich hat Ramon y Cayal (1938) in den späten Jahren seines Forscherlebens den Zugang zu diesem Bereich zwischen Fragen und Wissen beschrieben, und V. v. Weizsäcker war zeitlebens ein Arzt, der sich aus den Grenzbereichen der Wissenschaft Zugang zu den wesentlichen Fragen des ärztlichen Tuns zu verschaffen versuchte.

Wie und wo können also dem ärztlichen Beruf die schöpferischen, unkonventionellen und vielleicht gegen die Zeitmeinung stehenden Kräfte des Nicht-Professionellen erhalten bleiben und gefördert werden? Diese Frage drängt zu einer „Auflistung" der offensichtlichen oder scheinbaren Gegensätze. Welches sind die Merkmale des Dilettantischen und welche die des Professionellen?

erziehung zum ertragen der spannweite zwischen der absichtslosen und zweckfreien tätigkeit und in dem tiefsten ernst der herausforderung (des todes), also ausdrücklich nicht nur billigung, sondern die forderung unter dem zeichen des paradoxes und seinen lösungen.

zum tiefsten ernst gehört auch die unbefangenste spielfähigkeit.

ernst als ein-sicht, als verstehen von zusammenhängen, als ein mit-gehen, mit-leiden und mit-lösen gibt es ebenfalls nicht ohne (spiel)regeln. die kenntnis von zusammenhängen erfordert die gleiche verläßlichkeit, wie sie im spiel unbarmherzig eingehalten wird. über den tiefsinn dieser antinomie handelt das ganze huizinga-buch. dennoch hat es mich immer beschäftigt, warum ‚huizinga schlecht, und friedell gut geschrieben hat'.

- die begegnung mit leiden, die annahme des leidens erzeugt immer ernst, nie dilettantisches. ernst ist nicht gleichbedeutend mit richtig oder falsch, nicht mit zweckmäßig oder unzweckmäßig.

  im ernst zeigt sich die tiefste seite der wirklichkeit. schmerz ist kein spiel. krankheit und tod überschreiten die menschlichen spielregeln.

- hier könnte die geschichte von heisenberg passen, die m.w. carl friedrich v. weizsäcker überliefert hat: die physikergruppe von heisenberg hatte sich zum nachdenken und skilaufen in der skihütte eines kollegen versammelt. man war beim abwaschen. plötzlich soll heisenberg, tiefsinnig versunken, gesagt haben: „es ist doch eigentlich merkwürdig, daß wir mit schmutzigen händen in schmutzigem wasser das schmutzige geschirr waschen und es doch sauber wird." dieses war der gedankensprung zur beurteilung sog. unsauberer meßmethoden in der teilchenphysik und angeblich die geburt des gedankens der unschärferelation.

Versuch einer Gegenüberstellung:

	DILETTANTISCHES	PROFESSIONELLES
Äußere Umstände	Frei-raum Frei-zeit	Vorgegebener – Raum – Zeit
	ohne Entgelt	Entgelt
Innere Einstellung	„Lieb"haberei	Pflichtleistung
	Freude, Lust, Spaß, Begeisterung	Aufgabe, Verantwortung
	Naivität, Unbekümmertheit	Vorsicht, Umsicht, Rücksicht, Kritik
	Absichtslosigkeit	Absicht, Zweck, Ziel
	Leichtigkeit	Mühsal, Zwang
	Leichtfertigkeit	Gründlichkeit
	Wunsch	Forderung, Anspruch
Formen	Freizeit-Nebentätigkeiten	Beruf, Haupttätigkeit
	Spiel, Spielmomente	Ernst
Mögliche Folgen	Gleichgültigkeit gegenüber Macht und Geltung	Macht, Geltung, Ansehen
	Bemühung um „innere" Regeln oder Gesetzmäßigkeiten	Bedeutung „äußerer" Regeln und Gesetze
	unkonventionell	konventionell
	Selbstgenügsamkeit	Rivalität
	Unvollständigkeit	Vollständigkeit
	Unzuverlässigkeit	Zuverlässigkeit, Sicherheit
	Laie, Amateur, Dilettant	Fachmann, Spezialist, Professioneller
	Außenseiter, „Outsider"	„Insider"

Die Liste verlangt nach Vervollständigung durch psychoanalytische Etiketten: das Dilettantische erscheint wie die Ausprägung einer schizoid-hysterischen Persönlichkeitsstruktur, das Professionelle hat zwanghaft (anankastisch)-depressive Züge.

Ist das Zufall?

In Riemanns (1961) Beschreibung der Persönlichkeitsmerkmale werden auch jeweils polare Eigenschaften einander gegenübergestellt, so, als ob der Gegensatz das Gemeinte erst deutlich werden läßt – auch wenn die realen Verhältnisse immer in irgendeiner Weise in der „Mitte" liegen oder in der „Mischung" bestehen.
Nach der modernen Nomenklatur drängen sich Unterscheidungen wie die der SELBST-findung und der der ÜBER-ICH-Bestimmung auf. Soziologen haben schon Jahre zuvor die

– *gibt es dazu vorarbeiten?*
meine aufstellung ist ganz ‚dilettantisch', weil ich keine literatur dazu gefunden habe.

– *die beschreibung der kräftegleichgewichte hat riemann aus der astrologie in die persönlichkeits- und strukturlehre eingebracht. oder ist es umgekehrt?*
jedenfalls stehen diese gedanken der ‚homöostase' von claude bernard und dem ‚fließgleichgewicht' von bertalanffy sehr nahe.
sie entsprechen auch dem grundgefühl des mit-einander.

Unterscheidung zwischen dem „innengeleiteten" und dem „außengeleiteten" Menschen geprägt (D. Riesman 1959).

Es bleiben die Fragen offen, wieviele Anteile des Professionellen und wieviele Anteile des Dilettantischen zu einer guten Mischung des ARZT-SEINS erforderlich sind. Die Beantwortung ist nicht generell möglich. Sie hängt nicht nur von den Vorgegebenheiten durch die Veranlagungen und Möglichkeiten des potentiellen Arztes ab, sondern auch von den speziellen Erfordernissen des Berufszweiges innerhalb des großen Feldes der Medizin.

Hier scheint die Bedeutung des SPIELERISCHEN, der zweckfreien, lustbetonten Tätigkeit nach bestimmten selbst- oder fremdgesetzten Regeln eine besondere Würdigung zu verdienen. Die Meditation über Sinn und Ernst des Spieles wird vielen Ärzten durch die Beschäftigung mit künstlerischen Sujets zugänglich. Huizinga (1958) hat diesem Problemkreis eine breite und tiefangelegte Darstellung gewidmet: „Vom Ursprung der Kultur im Spiel". Der Homo ludens versus Homo sapiens. Die zunächst zweckfreie Bewegung in der Kulisse der vorgegebenen Möglichkeiten eröffnet eher den Zugang zu den Wesensfragen als die säkular bedingte scheinbar klare Zielrichtung des konventionellen Alltages. Die Tiefe des Problems erschließt sich erst jenseits der Selbstverständlichkeit.

Möglicherweise gelingt dem ärztlichen Forscher und Wissenschaftler diese notwendige Beziehung zum Spielerischen und Dilettantischen leichter als dem praktizierenden Helfer, der in jeder Situation vor dem Ernst des Leidens steht. Aber die Verinnerlichung des Wechselverhältnisses, die berufsimmanente Notwendigkeit zur Ergänzung durch die wenigstens zeitweise mögliche freie Bewegung in einem zweckfreien Zusammenhang, kann den Sinn für die Gefahr durch drohende Routine oder eine subtile Korruption von außerärztlichen Prädominanzen schärfen helfen.

Die Beschäftigung mit der Problematik der Außenseiterrichtungen, ihren Qualitäten und Ideologien, ihren Vorzügen und ihren Gefahren, bietet sich an dieser Stelle ebenfalls an. Ganze Berufsgruppen wacher und versponnener Dilettanten der Heilberufe leiten ihre Existenzberechtigung aus der Blindheit des ärztlichen Berufsstandes für das Paradox und seine Lösungsmöglichkeiten ab. Mit Geschick und Militanz verteidigen sie ihre Sonderposition, aus der sie Vorteil ziehen. An dem Tage, an dem der ärztliche Berufsstand seine Aufgabe in der eigenständigen Bewältigung der GRUNDSITUATION zwischen Profession und Dilettantismus erkennen und einer offenen kritischen Wissenschaftlichkeit unterziehen kann, wird auch die Medizin als Lehre wieder „gesund" sein und ihre Kritiker sich als Teile der heilenden Vernunft erkennen können.

Das aber ist eine UTOPIE.

- noch einmal das <u>spiel</u>.
  wieviele anteile lust verbinden sich mit wievielen anteilen ernst (zwang, besessenheit)? was ist ‚freude haben', ‚lust empfinden', ‚sich ergötzen'?
  im spiel gilt wohl nur die prädominanz des lustprinzips. gegenüber dem entgegengesetzten, dem realitätsprinzip?

  wieviel ‚recht auf lust' habe ich eigentlich gegenüber meiner pflicht zur realität? wieviel ‚andré heller' gehört in die <u>wirklichkeit</u>?
  (als echt, gegenwärtig sein).

  reicht die offene, die nicht festgelegte ‚freiflottierende' pflicht als regulanz aus?
  denn: das künstlerische werk ist schon das gestaltete, die durch die ‚pflicht' zur realisierung hindurchgegangene phantasie.

- das thema der außenseiterrichtung, insbesondere in den heilberufen, kann ich leider nicht mehr ausführlicher aufnehmen. die beschäftigung damit führt in einen ebenso spannenden wie verzweiflungsreichen erkenntnisakt der menschlichen unzulänglichkeiten und ihrer bewältigungsversuche.
  die grenze zwischen einfallsreichtum, anregend abseitigem und sturer borniertheit ist oft sehr eng. vor letzterer stehe ich fassungslos.

- utopie ist wunsch- und denk-bild.
  ernst bloch hat sie mit dem ‚prinzip hoffnung' in verbindung gebracht.

  eine andere verbindung besteht zum ‚prinzip orientierung'.

  das prinzip hoffnung ist unverzichtbar in der ärztlichen tätigkeit.
  das prinzip utopie gehört zum leitfaden der wissenschaft.

III. DAS BILD DES MENSCHEN

Dieses Kapitel ist komplex und anspruchsvoll. Das Scheitern einer sinnvollen Sammlung von Gedanken könnte schon im Thema liegen. Darum war es einfacher, zunächst vom „Bild des Arztes" zu sprechen.

Warum überhaupt dieses Kapitel?

Die Beschreibung einer ÄRZTLICHEN PROPÄDEUTIK ohne den Einschluß von Gedanken, die an die Vorstellungen über den Menschen rühren, die der Arzt als einzelner oder als Mitglied einer sozialen Gruppe hat, wäre unvollständig oder müßig, wie der Bau einer Wasserstraße ohne Wasser.
Aber: „Wasser" ist unüberschaubar vielfältig, vom Amazonas bis zur Nordsee. Es kann nur den Versuch geben, die Vielfalt an der Stelle des ERLEBENS zu fassen und zu beschreiben. Oder: sich auf das einfache Wort, die Kurzformel (H_2O), zurückzuziehen.

Gibt es eine Kurzformel für den MENSCHEN?

Andeutungen einer solchen Bestimmung gelingen in einigen Teilen der Forschung, so vielleicht in der Abstammungslehre, in vielen Teilen der Anatomie, Physiologie, Pathologie und in – Ideologien.

Was aber besagen solche Kurzformeln für das ERLEBEN?
Für den, der vielleicht am „Amazonas" ums Überleben kämpft oder den, der am „Nordseestrand" in das Wasser steigt?

Was sind „Amazonas" und „Nordsee" für das BILD DES MENSCHEN?

Seit Anbeginn sind Antworten versucht worden. Die Menschen der Urzeit haben ihre Ängste und Vorstellungen in mythischen Bildern zu bannen versucht. Die Religionen der Vorzeit haben diese Bilder aufgenommen, geformt und zu jenen großartigen Vorstellungen der Götter- und Menschheitsordnungen ausgestaltet, die über die Jahrtausende hinweg die Beziehung des Menschen zu seinem Ursprung und seiner Weiterentwicklung bestimmt haben. In der Antike sind dann Philosophien und Dichtungen an die Stelle der Verehrung des Numinosen getreten und haben auf neue Weise versucht, das Schicksal der Menschheit aus der Verbundenheit zum Göttlichen zu deuten. Eine kühle Vernunft entdeckte die Gesetze der Weltordnung in einem mathematischen Sinne, und die Ansätze zur wissenschaftlichen Erkenntnis der Entstehung und des Werdens des Weltalls gingen nach und nach in die Anschauungen der Menschen von Welt und Kosmos ein (s. auch Scheler 1928).

In der Renaissance und der Zeit der Aufklärung entstanden dann sog. „Anthropologien", die – in Abhebung zu den Zielvorstellungen anderer Wissenschaftszweige – die Fragen nach dem Sinn des Mensch- und Welt-Seins in den Mittelpunkt stellten und in Übereinstimmung mit dem jeweiligen Wissensstand zu beantworten suchten (Übersicht bei Schipperges 1972). Je mehr sich die Wissenschaften aus dem ursprünglichen theologi-

- ein hin und her zwischen anziehung und abstoßung. das ‚sinn'-thema war mir immer ein kernstück.

  aber wenn jemand darüber sprach oder gar über sein ‚bild des menschen' (weltanschauung), dann kroch mir das gefühl der aversion von der magengegend bis zur kehle, und ich suchte das gespräch möglichst bald abzubrechen.

  warum? – als ob ich mich nicht gegen das gefühl wehren könnte, daß man darüber nur unpassend redet.

  als ob das ‚bild' doch immer nur für den einzelnen gilt und die philosophische verallgemeinerung peinlich wird.

  vielleicht läßt sich nur die mitteilung: „so sehe <u>ich</u> es im augenblick, so erlebe <u>ich</u> es, und vielleicht ist alles für andere ganz anders", erträglich gestalten.

  schamgefühl der intimität?

  ich folge also einem stück pflichttreue (gegenüber dem konzept und den überschriften), wenn ich dennoch einen ‚text' versuche.

- hier ist mir nichts besseres eingefallen.

- das sind die ‚kurzformeln'.

  eigentlich ist sofort klar, wie inadäquat sie sind. das unterscheidet sie von der klaren mitteilung ‚H_2O'.

  die analogie kommt wahrscheinlich durch unzulässige methodensprünge zustande und drückt ein stück ideologie aus: wenn ich die welt <u>nur</u> empirisch-analytisch sehe, kann ich das <u>zutreffende für das eine</u> eigentlich auch nur <u>unzutreffend für das andere</u> anwenden.

schen Rahmen entlassen fühlen mußten, um so schärfer und kompromißloser wurde die rationale Analyse: Der Mensch als „Geschöpf Gottes" wurde abgelöst von dem Menschen als einem „Teil der Natur" (Darwin u.a.), dem „Menschen als Maschine" („l'homme machine – Lamettrie), dem Menschen als einem „ökonomischen Wesen" (Marx/Engels), dem Menschen als einer „physiologischen Frühgeburt" (A. Portmann), einem „Mängelwesen" (Gehlen) und schließlich einem „Sprachwesen".

Wie komme ich in dieser Fülle des Überlieferten zu einer Orientierung?
AN DEN PUNKT, AUF DEM ICH STEHEN KANN ?

Meine Vereinfachung könnte sein, daß ich als ARZT frage.

Aber die Probleme, auf die ich stoße, sind die gleichen, die auch den Lehrer, Priester oder Kaufmann bewegen.

Vielleicht ist es mir erlaubt, sie doch etwas anders zu sehen, ihnen auf eine etwas andere Weise zu begegnen. Zum Beispiel als jemand, der nicht *belehren* muß, der keine *Gesetze* zu entwerfen oder eine *Dogmatik* zu vertreten hat und der auch kein *Geschäft* machen muß.

1. Satz:
ICH GEHE AUS VON DER GEGENWART.

Von der SITUATION, in der ich mich befinde, vom „HIER UND JETZT".

Mein GEGENÜBER.
Was empfinde ich? Wie ist mein BILD VON IHM, dem MENSCHEN? Der mir da gegenübersitzt in meinem Sprechzimmer und die Erwartung der HILFELEISTUNG an mich richtet?

Zunächst: Ich empfinde sehr ALLTÄGLICH.
Mein Gegenüber ist ein Mensch wie viele andere auch, die mich befragen.
Ich nehme ihn wahr, suche das Repertoire meiner Fertigkeiten und Kenntnisse ab und sortiere aus diesen eine möglichst passende Aktion oder Ratschlag.

Woher weiß ich, daß der Ratschlag passend ist?
Daß er für einen Menschen, den ich zuvor noch nie gesehen habe, möglicherweise passend und nützlich sein könnte?

Was habe ich WAHR-genommen von diesem Menschen?

Die Erscheinung, seine Sprache, sein Mienenspiel?
Die Klage, die Beschreibung der Vorgeschichte, die Untersuchungsbefunde, die Papiere?
Welches BILD ergibt sich, welche ASSOZIATIONEN?

- der punkt, auf dem oder an dem ich stehen kann, muß (leider) ein minimum an ausdehnung haben, sonst kann ich nicht stehen.

  ein schnittpunkt hat keine ausdehnung.

  deshalb sind unsauberkeiten und großzügigkeiten nötig, wenn man sich verständigen will.

  es stimmt eben immer alles nicht ‚ganz'.

  eine variante von ‚dichtung und wahrheit': ‚wahrheit und dichtung'.

- ‚hier' ist die abkürzung für den punkt des ortes, ‚jetzt' ist die abkürzung für den punkt der zeit.

- es ist wohl kein zufall, daß gerade an dieser stelle das methodische ICH in das persönliche ICH übergeht: der kontext verschiebt sich in den text. damit sich der text nicht auch noch in den kontext verschiebt, werde ich die krankengeschichte in den anhang bringen.

  nur eine andeutung:
  die situation: sprechzimmer in der ludolf-krehl-klinik am 1. september vormittags um ½12 uhr.
  die ‚offene sprechstunde' ist seit einer halben stunde vorüber.
  die sekretärin: „hier sitzt noch ein patient für sie, von prof. X. . . . "

  weshalb ich gerade diese situation und diesen patienten ausgewählt habe, kann ich nicht mehr genau sagen. er war mir eingefallen, als ich vor der schreibmaschine saß und nicht recht wußte, wie ich das ‚hier und jetzt' am besten beschreibe.

  aber er hat mich natürlich auch mehr beschäftigt und mehr ‚gefordert' als die anderen patienten, die in der gleichen (letzten) sprechstunde waren.

  außerdem war ich hinterher sehr erleichtert, daß ich ihn nicht weggeschickt hatte.

Woran denke ich, wenn der Patient jetzt vor mir sitzt? Wirklich nur an IHN? oder auch, z. B.
- an den Arbeitskampf, der gerade verlängert wird?
- an die Feiertagsreden zu Ehren des Bundespräsidenten?
- an den Schwesternmangel auf der Station oder den Ärger mit dem letzten Gutachten?

ABER:
- Der Patient vor mir redet über seine Herzbeschwerden. Er hat eine Rhythmusstörung als Folge seines Herzinfarktes. Eine chronische (asthmoide?) Bronchitis will nicht weichen und die Zwangsversteigerung seines Hauses liegt vor ihm. Er ist 59 Jahre alt. Seine letzte Stellung als Geschäftsführer in dem ehemals eigenen Betrieb ist ihm gerade gekündigt worden. Er hat – angeblich – nicht einmal ein Anrecht auf Sozialversicherung. Er ist, vielleicht, zu stolz. Vor dem Konkurs war er freiberuflich tätig, einstmals ein „großer Boß" in einem Handelsunternehmen. Durch Fehlinvestitionen, Veruntreuung von Geldern, die er zu spät bemerkte, und das Nachlassen der Konjunktur brach alles zusammen. Auch die Familie ist nicht mehr intakt. Alles ist anders gekommen, als es sein „Lebensentwurf" (Bild vom Menschen?) vorgesehen hatte. Warum noch einmal Widerstand leisten, weiterleben?

Ich bin betroffen und merke, daß ich die volle Tragik kaum einfühlen kann. Ich entdecke mich dabei, wie meine Gedanken umherirren, wie ich unruhig werde, ihm dabei aber kaum noch zuhöre und nur noch krampfhaft daran denke, auf welche Weise ich ihn am besten vom Suizid abhalten kann. Dann aber: warum eigentlich?
Eigentlich hat er doch recht. Ob es die Folgen seines Herzinfarktes und die Rhythmusstörungen sind, der chronische Infekt oder ein Pistolenschuß, der alles zu Ende bringt, was macht das noch?
Seine Frau, die sich jahrelang betrogen fühlen mußte, wird erleichtert sein, seine Kinder traurig, und die Freundin existiert nicht mehr.

Warum soll er sich, ich mich noch weiter bemühen?

Ich fühle mich hilflos. Was sagt mir mein „Bild vom Menschen"?
Alles wird kläglich, überflüssig, sinnlos.

Und warum doch?
Weil mein „hippokratischer Eid" das so verlangt? Weil ich mitfühle, helfen möchte? Weil ich an das Prinzip „Hoffnung" glaube? oder weil es mein „Job" ist, auch in aussichtslosen Lagen nicht aufzugeben? Oder viel banaler: Weil es vielleicht einen schlechten Eindruck macht, wenn ein Patient, der gerade aus meiner Sprechstunde kommt, sich suizidiert? Weil die Kasse immerhin noch ein Honorar für die „Krisenintervention" zahlt?

Zweifelhafte Gründe.

Aber sie bewegen mich offenbar, den Patienten anzuhören und mit ihm, ziemlich lange, über seine Situation zu sprechen: die letzten Befunde durchzugehen, die Frage einer erneuten stationären Aufnahme zu bedenken, seine Enttäuschungen über die vorangegangenen Arztbesuche hinzunehmen und mich dann auf Steueraufstellungen, Beziehungen zu Rechtsanwälten und Finanzbehörden, Selbstbeschuldigungen und Vorwürfe einzulassen, bis ich ihm schließlich das Versprechen abnehmen kann, daß er mich – auch außerhalb des nächsten festgesetzten Termines – anrufen wird, bevor er endgültig den letzten Schritt unternimmt.

Das ist die GEGENWART.
Sie schlägt mir die großartigen Gedanken aus dem Kopf. Soll ich mit Hiob antworten?

Aber auch das Wort „Gegenwart" stimmt nicht ganz.
Wo liegt der Schnittpunkt von Vergangenheit und Zukunft? Das Gespräch hat vorgestern stattgefunden.

Meine Betroffenheit ist gewichen. Die Distanz läßt mich zweifeln und gleichzeitig hoffen. Die Beschreibung ermöglicht mir Vergleiche.

Wo aber ist die Beziehung zu MEINER GEGENWART?
Zu ihr gehört offenbar, daß ich jetzt nicht dem Patienten gegenübersitze, sondern an der Schreibmaschine, und darüber nachdenke, wie ich meine Gedanken am besten zu Papier bringe. Wie ich das zu Sätzen formulieren kann, was mir als Ahnung oder Meinung vorschwebt und wovon ich das dunkle Gefühl habe, daß es wichtig sein könnte für das vorbereitende Denken des Arztes.

Dazu stehen Bücher vor mir: sieben Bände einer „Neuen Anthropologie" und ein gutes Dutzend anderer Werke. Ich schwanke zwischen Schreibmaschine und Lektüre. Der Zettelkasten quillt über.

Der Philosoph H. G. Gadamer und der Arzt P. Vogeler hatten es lange geplant und dann 1972 unternommen, das schier aussichtslose Unternehmen einer „Neuen Anthropologie", d. h. einer neuen Lehre vom „Bild des Menschen", unter Mitarbeit von vielen hervorragenden Fachleuten auf sich zu nehmen. Die Früchte sind sieben Bände von heterogensten Inhalten: Abhandlungen über Biologische Anthropologie (Teil I und II), Sozialanthropologie, Kulturanthropologie, Psychologische Anthropologie und Philosophische Anthropologie (Teil I und II). Die Fülle des zusammengetragenen Wissens ist überwältigend, die Lektüre (fast immer) spannend und anregend, aber: der „Leitfaden Mensch" – ist das nicht eine Utopie, eine Abstraktion, etwas, das sich der „umfassenden Darstellung" entzieht?
Dann stehen da die Arbeiten von P. Christian (1955, 1969), W. Doerr u. H. Schipperges (1979) und E. Seidler (1983) zur „Medizinischen Anthropologie", die Werke V. v. Weizsäckers zum „Gestaltkreis" (1947) und zur „Pathosophie" (1956 a), drei Bände von D. Wyss (1973, 1976, 1980), die „Ärztliche Anthropologie" von F. Hartmann (1973), einige Handbücher, Texte, Lexika und schließlich A. Görres: „Kennt die Psychologie den Menschen?" (1978).

- nach zwei jahren (ein kommentar bei der durchsicht): das beispiel stimmt noch immer.
 ich bin selber überrascht.

 ich kenne herrn m. nun über die ganze bittere strecke seines kampfes um eine ‚ehrenvolle' abwicklung des konkurses, der aufgabe seines hauses und der arbeitslosigkeit.

 die lungenerkrankung ist schlimmer als es anfangs schien (eine zystische wabenlunge als ständige infektionsquelle), aber die herzrhythmusstörungen haben sich nicht wieder eingestellt. er lebt also noch.

 die einzelheiten des verlaufes würden sich wie eine kafkaeske groteske anhören.
 im anhang werde ich den text-stil benutzen.

- dies ist der 3. september 1983.

- ‚kontext' retour.

- schipperges meinte, das unternehmen sei gescheitert. er hat es allerdings nicht weiter begründet.

 es sind sieben bände voll kluger arbeiten.
 ich habe sie nicht alle gelesen. aber es ist deutlich: sie stecken voller bemühung um den bezug und um die darstellung. eine fülle von detailwissen ist zusammengetragen. am bewegendsten sind für mich die versuche von doerr, über eine anthropologie und die sog. ‚theoretische pathologie' zu einer menschlichen sicht des krankseins zu kommen. dennoch weiß ich nicht, warum mir fast alle dieser versuche gegenüber der wirklichkeit des ärztlichen tuns so rührend hilflos vorkommen.

 als ob die theoretische mühe doch im theoretischen stecken bleiben müßte und daher alle klugheit und alles wissen an dem absurden ernst der situation, die ‚immer anders' ist, vorbeigehen müßte.

Weiterhin einige Bände, die die Dimensionen gänzlich verändern: „Das Weltall" (Life: Wunder der Natur, Bergamini 1973), H. v. Ditfurth: „Kinder des Weltalls" (1970) und Schriften aus der Reihe „Das Bild des Menschen in der Wissenschaft" mit Beiträgen von Minkowski (1971) „Die gelebte Zeit", V. E. v. Gebsattel (1964) „Imago Hominis", Plügge (1967) „Vom Spielraum des Leibes". Auch Scheler (1928) „Die Stellung des Menschen im Kosmos", A. Gehlen (1958) „Der Mensch, seine Natur und seine Stellung in der Welt", A. Portmann (1956) „Zoologie und das neue Bild vom Menschen", Teilhard de Chardin (1959) „Der Mensch im Kosmos", C. F. v. Weizsaecker (1973, 1977) „Die Tragweite der Wissenschaft" und „Der Garten des Menschlichen" und schließlich, ganz neu und ungedruckt, eine Diplomarbeit über „Menschenbildannahmen in der Psychotherapie" (W. Ley 1983).

Der Arzt V. v. Weizsaecker hat merkwürdigerweise wenig vom „Bild des Menschen" geschrieben. Sein Denken kreiste zwar ständig um das Wesen von Krankheit und Arzt-Sein, aber er hat keinen „Entwurf des Mensch-seins" versucht. Seine Gedanken zur Todesnähe steigen auf, sein ständiges Suchen, den Menschen vom Ende her zu begreifen.

Wie soll ich eine ORDNUNG finden?
Vom Ende oder vom Anfang her? Ist nicht alles erst einmal VERGANGENHEIT?

2. Satz:
VERGANGENHEIT BESTIMMT DIE GEGENWART UND DIE ZUKUNFT.

So, wie ich diesen Satz schreibe und lese, ist er sicherlich ebenso falsch wie richtig, ebenso zufällig wie notwendig, ebenso banal wie gewichtig.

Es bedürfte der ständigen Erläuterung.

Aber: ohne ihn gäbe es keine Rück-Besinnung.
Alles Biographische, alles Geschichtliche wäre hinfällig.

H. v. Ditfurth (1970) hat ein gewaltiges Gemälde von Raum und Zeit, ein bewegendes Abbild der Dimensionen, in die wir „Kinder des Weltalls" für Bruchteile des Weltenschicksales eingebettet sind, entworfen. Vom menschlichen ERLEBEN her ist nichts mehr nachzuvollziehen. Mühsame Hilfskonstruktionen lassen uns Vorstellungen davon gewinnen, welche unfaßbaren Zeiträume der Vergangenheit und welche unendlichen Ausdehnungen des Weltalls uns umgeben: 100 Milliarden (riesiger) Sterne soll allein das System unserer – sichtbaren – Milchstraße umfassen. Lichter, die seit Hunderten von Jahren erloschen sein können, Milliarden, Billiarden weiterer Himmelskörper kreisen nach Gesetzen, die sich uns nur langsam erschließen, umeinander und gegeneinander. Ein winziger Punkt in diesem Kosmos ist die Erde. Sie soll die „kurze" Zeit von vielleicht 15 Milliarden Jahren bestehen und das Leben auf ihr vielleicht seit 3 Milliarden Jahren. Der Zeitraum, der den Menschen gesehen hat, würde noch weiter schrumpfen, vielleicht „eine oder einige halbe Minuten vor Mitternacht" betragen, wenn man die ganze Erdgeschichte auf einen Tag zusammendichten könnte (C. F. v. Weizsaecker 1973). Der Vorzeitmensch hat einige hunderttausend Jahre auf der Erde verbracht, nochmals Bruchteile der Bruchteile, und das Kulturwesen Mensch scheint etwa vor 40 000 Jahren einen „Sprung" gemacht zu haben, der unserem Bild des Menschen etwas näher kommt.

Von solchen Welt-Zeiträumen umgeben, vollzieht sich die Geschichte der Natur und des Menschen. Die Bedingungen des Gewesenen formen unsere

ein ‚koan' oder ein ‚kalauer'?
ob diese weiter führen würden?

griechisch könnte das heißen: οἶδα οὐκ οἶδα – ich weiß, daß ich nichts weiß.

aber das ist schon viel zu akademisch.

vielleicht könnte mir bateson eine sprachphantasie nachsehen:
wisse du, du weißt, so wissend weisest du von wissen weises nicht.

– *wieviel von der gegenwart/zukunft wird durch die vergangenheit bestimmt?*

ist ‚alles' vorbestimmt?

in unserer sprache: alles ‚determiniert'?
ist im grunde jede, auch die scheinbar ‚freieste' entscheidung durch die summe des vergangenen, zumindest unbewußt, determiniert?

so weit geht nicht einmal die psychoanalyse.

– *hierher gehört auch der ‚gestirnte himmel über mir' (nach kant).*

das gefühl der unermeßlichkeit ist wohl der sicherste ausgang für eine staunend-demütige gebundenheit.

alles ist eigentlich ganz unglaublich. auch, daß ich das überhaupt fühlen und denken kann. und gleichzeitig ist alles unglaublich präzise.

das ‚ozeanische gefühl' nach romain rolland und freud müßte etwas ähnliches meinen.

Gegenwart. Die Stammesgeschichte des Menschen läßt sich mit ihren vielschichtigen Aspekten als PHYLOGENESE einer immanenten Lebenskraft und ihrer Selektionen beschreiben. Die Entwicklung des Individuums ist als ONTOGENESE der unmittelbaren Beobachtung zugänglich. Sie ergibt das Material für das „Bild des Menschen", das uns in seinen biologischen, psychologischen und sozialen Determinanten beschäftigt, wenn wir als Ärzte dem Ursprung und Sinn von Gesundheit und Krankheit nachgehen. In eine unübersehbare Fülle von Lebensvorgängen sind wir eingebunden, die sich ungewußt und unbewußt vollziehen und sich oft – auch wenn wir gelernt haben, sie zu erkennen und zu nutzen – gegen unsere Wünsche und Hoffnungen entwickeln.

In solchem Zusammenhang steht auch die Einmaligkeit meines GEGENÜBERS. Der Schwindel der Unendlichkeit kommt im Angesicht der NOT nicht auf – er ist verschoben, mißachtet, verdrängt. Gefordert ist die Einengung der Aufmerksamkeit und die wache Wahrnehmung des Gegenwärtigen: aber das Sprechen über die Vergangenheit kann mit einer Ahnung von Unendlichkeit verbunden sein, in der der einzelne für einen Augenblick begreifbar wird.

3. Satz:
DIE ZUKUNFT IST OFFEN.

Auch dieser Satz löst ein Zögern aus. Auch er ist ebenso falsch wie richtig und wahrscheinlich ebenso banal wie gleichzeitig gewichtig.

Ohne ihn gäbe es keine Voraus-Besinnung. Alles Voraus-Denken, Voraus-Planen wäre sinnlos.

WOHIN GEHT DIE WELT?

WOHIN GEHT DER MENSCH?

So wie die Bahn einer Kugel, die einmal angestoßen ist, mit erheblicher Wahrscheinlichkeit vorausgesagt werden kann, können viele einzelne Seiten der Zukunft des Menschen vorausgesehen oder vorausgedacht werden. Aber diese Voraussagen schließen immer die Ungewißheit der Einwirkung neuer, unvorhergesehener Wirkkräfte ein. So gibt es nur Wahrscheinlichkeiten, keine Sicherheiten.
Wohin in diesen Wahrscheinlichkeiten könnte sich der Weg der Menschheit bewegen? Welche inneren Bilder, welche äußeren Leitbilder bestimmen die Wünsche? Welche unveränderbaren Kräfte und Gesetze das „unausweichliche" Schicksal?

Wiederum kommt das Gefühl einer Ungeheuerlichkeit auf, einer Bodenlosigkeit, einer Ratlosigkeit vor der Unermeßlichkeit dieser Fragen. Und wiederum hilft es nur, von der Winzigkeit des Augenblicks auszugehen.

Von der Winzigkeit dieses Punktes aus könnte es so etwas wie ZUKUNFTSFORSCHUNG geben. Sie muß keine Utopie sein.

- wie also verhält sich die ‚wache' wahrnehmung zu der fülle des
  gespeicherten wissens?

  wird die besprechung der methodenfragen ausreichen, um eine antwort zu
  geben?

  wie habe ich es selber versucht?
  das EGO zu zerstören? – das ist ein spruch.
  dort zu zweifeln, zu fragen, versuchen selbst zu fühlen,
  zu ahnen, wo alles so ‚fest' stand?
  mich ‚leer' zu machen, auf nichts als den ‚augenblick' einzulassen?

  alles versuche, die schwer in die zwänge des täglichen ablaufes eingebracht
  werden können.

  auch, zu beobachten und <u>selbst</u> zu sehen.

- die zukunft ist natürlich nicht nur offen.
  dort, wo sie vorher erlebbar, vorher denkbar und berechenbar ist, gehört sie
  eigentlich zur gegenwart.
  aber ein letzter, vielleicht kleiner grad von unsicherheit läßt sie offen.

- das sind anfragen an die ‚leitphantasien' der menschen.
  wohin lohnt es sich, die kräfte zu verwenden? was zu wollen?
  wille und vorstellung (schopenhauer).

- für die medizin:
  solange die leitphantasie des möglichst langen und gesunden lebens als ein
  unbezweifelbar hoher, wenn nicht der höchste, wert in der gesellschaft, in der
  wir leben, gilt – solange sind alle dieser phantasie untergeordneten ziele und
  bemühungen sozial hoch dotiert und dominieren andere, auch mögliche
  gedanken und ziele.

Aber sie ist erstaunlich wirkungslos, gemessen daran, wieviele Bürger, Forscher und Politiker sich immer wieder mit den Fragen: Wohin geht die Menschheit? Wohin gehen die wirtschaftlichen Bedingungen? Wohin geht die Umwelt? auseinandersetzen.

WOHIN GEHT DIE MEDIZIN?

WOHIN GEHT DER ARZT?

Hier verzweigen sich die Wege, und die Medizin steht wieder im Mittelpunkt.

Die Wirkkräfte der Vergangenheit bestimmen die „Selbstverständlichkeiten" in den Wertvorstellungen für die Zukunft. Leistung und Fortschritt scheinen die Weiterentwicklung des Menschen zu garantieren. An Leistung und Fortschritt werden auch die Werte von Gesundheit und Krankheit gemessen. Dieses Leitbild dominiert den Lebensraum des modernen, neuzeitlichen ARZT-SEINS. Gemessen daran, klingt die Definition der WHO von Gesundheit und Krankheit fast anachronistisch oder euphemistisch: „Gesundheit ist ein Zustand vollkommenen seelischen, körperlichen und sozialen Wohlbefindens, nicht nur die Abwesenheit von Krankheit und Gebrechen." Was aber ist WOHLBEFINDEN und wozu ist es gut?

Dazu hat auch Plügge (1962) keine Antwort gegeben. Hier beginnen religiöse, philosophische und weltanschauliche Fragen.

Wenn wir für den ärztlichen Bereich die Summe der ANTHROPOLOGIEN ziehen, so muß das Bild des „gesunden" oder „heilen" Menschen als Leitmaxime im Mittelpunkt des Denkens oder Handelns stehen.

Was aber ist der „gesunde" und der „heile" Mensch? Muß er „arbeits- und genußfähig" sein (Freud)? Glaube, Liebe, Hoffnung?

Es ergibt sich ein merkwürdiges und fragwürdiges Bild, wenn wir die ärztlichen Werte von Gesundheit und Krankheit auf dem Hintergrund einer Wertskala der Menschheit sehen: für die Ziele und Leidenschaften stehen Macht, Liebe, Geltung und Genuß im Vordergrund. Gesundheit hat nur einen akzessorischen, bedingenden, ja manchmal gar keinen Wert. Im Kampf wird vernichtet, Kriege zerstören, Machtinteressen übergehen alles. Die Rücksicht auf Gesundheit erscheint wie etwas Banales und Hinderndes. Selbst für kulturelle Leistungen ist die Gesundheit nur ein Vehikel. Souveräne Mißachtung des eigenen Wohlbefindens erzeugt den Hauch von „Größe". Der Arzt ist eine Hofschranze, eine oft belächelte Nebenfigur der Weltgeschichte.

mein ärztliches problem ergibt sich, wenn ich bei meinem tun auf andere, mir fremde wertvorstellungen treffe, die ich vom kranken her zu sehen und nachzuvollziehen habe.
auch zum beispiel des herrn m.:
nicht jedes leben möchte weitergelebt werden. die freiheit, dem eigenen leben zu einem selbstgewählten zeitpunkt ein eigenes ende setzen zu wollen und zu können, kann nicht identisch sein mit klinischer suizidalität.
jean amery und andere.
auch dieser ‚wert' ist abhängig vom ‚bild des menschen'.
wie kann ich den pathologischen entschluß von einem ‚wert' unterscheiden?
vor allem – wenn das jeweils ‚andere' als pathologisch verdächtig gilt?

- die gesundheitsdefinitionen mangeln diesem kapitel ebenfalls.
ich werde versuchen, sie in den anhang bringen, ebenso wie den text des hippokratischen eides und die krankengeschichte des herrn m.

- der liebenswert-bedächtige plügge ist leider fast vergessen. seine vorlesung war in unserer studentenzeit sehr gefragt. später habe ich noch manches von ihm und über ihn gehört.
persönlich muß er das gleiche problem gehabt haben, wie viele andere exzellente köpfe in der medizin: zu klug, zu belesen und zu gewissenhaft, um noch unmittelbare wirkung zu entfalten. und dann fehlen auch die ‚schüler'.

manchmal allerdings ist die literarische selbstgenügsamkeit solcher autoren auch trotz aller gegenteiliger beteuerungen eben doch nicht dia-logisch, sondern mono-logisch angelegt, dann allerdings die theorie des dialogischen vermittelnd.
auch darüber ließen sich weitreichende tiefenpsychologische betrachtungen anstellen.
bereitwillige ‚hörer' gibt es natürlich immer.

So kann es auch nicht wundern, daß seit dem Anbeginn des „Arztens" (J.H.Schultz) – in regelmäßigen Folgen und unter den verschiedensten Anlässen – immer wieder Zweifel und harte Kritik an den Handlungsweisen und Vorstellungen der Ärzte aufgekommen sind. Dabei ging es nicht nur um die Kritik einzelner Fehlentscheidungen oder Irrtümer, sondern um die Infragestellung der gesamten Motivation und ihrer Konsequenzen, verbunden mit einem Aufbrechen von Affekten, die wie irrationale Gegen-kräfte erscheinen. Überzogene Heilserwartungen, übertriebene Wertschätzungen („Halbgötter in Weiß") und Projektionen von Wunderglaube und Hoffnung bedingen auf der einen Seite Enttäuschungsreaktionen und Wut, der der Krankheit innewohnende (krankheitsimmanente) „Widerstand" auf der anderen Seite die Zähigkeit beim Festhalten der Destruktion: die „Lust am Untergang" ist nicht nur das Thema für Historiker und Philosophen. Der Arzt steht zwischen den Gewalten. Oft ist er machtlos in die Rolle des Zuschauers gedrängt; oft wird er erst gerufen, wenn der Wahnsinn der Zerstörung beendet ist.

Soll das so bleiben?
Ist das die ZUKUNFT?

Die Angriffe aus jüngster Zeit auf die Entwicklung der Medizin entstammen zu einem großen Teil dem Bündel von Unzufriedenheit, das in einer allgemeineren Beunruhigung, Empörung und Sorge über die Entwicklung der Kultur und des menschlichen Zusammenlebens besteht.

„Nemesis der Medizin": am deutlichsten und schärfsten formuliert, kommt dies in den Schriften des katholischen Paters I.Illich (1975, 1983) zum Ausdruck. Illich zweifelt am Sinn des neuzeitlichen „Bildes vom Menschen" als Leitbild für die Zukunft und wendet sich unter dem Thema „Entzauberung der Fortschrittsmythen" sowohl gegen bestimmte Erziehungsstile der Schulen, gegen die „Lähmungen der Gesellschaft" durch die gegenwärtigen Formen der Energiewirtschaft und Rechtsprechung, als auch gegen den technologischen Fortschrittglauben in der Medizin. Mit Schärfe und Brisanz sind eine Unmenge von Daten zum Gesundheitswesen zusammengetragen und mit viel Eingängigkeit für den Leser dargestellt. Der ärztliche Leser allerdings hat es schwer, in dieser Zusammenstellung seine Wirklichkeit wiederzufinden: die Daten und Belege mögen richtig sein, aber „es ist eigentlich alles *ganz anders*". Dieses Anderssein hat den unmittelbaren Kontakt mit dem unmittelbaren Problem des Kranken zum Grund; die Sicht von außen, auch wenn sie deutlich als „Laiensicht" beschrieben wird und nicht nur von immanenter Ideologie geprägt ist, schafft merkwürdige Entstellungen. Sie sind vielleicht als Absteckung von „Wegmarkierungen" bedeutsam, wenn sie die „Selbstverborgenheit" der Bewußtseinsbildung eines Berufsstandes durchbrechen helfen, aber sie schaffen keine neuen Ziele.

Andere Mahner, innerärztliche Kritiker, wie J.Hamburger (1972), H.Schipperges (1976) und H.Schaefer (1979) ermangeln zwar der leidenschaftlichen Naivität des Außenseiters, erfahren aber im Rahmen ihrer Orientierungssuche die Grenzen der wissenschaftlichen Anteile der Medizin und die Not in dem Anspruch des Um-jeden-Preis-heilen-wollens, den die Gesellschaft auf der einen Seite ständig an den Berufsstand stellt, auf der anderen Seite dann aber gleichzeitig wieder boykottiert. Die Auseinandersetzung mit ihren und den tieferen Gedanken über die Zukunft des Menschen und der Medizin zwischen den Möglichkeiten zum technischen Fortschritt und dem Wissen um ein erfülltes Dasein kommen nur langsam in Gang. Das Tempo der täglichen Selbstverständlichkeiten behindert sie. Aber Rückwirkungen auf das Verhalten des einzelnen Arztes und der Standesorganisationen sind zu erwarten.

Dennoch klingt auch noch vieles aus diesen Analysen arzt-ferne. Als ob die Distanz des Wissenschaftlers die Realität der Wirklichkeit nur noch schwer wahrnehmen könnte, als

– wie manchmal in den falschesten und unsinnigsten (wenn auch eminent ‚fleißigsten') darstellungen, kommt der kontrapunkt zu einem naiven selbstverständnis am besten in solchen werken zum ausdruck.

meine diagnose bezüglich der unmäßigkeit und pseudo-gelehrtheit des verfassers wäre hier – unabhängig von dem vielen richtigen, das auch beschrieben wird – die feststellung, daß dieser priester mit äußerster schärfe erkannt hat, in welcher fatalen lage der glaube an ein jenseits steckt, wenn das diesseits erträglich zu gestalten ist.

wenn die leitphantasien über das ‚bild des menschen' sich nicht mehr durch göttliche strafen zwingen lassen, sondern aus der erkenntnis des wirklichen im kosmos einen bloß-möglichen glauben entwickeln.

der ganze latente sadomasochismus des christentums, der durch das falsch verstandene opfer des kreuzestodes unterhalten wird und die grausamsten formen der religiosität hervorgebracht hat, wird in solchen ausläufern der zeitgeschichte noch einmal deutlich.
gleichzeitig wirkt ein magisches element in der beschwörung: ‚nemesis' – warum nicht nur banal und simpel: ‚mögliche irrwege'?

– und dennoch: gegenüber der brisanz und schärfe dieses pater illich (wie vielleicht auch eines pater leppich) wirkt der akademische sermon wie ein warmer regen nach dem gewitter: man geht ganz gerne vor die türe – mit dem regenschirm.

ob das Gedachte in sich fremd werden muß. Manchmal hat man den Eindruck, als ob lebenserfüllte Rückblenden, wie die Darstellung von Memoiren oder Rückerinnerungen alter Ärzte wirkungsvollere Appelle geben, als Analysen und kritische Anklagen. Die Anregung durch das gelebte Leben wiegt schwerer als der schriftliche Appell.

DIE ZUKUNFT IST OFFEN – aber die Klärung der Leitbilder und ihrer Bestimmungen ist die Voraussetzung für die Bewährung im HIER UND JETZT. Sie stellt eine ebenso langwierige wie schwierige Aufgabe dar wie die Erlernung des ärztlichen Handwerks. Aus der Sicht des Autors ist sie nicht ohne die Selbsterforschung der eigenen Herkunft, der eigenen Person und der eigenen unbewußten und bewußten Motive denkbar. Die Wege dazu sind vielfältig. Sie sollen in den nächsten Kapiteln unter den notwendigen METHODISCHEN ASPEKTEN besprochen werden.

– wie ist nun mein menschenbild?

die gleiche peinlichkeit, die sich anfangs zeigte, droht sich wieder einzustellen.

warum läßt es sich nur umschreiben und nicht doch mit einigen markanten sätzen beschreibbar machen, lesbar nachvollziehen?

wenn ich mir und meinem menschenbild nun ‚um jeden preis' eine kurzformel zuteilen müßte, oder einen ‚stempel'?

was würde ich sagen?

vielleicht:
– ein wenig dogmatischer, wenig religiöser, von wissenschaft und kunst sehr bestimmter, relativistischer, skeptisch-abwartender ‚mensch der mitte', der seine wertvorstellungen in das ‚bild des menschen' transponiert?
als kliniker – ein guter diagnostiker und ‚frager'?
als psychoanalytiker – ein ‚liberaler' freudianer?

werte:
glaube? liebe? hoffnung?

glaube: wenig.
liebe: wenn es ginge, sehr.
hoffnung: nur gepaart mit skepsis.

nachtrag:

warum bin ICH eigentlich ICH?
diese frage ist mir als 12jährigem beim betrachten einer zerfetzten tapetenwand einmal plötzlich durch den kopf geschossen.
warum ICH ausgerechnet ICH?
ICH als sohn, bruder, schüler, bewohner dieses zimmers, betrachter dieser wand? ICH als teil in der unglaublichkeit der vielen möglichen ICHE?

IV. WISSENSCHAFTSTHEORETISCHE LEITLINIEN

Was ist Wissenschaft?
Ist die Medizin eine Wissenschaft?
Welche Wege gibt es zur wissenschaftlichen Erkenntnis?

– Diese drei Fragen können den Anstoß zu den Grundüberlegungen geben, die in einer propädeutischen Darstellung bedacht werden müssen. Wenn man sie im Kreise von Kollegen stellt, die sich als Studenten oder Ärzte einem wissenschaftlichen Ausbildungsgang unterzogen haben, erhält man die merkwürdigsten und verschiedenartigsten Antworten. Es zeigt sich, daß nicht nur große semantische Diskrepanzen bestehen, sondern daß eine von sehr verschiedenen Aspekten durchsetzte Einstellung dem Wissenschaftsbegriff gegenüber sichtbar wird. Auf der einen Seite des Extrems gilt das Wort „Wissenschaft" als das Qualitätskriterium schlechthin, auf der anderen Seite wird es als Synonym für „distanziert", „unärztlich" und „das Menschliche schlechthin Verfehlende" benutzt. Die Wertbemessung jenseits der Wissenschaftsgebiete ist noch umstrittener: „Der Geist als Widersacher der Seele" – diese Zuspitzung hat L. Klages (1929) als ein abendländisches Problem eindrucksvoll beschrieben.

1. Was ist Wissenschaft?

Wenn auch nach Popper (1976) keine „Was ist . . .?" – Fragen in der wissenschaftstheoretischen Diskussion mehr gestellt werden sollten, weil sie geeignet sind, das Problem in einer ontologisierenden Weise zu verfehlen, sondern besser Definitionsfragen, die die Übereinstimmung festlegen, soll auf den heuristischen Anteil der Fragestellung nicht verzichtet werden.

Die Mehrzahl der Autoren allerdings, die sich als Wissenschaftstheoretiker verstehen, beantworten die Frage nur indirekt.

Am eindeutigsten ist die Definition von K. Jaspers (1948):

– „Wissenschaft ist grenzenloses Erkennen."
  grenzenlos, d. h.: „Nichts darf es geben, das nicht befragt würde, kein Geheimnis darf gegen Forschung geschützt sein, nichts sich abwehrend verschleiern (S. 13)."

Die Bestimmung von S. Körner im „Handbuch wissenschaftstheoretischer Begriffe" (Speck 1980) lautet:

– „Im weitesten Sinne des Wortes . . . ist Wissenschaft jede intersubjektiv überprüfbare Untersuchung von Tatbeständen und die auf ihr beruhende systematische Beschreibung und – wenn möglich – Erklärung der untersuchten Tatbestände."

- *warum ist mir wissenschaft so viel wert?*
  wenn ich es aus meiner vergangenheit prüfe:
  weil sie meine neugier, meine leselust befriedigte. weil ich sie lernte und – jedenfalls teilweise – beim lernen von meinen lehrern begeistert wurde. weil sie den bezug zur wirklichkeit anzeigt und verläßlicher erscheint als phantasien, meinungen, vorstellungen, wünsche, hoffnungen und verzweiflungen.
  weil die verläßlichkeit etwas mit genauigkeit zu tun hat und die erfahrung der genauigkeit – der festlegung des erkannten (wie auch bei der geglückten zeichnung) – mit verfügungsmöglichkeit und dem zuwachs an ‚selbst‘ verbunden ist.
  und später:
  weil die einsicht in die nützlichkeit dazu kam. das große staunen, die überwältigung (ehrfurcht?) vor dieser gabe des menschen.
  und was sie mir verleidet hat: ganz einfach – das ZUVIEL DAVON.

- klages kenne ich als mythos der 20er jahre durch meine mutter. sein graphologiebuch hat mich vor vielen jahren beschäftigt. aber mehr als ein ungefähres wissen ist nicht geblieben.
  dennoch verlasse ich mich noch heute gerne auf den ersten eindruck von einer handschrift.

- *was ist wissenschaft? was ist wahrheit?*
  die paulusfrage trägt es in sich, daß sie nicht beantwortet werden kann (es sei denn, der antwortende sagt „ich bin").
  insofern ist popper sehr weise, wenn er die frage umgehen möchte.
  aber in den anderen worten „wie äußert sich?", „warum geschieht?" steckt das gleiche motiv, das um keinen deut besser ist als das motiv dessen, der fragt „was ist?"!

- ‚wissenschaft‘ ist auch ‚wissen schaffen‘ (aus einer diskussion).

- diese definition hat meine größte sympathie. sie deutet eine einstellung und einen wahrnehmungsakt an und enthält noch keine begrenzung des zieles. gleichzeitig signalisiert sie aber bereits die gefahr des ‚grenzenlosen‘.

  die kriterien der wissenschaftlichkeit (wie nachprüfbarkeit, widerspruchsfreiheit, bewährung usw.) können erst bei der besprechung der einzelnen methoden angeführt werden, weil sie differieren.
  gibt es übergeordnete kriterien?

Andere Wissenschaftler, wie z.B. C.F. v. Weizsäcker, neigen dazu, die jeweils gemeinte Begrifflichkeit zu umschreiben:

- „Ich werde daher oft, wenn ich ‚Wissenschaft' sage, diesen Zwillingsbaum von Naturwissenschaft und Technik meinen" (– wobei ein Kommentar über den Gebrauch des englischen Wortes ‚science' folgt).

Oder Popper (1975), der die Methodenfrage herausstellt und gleichzeitig den „Öffentlichkeitscharakter" der Wissenschaft betont:

- „... betrachten wir die Idee etwas näher, daß es ratsam ist, die Wissenschaft durch ihre Methoden und nicht durch ihre Ergebnisse zu kennzeichnen."

Eine weitere Gruppe von Autoren verweigert ausdrücklich den Versuch einer Begriffsbestimmung mit dem Hinweis, daß die Beschreibung ihrer Manifestationsformen sinnvoller sei.

So unterscheidet Habermas (1973) drei Wissenschaftsformen, die durch differente Typen des Erkenntnisinteresses und entsprechende „Regeln" gekennzeichnet sind: 1. empirisch-analytische Wissenschaften, 2. historisch-hermeneutische Wissenschaften und 3. systematische Handlungswissenschaften. Stachowiak (1973) nennt vier Wissenschaftshauptgruppen: 1. formaloperationale Wissenschaften, 2. Naturwissenschaften, 3. anthropologische Wissenschaften, 4. Kulturwissenschaften und R. Lay (1973) ordnet im Rahmen seiner „Komplexen Wissenschaftstheorie" den Klassifikationen 1. der Metawissenschaften und 2. der Wissenschaften (im engeren Sinne) eine lange Aufstellung der durch ihren Gegenstand und ihre Methoden zu kennzeichnenden Wissenschaftsbereiche unter.

Im Unterschied zu solchen Einteilungsversuchen geht P. Weingartner (1971) sehr pragmatisch vor und möchte als „Wissenschaft" zunächst diejenige Disziplin verstanden wissen, die an den gegenwärtigen Universitäten mit mindestens 1 Lehrstuhl vertreten ist. Im weiteren beschreibt er die notwendigen Bedingungen für Wissenschaft a) als Tätigkeit und b) als ein System von Sätzen und schlägt unter mehreren möglichen Klassifikationen eine Einteilung nach deskriptiven, normativen und deskriptiv-normativen Gesichtspunkten vor.

W. Schulz (1972) stellt fest: „Wissenschaft ist von Aristoteles bis Descartes die Erkenntnis eines in sich gültigen Bezirkes der Natur, sei er anschaulich gegeben oder begrifflich vermittelt" und faßt dann – eher wissenschafts-soziologisch – unter dem Begriff der VERWISSENSCHAFTLICHUNG die wissenschaftstheoretischen und philosophischen Strömungen der Neuzeit zusammen. Er beschreibt diese ebenfalls nach denen ihnen charakteristischen Zielen und Methoden und hebt sie von den Themenkreisen der VERINNERLICHUNG, VERGEISTIGUNG und VERLEIBLICHUNG, VERGESCHICHTLICHUNG und VERANTWORTUNG ab.

Schulz äußert sich auch zu der in den letzten beiden Jahrzehnten deutlicher werdenden Tendenz, den PHILOSOPHISCHEN Wissenschaftsbereich (insbesondere die ERKENNTNISTHEORIE) in der WISSENSCHAFTSTHEORIE aufgehen zu lassen und führt, ähnlich wie Gadamer (1960) gewichtige Gründe für das Fortbestehen der Unterscheidung an.

Die Nähe aber aller Klärungsversuche zu den Begriffen der WAHRHEIT und WIRKLICHKEIT, ERKENNEN und ERKENNTNIS, GEWISSHEIT, ZUVERLÄSSIGKEIT und GÜLTIGKEIT ist offensichtlich. Die Relevanz ihrer Beziehungen kann an dieser Stelle nicht auf-

könnte die ‚intersubjektive nachprüfbarkeit' ein solches sein – jenseits der verschiedenen methoden?

oder die ‚gültigkeit' als ‚wirklichkeits-konkordanz'?

- popper hat es am deutlichsten ausgedrückt: die eigentliche bemühung des wissenschaftlers gilt der methode.
  ergebnisse können auch un- oder antiwissenschaftlich benutzt werden.

- die begeisterung für habermas habe ich nie so richtig verstanden. soweit ich ihn gelesen habe, ist mir immer wieder eine art mischung von intelligenz und diffuser wortakrobatik aufgefallen. manchmal denke ich, er weiß gar nicht mehr, wovon er schreibt. er schreibt nur noch, weil er schreibt.
  ähnlich bloch –? aber der hatte das prinzip ‚hoffnung'.

- die trockenen und zurückgenommenen wissenschaftsdenker lay und weingartner sind katholische ordensmänner.
  vielleicht liegt es an der disziplin des katholischen universalismus, daß er sich um präziseres denken und mehr systematische ordnung bemüht als anti-theologische denker.
  dazu kommt die angenehm-pragmatische intelligenz des seelenhirten, wie der entwaffnende coup von weingartner durch die aufzählung der lehrstühle.

- über den theologischen hintergrund von schulz weiß ich wenig. er bemüht sich mehr um VERMITTLUNG als um übersicht oder gliederung.

- gadamer ist der ‚letzte mythos' von heidelberg. dieser begann für uns nach dem kriege mit jaspers und weizsäcker, löwith, bornkamm, campenhausen, von rad, golo mann u. a., auch willi hellpach.

gegriffen werden; sie sollen im Zusammenhang mit der Frage nach den KRITERIEN der Wissenschaftlichkeit bei der METHODENDISKUSSION besprochen werden.

Aus allen Definitions- und Einteilungsversuchen aber ist abzuleiten, daß eine Unterscheidung zwischen

1. dem GEGENSTAND des wissenschaftlichen Interesses,
2. der METHODE des Zuganges und
3. den ERGEBNISSEN der Forschung

vorgenommen werden muß. Eine solche Unterscheidung ermöglicht die Vereinfachung der Übersicht über die verschiedenen Formen und Anwendungen von „Wissenschaft". Die Abgrenzung nach dem GEGENSTAND und den METHODEN hat dabei ein besonderes Gewicht; Beschreibungsversuche nach den ERGEBNISSEN sind wegen der prinzipiellen Vorläufigkeit der Inhalte nur als Ergänzungen sinnvoll.

ad 1. Bezüglich der Bestimmung durch den GEGENSTAND *des Interesses* ist festzuhalten, daß jeder Lebensvorgang wissenschaftsfähig ist, d.h. zum OBJEKT DER ERKENNTNIS gemacht werden kann. Dazu ist es allerdings notwendig, „Gegenstand" nicht nur materiell zu verstehen, sondern auch nach einem „ungegenständlichen" Inhalt, z.B. der „Ethik".

Die Feststellung der allgemeinen WISSENSCHAFTSFÄHIGKEIT ist nicht selbstverständlich. Bis zum Ausgang des Mittelalters z.B. war der Leichnam eines Menschen „heilig", d.h. er konnte nicht zum Gegenstand der wissenschaftlichen Untersuchung gemacht werden. In der Neuzeit entstehen solche Fragen, wenn die „Grenzen der Wissenschaft" diskutiert werden (Steinhausen 1978).

Beispiele für Wissenschaftsbereiche, die in einem solchen gegenständlichen Sinne beschrieben werden können sind: MINERALOGIE durch den „Gegenstand" „Gestein", BOTANIK durch „Pflanzen", GEOGRAPHIE durch „Land und Landschaft", LITERATURWISSENSCHAFT durch „Literatur", JURA durch „Recht" und THEOLOGIE durch „Gott".

ad 2. Die Bestimmung durch den primären Bezug auf die anzuwendenden oder *angewandten* METHODEN ist erkenntnistheoretisch eindeutiger (sie liegt in der Nähe der Einteilungsversuche nach formalen, axiomatischen usw. Gesichtspunkten, s.o.), schließt aber die volle Spannweite der wissenschaftlichen Diskussion ein. Im Falle z.B. schon der CHEMIE ist es fraglich, ob sie angemessener durch ihren „Gegenstand" (belebte und unbelebte Materie) oder durch die in ihrem Bereich angewandten Methoden beschrieben werden kann. Eine ähnliche Entwicklung hat sich für die PHYSIK ergeben, wenn sie nicht auf Untergruppen, wie z.B. die Mechanik, beschränkt, verstanden wird. INFORMATIONSTHEORIE und KYBERNETIK sind deutlich „methoden"- und „satz"bezogene Wissenschaften. In der MEDIZIN steht – was noch im einzelnen zu besprechen sein wird – z.B. die ANATOMIE als gegenstandsbezogene Wissenschaft der RÖNTGENOLOGIE als methodenbezogener Wissenschaft gegenüber.

Welches aber sind die KRITERIEN für die WISSENSCHAFTLICHKEIT der Fragestellung und der zu beschreibenden METHODEN? Wie unterscheiden sie sich von NICHTWISSENSCHAFTLICHEN Vorgehensweisen? Welches sind die Begründungen für die Beibehaltung und Erweiterung, die Veränderung oder Einführung von „neuen" Methoden?

- die wiederentdeckung dieser drei unterscheidungen war für mich wie ein schlüssel, der mir – nach dem gewirr der verschiedenen meinungen und theorien – die tür zu einer klareren orientierungsmöglichkeit geöffnet hat.

  gegenstand: ziel.
  methode: wie komme ich zu diesem ziel?
  ergebnis: wie sieht das ziel in wirklichkeit aus?

  dabei ganz deutlich: wissenschaft läßt sich nicht durch ergebnisse charakterisieren.

- ‚gegenstand', ‚objekt', ‚ziel', ‚fragestellung' werden im folgenden oftmals durcheinandergehen und synonym benutzt werden. die ‚ethische dimension' – nicht der ‚gegenstand ethik' – finden ihren platz unter dem ‚bild des menschen' (s. kap. III).

  manch eine schwierigkeit des verstehens rührt daher, daß sich ein bestimmter teil der psychoanalytischen terminologen entschlossen hatte, auch das mitmenschliche ‚gegenüber' (den ‚anderen', eigentlich ein ‚subjekt') als objekt zu bezeichnen und von ‚objektbeziehungen' zu sprechen.

  der gebrauch von kunstworten signalisiert oft macht – oder geltungsprobleme.
  es gibt termini, die klingen gut, weil sie ‚up-to-date' oder ‚in' sind. andere termini gelten als überholt oder ‚anrüchig' in der wissenschaftlichen sozietät – auch wenn sie vielleicht angemessener wären als das herrschende kunstwort.

- zur methode, zum meth-odos (dem ‚weg'), gehört auch das leitende prinzip beim beschreiten des wegs. dieses prinzip läßt sich als ‚modell', ‚theorie' oder ‚paradigma' beschreiben.

  so wie ich zu fuß, per fahrrad oder mit dem auto von schriesheim nach heidelberg kommen kann: das <u>ziel</u> ist heidelberg, der <u>weg</u> kann an den steinbrüchen vorbeilaufen, durch die weinberge oder über die B 3. das ‚leitende prinzip' der wegbewältigung ist mein gehapparat, die mechanik meines fahrrades oder die konstruktion meines autos.

  die dauernde beschwörung des paradigmawechsels, das seit kuhn zeitgemäß geworden ist (weil jeder gerne etwas revolutionär sein möchte) und die berufung auf ‚kopernikianische wenden' (die dann alsbald peinlich wird) signalisiert mehr die bedürfnisse als neue erkenntnisse.

- kriterium: was heißt das? – entscheidungshilfe? (κριτήριον, griech.: entscheidendes kennzeichen. ort, zeichen und gegenstand des gerichtes.)

Auf diese Fragen werden wir bei der Besprechung der einzelnen Methoden eingehen.

Zur Klärung der Voraussetzungen ist zunächst eine scheinbare Verschiebung des Problems nützlich: der Wechsel von der INHALTSFRAGE zur EINSTELLUNGS- oder BEZIEHUNGSFRAGE, also von der Wissenschaftsphilosophie zur Wissenschaftspsychologie.

Das ZIEL der Erkenntnis und die METHODEN seien gegeben. Zu ihrer Verwirklichung gehören die METHODENTRÄGER, d.h. einzelne Personen oder Personengruppen, die das Ziel der Fragestellung bejahen und sich mit einem entsprechenden methodischen oder technischen Rüstzeug diesem Ziel anzunähern bemühen. Diese Personen sind – u.U. trotz Gemeinsamkeit des vorgegebenen Zieles – durch verschiedene MOTIVATIONEN und EINSTELLUNGEN gekennzeichnet.

Wir werden versuchen, die wichtigsten Unterscheidungsmerkmale zwischen sog. UNWISSENSCHAFTLICHEN, VORWISSENSCHAFTLICHEN, WISSENSCHAFTLICHEN und ANTIWISSENSCHAFTLICHEN Haltungen und Einstellungen zu umreißen:

1. Als *unwissenschaftlich* läßt sich eine Denk- und Handlungsweise (Einstellung) des Menschen beschreiben, die – im wesentlichen durch die Zufälle der Lebensumstände bestimmt – reaktiv auf die vorgegebene Umgebung, ohne Zielrichtung auf eine allgemeinere, gesetzmäßige oder systematische Erkenntnis der Wirklichkeit, eher einem unbewußten, triebhaften oder durch die vorgegebenen Konventionen bestimmten Verhaltensmuster folgt als einer rationalen und kritischen Klärung.

2. *Vorwissenschaftlich* wäre eine Einstellung zu nennen, die zwar durch ähnliche reaktive oder punktuelle Interessenbildungen gekennzeichnet ist und eher triebhaften oder nur teilweise rational geklärten Verhaltensweisen folgt, die aber ihre eigene Denk- und Handlungsweise in Beziehung zu einer möglichen wissenschaftlichen Klärung sehen kann, und sich daher mit ihren Wahrnehmungen und Kenntnissen als im „Vorfeld" systematisch begründender oder erklärender Untersuchungen versteht (auch wenn diese Untersuchungen nicht unternommen werden oder unternommen werden können).

3. *Wissenschaftlich* ist – entsprechend den o.g. Gesichtspunkten, insbesondere den Definitionen von Jaspers (1948) und Popper (1975) – eine nur dem Menschen mögliche Denk- und Handlungsweise, die in der prinzipiellen Bereitschaft zur Offenheit und Fähigkeit zu Kritik, zur permanenten gefühlsmäßigen und rationalen Überprüfung, Korrektur und Veränderung des Erkannten besteht und die auch die Festlegung auf das „Erkannte und Bewiesene" nur im Sinne einer bestimmten Form von Vorläufigkeit akzeptiert.

4. Als *antiwissenschaftlich* müßte sodann eine Einstellung gekennzeichnet werden, die sowohl rational als auch affektiv mit den Grundlagen des wissenschaftlichen Vorgehens vertraut ist, diese aber – zusammen mit dem übergeordneten Prinzip der grundsätzlichen Kritikbereitschaft – ablehnt und erkannte Sachverhalte „bewußt" oder „unbewußt-parteilich" entweder nicht zur Kenntnis nimmt oder verändert darstellt.
Zu dieser Einstellung müssen bestimmte Ausprägungen weltanschaulicher, ideologischer und religiöser Haltung gerechnet werden, die aufgrund außerwissenschaftlicher Motivationen in einer selektiven Wahrnehmung der Wirklichkeit den Wahrheitsanspruch mit Macht- und Geltungsfragen verbinden.

wissenschaftlich z.b. könnte meine methode, nach heidelberg zu gelangen, dann genannt werden, wenn ich einerseits die bedingungen beschreibe, die zum antritt des fußmarsches, der radfahrt oder der autofahrt erforderlich sind (damit sie wiederholt oder überprüft werden können), dann vielleicht protokolliere, daß die erstere möglichkeit 1½ stunden, die zweite ½ und die dritte ¼ stunde zeit in anspruch nimmt, und dazu noch weitere vor- oder nachteile anführe.

unwissenschaftlich wäre meine methode, wenn ich auf nichts achte, immer mal frage und schließlich froh bin, irgendwie, irgendwann – hauptsache wohlbehalten und guter dinge – nach heidelberg gekommen zu sein.

– mit der verschiebung des problems von der kennzeichnung der kriterien auf die beschreibung von einstellungen (also psychologischen merkmalen) hoffe ich, den gordischen knoten der rechthaberei zum wissenschaftsbegriff durchschnitten zu haben.

seit meiner studentenzeit sind mir zahlreiche akademiker und fachkollegen in ihren einstellungen zu wissenschaftswürdigen gegenständen sehr un- oder antiwissenschaftlich vorgekommen. andere hatten nicht diese probleme. am angenehmsten war die diskussion immer mit physikern.

– könnten das nicht auch einstellungsmerkmale eines künstlers sein? es fehlt das systematische element.

– gefährlich (als ‚feind') für die wissenschaftliche einstellung und die mit ihr verbundenen wertvorstellungen ist nur die anti-wissenschaft. sie pervertiert die ergebnisse der wissenschaftlichen einstellung aus ihrem raum, um sie affektiven oder macht-bedürfnissen unterzuordnen.

die feineren varianten sind an dem maß der ‚kränkbarkeit' des forschers zu erkennen.
popper: die ‚feinde' der ‚offenen gesellschaft'.

Aus diesen Umschreibungen folgt, daß sich unsere Eingangsfrage „Was ist Wissenschaft?" zwar nicht einfach und unwidersprochen beantworten läßt, daß aber einerseits durch die Verweisung auf den GEGENSTAND der Untersuchung, die anzuwendenden METHODISCHEN PRINZIPIEN und die ERGEBNISSE Klärungen zu erreichen sind, andererseits durch die Kennzeichnung von EINSTELLUNGSMERKMALEN eine WISSENSCHAFTLICHE HALTUNG fächerübergreifend festgelegt werden kann.

Wenn diese Abgrenzungsschritte bejaht werden, dann ist es deutlich, daß weite Gebiete menschlicher Erfahrung und Kenntnisse, die sich selber als Wissenschaft verstehen, noch in den außer- oder vorwissenschaftlichen Raum verwiesen werden müssen, während umgekehrt die vielleicht unsichere, neuen Fragestellungen aufgeschlossene Einstellung eines Forschers, der über keine oder nur wenige „gesicherte" Methoden und Erkenntnisse verfügt, als ganz eindeutig WISSENSCHAFTLICH beschrieben werden kann.

2. Ist die Medizin eine Wissenschaft?

Wenn die Medizin keine Wissenschaft wäre, was könnte sie sein, wie könnte man sie bezeichnen, bezogen auf ihren Gegenstand „kranker Mensch" ...?

- eine Erfahrungslehre
- eine Kenntnisvermittlung
- eine Fertigkeitslehre
- eine Umgangsanleitung
- eine – „Kunde"
- eine – „Kunst"
- eine Technik?

Gedanken, die befremdlich klingen, aber die häufigste Antwort wird sein: Natürlich ist und muß die Medizin Wissenschaft sein.

Dem gegenüber stehen aber Zugänge zur Behandlung von kranken Menschen, die auf wissenschaftlich nichtgeprüften Erfahrungen beruhen und deren Ausbildungslehren zwar Teilergebnisse der Wissenschaft übernehmen, aber die wissenschaftliche Einstellung für den „Heilkundigen" zugunsten von „Erfahrungs"- und „Glaubens-"inhalten oder intuitiven Erkenntnissen ablehnen (Heilpraktiker, Natur- und Wunderheiler, Gesundbeter usw.).

Es muß also nachgefragt werden:
Wie soll das verstanden werden – MEDIZIN?

Obgleich der Gehalt des Wortes MEDIZIN (von „medicamentum" – Heilmittel) klar und eindeutig erscheint, nämlich als die Lehre vom Menschen, seinen Erkrankungen und deren Behandlung), müssen zwei Bedeutungsschwerpunkte unterschieden werden:

legitim, d. h. auch notwendig, erscheint mir die un- oder vielleicht sogar antiwissenschaftliche (?) einstellung für alle berufe, die ins ‚ungewisse' hinein versuchen müssen.
das gilt für künstler und – in einem gewissen maße – auch für politiker.

- *wenn ‚techne', der alte griechische begriff, für uns verständlicher und allgemeiner eingeführt wäre, könnte er vielleicht ausreichen: allerdings müßte er die wissenschaftlichkeit einschließen und damit das motiv zur ‚grenzenlosen erkenntnis'.*

- *die 10-millionen-patientenkontakte pro jahr, die von den heilpraktikern angegeben werden, stellen die eigentliche herausforderung an die ärztlichen wissenschaftsauffassung dar.*

1. Als MEDIZIN läßt sich die Summe des Wissens über die Erkennung und Beurteilung von Krankheiten des Menschen, sowie die Summe der Kenntnisse und Fertigkeiten zu ihrer Behandlung verstehen.

   MEDIZIN ist dann gleichbedeutend mit HEILKUNDE. MEDIZINER ist ARZT, ARZT ist MEDIZINER.

2. Unter MEDIZIN kann der wissenschaftliche Anteil der GESAMT-HEILKUNDE verstanden werden.

   Es gibt MEDIZIN, WISSENSCHAFT *in* der HEILKUNDE.
   MEDIZINER ist nicht gleichbedeutend mit ARZT.

Für die erste Bedeutung müßte die Frage – falls nicht sowohl ihre Bejahung als auch ihre Verneinung falsch sein soll – umformuliert werden, etwa in:
WELCHEN STELLENWERT HAT DIE WISSENSCHAFT IN DER MEDIZIN?

Aus der zweiten Bedeutung folgt die klare Festlegung:

MEDIZIN IST DIE WISSENSCHAFT IN DER HEILKUNDE (F. Hartmann 1975 b).

Die weitere Klärung wäre dann darüber zu erreichen, welche Anteile nach den in Abschn. IV.1 gegebenen Definitionen und Einstellungsmerkmalen (S. 72) in den einzelnen SUBDISZIPLINEN der MEDIZIN verbindlich sind, welchen Stellenwert sie für die Ausübung des Arztberufes haben und in welcher Weise sowohl in der Ausübung des Berufes als auch in der Didaktik der Ausbildung nichtwissenschaftliche und wissenschaftliche Einstellungsmerkmale kritisch aufeinander bezogen sein könnten.

Wieviel WISSENSCHAFTLICHKEIT bleibt in der ANWENDUNG und LEHRE von Forschungsergebnissen erhalten?

Muß der ARZT ein WISSENSCHAFTLER sein?

Muß der FORSCHER dem ARZT im Wege stehen?

3. *Welche Wege gibt es zur wissenschaftlichen Erkenntnis?*

Weg – griech.: ὀδός
   μέθοδος – der Weg nach etwas hin, zu etwas hin = METHODE

Am Anfang der METHODENFRAGE steht wiederum eine PARADOXE FESTSTELLUNG: Der Weg zur „grenzenlosen" Erkenntnis (Jaspers 1948) führt über die BEGRENZUNG.

Auswahl, Begrenzung des Gegenstandes und des Zieles, Beschreibung des Weges, *eines* Weges zur Klärung der Fragestellung – das sind die notwendigen Bedingungen im Vorfeld des wissenschaftlichen Vorgehens.

- diese beiden möglichkeiten stehen bislang unverbunden und ungeklärt nebeneinander.
  autoren wie f. hartmann haben sich entschieden.

  was soll ich dazu sagen?
  natürlich hat er recht, aber:

  in der gegenwärtigen situation, in der sich die spezies mensch – auch in ihren hochkulturen – befindet, besteht de facto der zustand ad 2: es gibt wissenschaftliche erkenntnis in der heilkunde. damit ist noch keine aussage über die reichweite und auswirkung der wissenschaftlichen erkenntnis für den heilungsprozeß des erkrankten gegeben. es ist nur eine aussage über die bemühung um den grad an überprüfbarkeit der jeweiligen kenntnis und handlungsanweisung.

  das ziel, das anzustreben ist, wäre demnach, auch den übrigen, vor- oder unwissenschaftlichen anteil der heilkunde wissenschaftsfähig zu machen, das bedeutet fast wiederum eine utopie: über alle erkenntnisse und maßnahmen für die patienten rationale, verständliche und überprüfbare, bzw. wiederholbare mitteilungen zu machen. dies ziel ist, wie unschwer zu erkennen, nur durch eine erhebliche erweiterung des methodenkataloges denkbar.

  die andere lösung wäre die bescheidung oder resignation: weil wir wissen, daß wir vieles nicht wissen können, wollen wir es erst gar nicht versuchen, zu wissen. deshalb bin ich gegen die festschreibung der bedeutung 2.

- der methodenkatalog.

  mit diesem, mit der besprechung der möglickeiten des ‚weges', hoffe ich, den zweiten gordischen knoten des macht- und geltungskampfes um die ‚wahrheit' von modellen, theorien und paradigmen, inklusive der vielen ‚kopernikianischen wenden' durchzuschneiden.

  es geht dann weniger um ‚wahrheit' und ‚richtigkeit', sondern mehr um den möglichen teil an ‚wahrheit' und ‚richtigkeit', der durch die festlegung eines bestimmten weges – vielleicht – erreicht werden kann.

Nur: Die Begrenzung auf dem Hintergrund einer „Grenzenlosigkeit" ist etwas anderes, als die Festlegung der Grenze als Abwehrsystem oder Verteidigungslinie. Die Begrenzung ermöglicht die Aufmerksamkeit auf das Detail. Zum Vorfeld der METHODENFRAGE gehört daher, die möglichen Einengungen und Entstellungen, die die Entscheidung zur Begrenzung mit sich bringt, vor-zu-bedenken, damit sie im Nachher-Bedenken – wenn das Ergebnis der Untersuchung vorliegt – wieder aufgehoben werden können.

Vorgegeben sind uns RAUM und ZEIT – die Kategorien, in denen wir uns fühlend und denkend bewegen. Seit Kant wissen wir, daß sie durch philosophisches Erkennen nur festzustellen, aber nicht zu verändern sind.

Nicht vorgegeben sind uns die möglichen Erkenntnisse über die Gegenstände dieser Welt und die Gesetze, nach denen sie entstanden sind, verändert werden und vergehen. Wir können sie auf sehr verschiedene Weise – nichtwissenschaftlich und wissenschaftlich – wahrnehmen und zu verstehen suchen.

Die Wahrnehmung des heranwachsenden (Menschen-)Wesens beginnt wahrscheinlich bereits schon unmittelbar nach der Befruchtung und den ersten Zellteilungen. Bei der Geburt macht das Wahrnehmungsvermögen dann einen „großen Sprung". Die Einzelheiten der Entwicklung unserer Wahrnehmungsorgane beschreibt die Entwicklungsphysiologie und -psychologie (Piaget 1975); zu den stammensgeschichtlichen Grundlagen gibt es eine „evolutionäre Erkenntnistheorie" (Riedl 1981).

Als Erkenntnisvermittler sind uns die Organe der SINNLICHEN WAHRNEHMUNG (s. Hensel 1979) und der KOGNITIVEN VERKNÜPFUNG („Moduln" der Hirnrinde und des Hirnstammes, s. Eccles 1980) gegeben. Aus ihrem Zusammenwirken werden die verschiedenen Wege zur Erkenntnis möglich.

Die Versuche zur Lösung des METHODENPROBLEMS in der Erkenntnistheorie und in den Einzelwissenschaften sind zahlreich. Neben den großen Darstellungen von Stegmüller (1975, 1980) und den Übersichten von Bochenski (1951, 1975), R. Lay (1971), H. Seiffert (1975) u. a. sind es in jüngster Zeit vor allem Autoren wie D. Wyss (1980), J. Körner (1985) und N. Groeben (1986), die sich in der Gegenüberstellung von hermeneutischen und empirischen Methoden um Klärungen bemüht haben.

Unser eigener Ansatz und die Auswahl der Methodengruppen geht auf die Zusammenarbeit mit R. Vogt (1979) zurück. Sie entbehrt nicht einer gewissen Willkür, steht aber in Übereinstimmung mit den Grundthesen der o. g. Autoren und versucht sich vor allem an der Zweckmäßigkeit für die Formulierung einer *ärztlichen Wissenschaftstheorie* zu orientieren. Auch die Wahl der Reihenfolge in der Darstellung und die später angedeuteten Überlegungen zur Gewichtung der einzelnen Ansätze sind unter diesem Gesichtspunkt zu sehen.

es geht um die reichweite und das gewicht der jeweiligen methode.

alles übrige ist wasserkopf, wortsalat, schwellbedürfnis. die kinder sagen: schwaller.

- wobei ‚zeit' als die vierte dimension des raumes anzusehen ist.
damit wäre das ‚muster', ‚feld', ‚system'(?), in dem wir menschen uns bewegen, beschrieben.

die große erleichterung, die sich bei der realisierung der kantschen erkenntnislehre einstellt (nämlich, wie einfach und weitreichend zugleich diese beschreibung ist), diese erleichterung hat mir mein onkel und griechischlehrer fritz wissmann vorausgesagt, als ich einmal über philosophische erkenntnistheorie mit ihm sprach.
die erleichterung ist eingetreten, nicht gleich, aber ziemlich bald nach den ersten sätzen, die ich bei kant gelesen hatte. die zweite erleichterung geht auf einstein zurück.

- lineares und zirkuläres denken?
die linearität muß auch eine bestimmte folge des zeit-denkens gewesen sein.

wie lösen wir heute diesen widerspruch auf?
ist das zirkuläre, das wir benutzen müssen, nur ein teilausschnitt aus einer übermächtigen, unfaßbaren linearität?

anfang und ende haben keine bedeutung für den regelkreis.

und dennoch gibt es für unser erleben anfang und ende.

die neueren „systemischen" ansätze? lösen sie etwas auf oder reformulieren sie nur banalitäten?
v. von weizsäcker war weit voraus.

noch einmal:
- warum gerade diese vier methoden?

erstens – rolf vogt hatte sie herausgefunden.
zweitens – die akzente leuchteten mir ein.
drittens – die kreisbewegung wird möglich:

sie geht von der <u>wahrnehmung der erscheinung</u> zur <u>überprüfung</u>, zum <u>versuch des verstehens</u> bis zur <u>behauptung des gegenteiles</u>.
und von da aus wieder über die erneute veränderte wahrnehmung der erscheinung zur erneuten überprüfung, zum versuch des verstehens usw.

DIE PHÄNOMENOLOGISCHEN METHODEN

Phänomen − griech.: φαινόμενον, das Erscheinende, das unmittelbar Gegebene

Seit dem Ende des 18. Jahrhunderts wurde von einer ganzen Reihe philosophischer Denker der Begriff „Phänomenologie" − allerdings in sehr verschiedenen Bedeutungszusammenhängen − benutzt (Kant 1786; Hegel 1807; E.v. Hartmann 1879 u. a. m.). Aber erst E. Husserl begründete (1913) die PHÄNOMENOLOGIE als eine eigenständige Erkenntnismethode und Grundlage einer eigenen philosophischen Richtung. In Abgrenzung zu den zeitgenössischen Bestrebungen des empiristischen Positivismus und einer bestimmten Form des nominalistischen Psychologismus (D.Wyss) suchte er durch den Rückgriff auf die Möglichkeiten der unmittelbaren „Anschauung" und ihrer Modifikationen zu einer „Wesensschau" auf die EVIDENZ des „unmittelbar Gegebenen", bzw. „zu den Sachen selbst" zurückzukommen und damit nicht nur eine Neubegründung der Philosophie zu erreichen, sondern auch die Grundlagenkrise der Einzelwissenschaften zu beheben.

Diese Entwicklung der Phänomenologie als eigenständige Erkenntnismethode und Philosophie hatte erhebliche Rückwirkungen auf die Erkenntnistheorien der 20er und 30er Jahre (s. auch N. Hartmann 1941). Sie wurde im engeren Sinne von Autoren wie Szilasi (1959), Strasser (1964) weiterentwickelt, in einem weiteren Sinne durch die Existenzphilosophien von Heidegger (1979), über Jaspers (1958), Sartre (1956) bis zu Merleau-Ponty (1974) übernommen und modifiziert. Von den medizinischen Autoren, die sich eingehender mit ihr befaßten, sind vor allen Binswanger (1961), Boss (1952), Plügge (1962) und D. Wyss (1980) zu nennen.

R. Lay (1971) unterscheidet in seiner Übersicht der gegenwärtigen Lage drei Formen der Phänomenologie und charakterisiert sie a) als Phänomenologie der Naturwissenschaften, b) als eidetische Phänomenologie E. Husserls und c) als positivistische Phänomenologie. Dabei würde die erstere dem sog. PHÄNOMENALISMUS entsprechen, der seit Hume eine enge Beziehung zum Positivismus hat und im wesentlichen von beobachtbaren Sinnesdaten, Empfindungen, bzw. Erlebnisqualitäten ausgeht (Speck 1980), während der letztere sich nicht nur als Voraussetzung weitergehender Untersuchungen versteht, sondern extrem subjektivistisch jegliche über die Beobachtung hinausgehende Aussage (Protokollaussagen) verbietet. Bochenski (1975) führt zur Abgrenzung des Husserlschen Phänomenbegriffes und zur Vermeidung von Mißverständnissen noch die folgenden Bedeutungen des Wortes PHÄNOMEN an:

1. Phänomen als „Schein" gegenüber der „Wirklichkeit",
2. Phänomen als „Erscheinung" im Gegensatz zum „Ding an sich", „Ding selbst",
3. Phänomen in der Auffassung der Naturwissenschaften als ausschließlich sinnlich Beobachtetes.

Besonders die letztere Bedeutung ist im Sinne Husserls zu eng, da Phänomene auch „Vorstellungen" sein können, bzw. „Vorgänge" oder „Strukturen".

Die Annäherung an die PHÄNOMENOLOGISCHE METHODE ist für unsere Zwecke am einfachsten, wenn wir − ungeachtet der vielen Bedeutungen und umfangrichen Abgrenzungen − zunächst von der Erscheinung als dem mit Hilfe der SINNESORGANE vermittelten SIGNAL ausgehen und diese SINNLICHE WAHRNEHMUNG als gegeben ansehen.

Die Erscheinung des Patienten, der vor uns sitzt, der in seinem Bett liegt, an das wir treten, oder der bewußtlos zusammengebrochen ist (s. Kap. V).

- der ansatz leuchtet unmittelbar ein:

    die erscheinung, das ‚erscheinende' (ob nun mehr ‚geist' oder ‚natur') kann gar nicht genau genug, unvoreingenommen genug, oft genug, verschieden genug, angesehen und wahrgenommen werden.

    alles ist ‚phänomen'.

- merleau-ponty, der husserl zitiert, sagt 1966 (s. 4): „es gilt zu beschreiben, nicht zu analysieren und zu erklären."

    geht das überhaupt?

Die Sinnesorgane vermitteln uns die ERSTE MITTEILUNG. Im allgemeinen führt das AUGE. GEHÖR und GETAST folgen nach, während GERUCH und GESCHMACK eine untergeordnete Rolle spielen.

Diesen Sinnesqualitäten sind die ersten ärztlichen Untersuchungsverfahren: INSPEKTION, AUSKULTATION und PALPATION zugeordnet (s. Kap. IX). Wahrnehmungen mit Hilfe des GERUCHS- und GESCHMACKSSINNES können einen unterstützenden Charakter haben.

Es wird aber bereits an dieser Stelle ganz deutlich, daß die Vermittlung einer reinen Sinneswahrnehmung nicht stattfindet und auch fast gar nicht möglich ist. Die Sinnesorgane vermitteln ihre Signale nur mit Hilfe vorgeprägter oder erworbener WAHRNEHMUNGSMUSTER (sog. STRUKTUREN). Es werden also keine „einfachen" unverstellten Sinneseindrücke aufgenommen, sondern ausgewählte und bereits vielfältig verknüpfte BEDEUTUNGSZUSAMMENHÄNGE.

An diesem Problem setzt die erste phänomenologische Analyse an, deren Ziel es ist, die „naive", vorgegebene Wahrnehmung zu untersuchen und auf ihren Wahrheits- oder Wirklichkeitsgehalt zu prüfen. Das methodische Vorgehen richtet sich nach den Regeln der sog. *eidetischen Reduktion* mit einer dreifachen „Ausschaltung" (Epoché):

1. Es ist von allem Theoretischen, Hypothetischen und Deduktivem abzusehen.

2. Tradiertes Wissen über den Erkenntnisgegenstand ist auszuschalten.

3 a. Alle subjektiven Beimengungen der Anschauung sind nach Möglichkeit abzustreifen, und es soll eine streng objektive, d.h. dem Objekt zugewandte Haltung eingenommen werden.
   b. Es ist zu untersuchen, inwieweit die subjektiven Beimengungen unbemerkt in die objektiven Beschaffenheiten des Gegenstandes eingehen.

Die Radikalität dieser Regeln ist unübersehbar, auch wenn sie uns als Annäherung an ein „möglichst vorurteilsloses Beobachten und Denken" für den Wissenschaftsbegriff fast selbstverständlich erscheint. Zwischen der bloß verbalen Akzeptanz einer solchen Erkenntnisregel und ihrer Umsetzung (Realisierung) klafft allerdings ein erheblicher Hiatus. Es zeigt sich, daß die Regel ein IDEALPRINZIP darstellt, das nur in Annäherungen realisiert werden kann.

Wenn ich in der Konsultationssituation z.B. mit dem 59jährigen Patienten, der in Kap. III beschrieben wurde, nach den Reduktionsregeln davon absehen will, daß er auf *Anmeldung* kommt, also „geschickt" worden ist, daß ich sein *Alter* aus der Anmeldekarte ersehen habe und um seinen *schwerkranken Zustand* weiß u.a.m., also mich nur auf das zögernde, eher bagatellisierende, fast schamhafte Gespräch einstelle, bin ich versucht, ihn mit ein paar beruhigenden Worten, er sei hier wohl wirklich an der falschen Adresse und „werde die Dinge schon wieder hinkriegen", wegzuschicken. Ich habe den Eindruck, er wäre mir fast dankbar für eine solche Mitteilung. Aber warum sitzt er hier bei mir? – Schon bin ich in Versuchung, auf mein Vorwissen zurückzugreifen (z.B., daß mir i.allg. kein Patient „ohne Grund" geschickt wird) und in diesem Sinne nachzufragen. Ich kann aber auch versuchen, mich auf meinen Eindruck einzulassen, mich nach Möglichkeit von

deskription ist be-schreibung.

wenn ich beschreibe, ‚löse' ich nicht dann schon notwendig ‚auf'? zerlege ich nicht einen ‚ganzen' (ungefähren, diffusen, anmutenden) eindruck in viele teile? weil ich ihn sonst gar nicht erfassen und nicht mit-teilen kann?

auch der eindruck der sinnesorgane ist ‚gemischt'. vielleicht ist die trennung von auge, ohr und getast usw. eine künstliche, die etwas auflöst, das in seiner bedeutungshaftigkeit für den menschen zusammengehört?
wie aber soll ich beschreiben, ohne aufzulösen, das einzelne aus dem ganzen zu sondern?

vielleicht ist eine andere ebene der beschreibung gemeint:
eine ebene, die die ‚warum'-frage der analyse nicht stellt (die frage nach der erklärung und dem verstehen).

mit der warum-frage wäre der schritt in den hermeneutischen bereich getan, oder auch in den empirisch-analytischen.

– *diese drei regeln sollte man meditieren.*

sie klingen hölzern und einschränkend.
gleichzeitig fast banal-vertraut, wie ein apriori für die wissenschaftliche einstellung.

im nächsten schritt klingt etwas wie ein religiöses leitmotiv an, geist-heiler sprechen so.
buddhistische frömmigkeit leuchtet auf, erkenntnis, einsicht –

aber es gibt andere worte dafür:
– sich ganz leer machen
– absichtslos sein
– von allem gewußten absehen
– ‚ganz im hier und jetzt'
– ‚auf das ego verzichten'
– in ‚reiner betrachtung' versunken sein
– offen für das neue sein
– rückzug von der ‚welt'

und die
– gleichschwebend, ‚freiflottierende' aufmerksamkeit?
– das ‚absichtslose' zuhören?

ideale worte.
was bedeuten sie für die ärztliche sprechstunde?
für die routine, den zeitmangel?

muße – luxus?

allen Vor-einstellungen freizumachen, und abwartend-aufmerksam („objekt-bezogen") den weiteren Mitteilungen zu folgen.
Aber – geht das überhaupt? Ist das sinnvoll, ohne VORGEPRÄGTE WAHRNEHMUNGSSTRUKTUREN?

Die Analyse der Reichweite und Zweckmäßigkeit der verschiedenen Stufen möglicher REDUKTION ist also ein kompliziertes und vielleicht für das ärztliche Handeln nicht immer gleichmäßig sinnvoll anzuwendendes Verfahren. Dennoch bleibt das Wissen um die *Möglichkeit dieser Art der Erkenntnisgewinnung* in der jeweils neuen Situation bestehen. Es schließt das Wissen um die Möglichkeit ein, daß „alles ganz anders sein könnte" und daß im Rückgriff auf das „unmittelbar Gegebene" eine neue Sicht eröffnet werden könnte.

Noch weitergehend läßt sich dieses Prinzip verfolgen, wenn es aus der unmittelbaren (hier: ärztlichen) Handlung herausgenommen und in der betrachtenden Distanz eines Rückblickes (z. B. der SITUATIONSANALYSE) angewendet wird.

Es zeigt sich dann bei der Analyse der Gesprächsprotokolle oder Tonband-/Videoaufnahmen, in welcher Weise die „Rücknahme alles vorher Gewußten oder Erlebten" die Wahrnehmung wiederum verändern und die gegenseitigen „Befangenheiten" sowohl des Untersuchers wie des Untersuchten aufdecken helfen kann.
(Im vorliegenden Fall wäre dies die Angst des Untersuchers vor dem Suizid des Patienten gewesen. Weiterhin wäre bereits aus der Eingangsszene deutlicher zu erkennen gewesen, daß mindestens eines der Motive des Patienten für die Konsultation auch der Wunsch nach einer Bescheinigung für ein möglichst passendes Heilverfahren war und sein zögernd abwartendes Verhalten in den Zusammenhang mit einer früheren, nicht sehr erfolgreichen Psychotherapieerfahrung gebracht werden konnte.)

Die Frage also, in welchem Maße nicht nur in der unmittelbaren Situation, sondern auch in der durch Distanz gekennzeichneten retrospektiven Betrachtung die Radikalität der REDUKTIONSREGELN fruchtbar gemacht werden kann, läßt sich nur am gegebenen Problem entscheiden. Ihr DIDAKTISCHER Wert für die wissenschaftliche Erkenntnis steht außer Zweifel; die Möglichkeiten oder Notwendigkeiten zu ihrer ÜBUNG, u. U. auch als Voraussetzung für den Übergang zu einem hypothesengeleiteten Vorgehen (s. S. 106), müssen an anderer Stelle besprochen werden.

Diese Merkmale sind aber noch nicht die Hauptkennzeichen der philosophischen und erkenntnistheoretischen PHÄNOMENOLOGIE nach Husserl (1928) und seinen Nachfolgern Szilasi (1959) und Strasser (1964). Über die beschriebene Vorstufe hinaus, die nach der Einteilung von R. Lay (1971) auch als PHÄNOMENALISMUS beschrieben werden könnte, besteht der eigentliche Kern der phänomenologischen Erkenntnislehre in der Bemühung um eine über die sinnliche Wahrnehmung hinausgehende WESENSSCHAU, deren INTUITIVER Akt mit Hilfe zweier weiterer Regeln der *phänomenologischen Reduktion* (transzendentaler Reduktion) ermöglicht werden soll:

– *jetzt beginnt das 'aber':*

auf der anderen seite des 'einleuchtenden' steht:

die verstiegenheiten, unverständlichkeiten, umständlichkeiten in den wort- und begriffseigenschöpfungen der 'wesensschauer', die mir auf jeder seite entgegenschlagen – was soll ich damit anfangen?
sie machen mich hilflos, ärgerlich, staunen, zweifeln, vor allem an der fähigkeit des eigenen erkenntnisvermögens.

welchen gewinn bringt diese 'wesensschau'?
lehrt sie etwas genauer, tiefer, besser, umfassender verstehen? – oder ist sie nur eine besondere form der selbstbefriedigung des geistes?

1. Die Existenz des Erkenntnisgegenstandes (seine WIE-heit) soll nicht in Betracht gezogen werden. Es interessiert nur seine WAS-heit.

2. Alles Unwesentliche soll ausgeschaltet und nur das Wesen des Gegenstandes betrachtet werden.

Diese Regeln klingen befremdlich, schwer verständlich und werfen die Frage der Wissenschaftskriterien auf. Wenn man versucht, sie in Analogie zu anderen, vielleicht vertrauteren Wahrnehmungsmodalitäten zu bringen, so bieten sich Vergleich mit Erfahrungen wie denen der INNEREN SCHAU, INTUITION, MEDITATIVEN SICHT usw. an. Ob diese allerdings noch wissenschaftlich genannt werden können oder in den Bereich einer ästhetischen, moralischen oder im weitesten Sinne empathischen Wahrnehmung fallen, hängt von der Beurteilung der Relevanz des WAHRHEITSGEHALTES der KRITERIEN der phänomenologischen Methoden ab, also der PLAUSIBILITÄT, des EVIDENZERLEBENS sowie einer bestimmten (phänomenologischen) Form der INTERSUBJEKTIVEN NACHPRÜFBARKEIT.

Jedenfalls werden mit Hilfe der Regeln der eidetischen und transzendentalen Reduktion Erkenntnismöglichkeiten angestrebt, die unter größtmöglicher Ausschaltung (Epoché – oder „Einklammerung") der unmittelbaren sinnlichen Eindrücke und unter Vermeidung zielgerichteter Denkanstrengungen so etwas wie UM- und NEUORDNUNGEN vorher aufgenommener und bekannter Informationen möglich machen sollen und damit gleichzeitig auch die Voraussetzung für KREATIVE, d.h. bisher unbekannte oder un-erfahrene, Sichtweisen erschließen.

Ein Beispiel für die Anwendung der Reduktionsregeln hat D.Wyss (1976) in seiner Darstellung der Phänomenologie gegeben, wobei die gegenstandsbezogene (eidetische Reduktion) als sich kreuzend mit der auf die subjektive Innenwelt gerichteten (transzendentalen) Reduktion verstanden werden kann (s. auch Stegmüller 1975, Bd I, S.71):

„Vor mir, auf dem Tisch, liegt eine zusammenfaltbare Schreibmappe, in die ich Gegenstände hineinlegen und wieder herausnehmen kann. Indem ich von allen Bedingungen der Entstehung dieser Mappe absehe, von ihrer Herkunft, wie sie verarbeitet ist, ihrem Umfang usw., verbleibt nur noch als letzte Vorstellung derselben die ‚Hülle'. Ein ‚Etwas', das Gegenstände umhüllt, umschließt, sie verbirgt, schützt, aufbewahrt oder, wird sie geöffnet, gibt und entbirgt. Die genannten Vorgänge machen das Wesen der Schreibmappe als einer ‚Hülle' (Wesen) aus."

Der gleiche Vorgang – auf „Gegenstände" der Innenwelt angewendet – würde also die transzendentale Reduktion kennzeichnen.

Wenn wir versuchen, einen solchen Gedanken auf unseren Patienten anzuwenden, so müßte er – entweder innerhalb der ärztlichen Handlungssituation oder in der nachträglichen Analyse – die „Einklammerung" (bzw. „Ausschaltung") aller äußeren Umstände wie der der Konsultation, aller unmittelbaren Inhalte der verbalen Mitteilungen in Richtung auf Wünsche, Erwartungen, Vorgeschichte usw. erfordern und auf die „reine Wesensschau" des Patienten zielen.

Was verbleibt?

Die Ahnung („Sicht", „Schau") eines im Für und Wider hin-und-her-gerissenen Patienten, der vor einem persönlichen Abgrund steht? Oder – die etwas depressiv gefärbte, aber „geschickte" Anfrage eines an sich sehr „erfahrenen" Patienten?

– diese beiden regeln geben das rätsel auf.

es läßt sich ahnen, daß ‚etwas' damit gemeint ist, das wichtigkeit und wert hat.

aber was bringt es mir, wenn ich alles unwesentliche ausschalte und mich nur auf das ‚wesen der krankheit' konzentriere?

das ‚wesen' eines menschen?
innewerden.
‚erkennen'?

– das beispiel von wyss zeigt das ganze problem.

was nützt es mir, wenn ich das ‚wesen' der schreibmappe als ‚hülle' erfahre und mir der tintenfleck entgeht, der den defekten füllhalter anzeigt?

deswegen wirkt die phänomenologisch begründete psychotherapie so allgemein, so unpräzise.
fast etwas langweilig gegenüber den bereits vor einem halben jahrhundert erreichten differenzierungen der psychoanalyse.

Ist das WESEN überhaupt ohne die vorherige Wahrnehmung des WIE-haften (also auch der Umstände der Konsultation) überhaupt erfahrbar?

In der Tat gibt es in der Wahrnehmungsschulung der Psychoanalyse eine Art Aufmerksamkeit, die – relativ wenig berührt von den Einzelheiten und inhaltlichen Mitteilungen – aus der Wahrnehmung der „Szene" (Argelander 1970) also eines „ganzheitlichen Geschehens", und einer vorsichtigen psychodynamischen Hypothesenbildung im Vorgang der „gleichschwebenden Aufmerksamkeit" die latente Leitlinie des Patienten sicherer erfaßt, als es durch die Aneinanderreihung einzelner inhaltlich gegebener Informationen möglich wäre. Dieser Erkenntnisprozeß ist sowohl für den Handelnden als auch für spätere Beobachter der Situation „wissenschaftsfähig", d.h. er kann Gegenstand des intersubjektiven Vergleiches werden und erlaubt damit eine Stellungnahme zu der EVIDENZ des Geschehens. In der wissenschaftlichen Praxis allerdings wird er eher in Verbindung mit einem hermeneutischen Vorgehen (s. Hypothesenbildung) genannt, so daß die eingehendere Besprechung zweckmäßigerweise in Abschn. IV.3 erfolgt (s. auch Prinzip der Inter-Rater-Übereinstimmung).

Die Bedeutung dieses Erkenntnisprinzips ist – wie unschwer zu erkennen – nicht auf die wissenschaftlichen Fragestellungen beschränkt, sondern hat einen noch größeren Raum in anderen, nicht- oder weniger wissenschaftlich motivierten Bereichen, wie denen des täglichen „naiven" Umganges oder der technischen und künstlerischen Gestaltung.

R. Gross hat in seinen Überlegungen zur „Erkenntnisgewinnung in der Medizin" (1969, 1979) den verschiedenen Stufen und Bedeutungen der INTUITION eine übersichtliche und kritische Würdigung gegeben. Neben seinen Anregungen zur Übung und Schärfung dieses Erkenntnisaktes, der „auf der mittleren Ebene eine entscheidende Rolle in der ärztlichen Praxis spielt", hat er verwandte Denkformen, wie die des „LATERALEN DENKENS" (de Bono, zit. nach Gross 1979) oder entsprechender ASSOZIATIONEN geschildert. Die Nähe und gleichzeitige Notwendigkeit zur Abgrenzung gegenüber den verschiedenen Formen der MEDITATIONSTECHNIKEN [von J.H. Schultz (1951) bis K. Graf Dürckheim (1956)] sowie des PSYCHOANALYTISCHEN Prinzips der „freischwebenden Aufmerksamkeit" wird auch hier wieder deutlich und erfordert eigentlich weitere ausführliche Stellungnahmen. Wir müssen uns hier mit dem Hinweis auf mögliche Ähnlichkeiten begnügen.

Das Prinzip der WESENSSCHAU oder der Bewegung ZU DEN SACHEN SELBST ist mit großen Anstrengungen und sehr verschiedenen Ergebnissen von den phänomenologischen und den sich aus ihnen ableitenden daseinsanalytischen und existentialistischen Schulen verfolgt worden. Im medizinischen Bereich haben sich vor allem psychiatrische Traditionen mit daseinsanalytischen Fundierungen (Binswanger 1942; Zutt 1963; Straus 1956; Blankenburg 1971) beschäftigt und – mit stärkerem psychotherapeutischen Anspruch – die anthropologisch-existentialontologischen Richtungen (V.v. Gebsattel 1964; Häfner 1961; K. Kisker 1963; D. Wyss 1980).

– die wahrnehmung der ‚szene' nimmt etwas von den besten anteilen dieser ermutigung zum unmittelbaren auf, das wir als akademische ärzte brauchen.

sie hat nur zu wenig methode, und ist, wenn sie mit dem namen argelander verbunden wird, leider etwas zu sehr psychoanalytisch ideologisiert.

– der terminus ‚intuition' hat demgegenüber einen fast unwissenschaftlichen verlegenheitsklang.

die übersetzung könnte lauten:
„unsystematisch sinnlich-wahrnehmen und unmittelbar-verknüpfen – einen ‚einfall' haben."

‚laterales denken' wäre ein ähnlicher verlegenheitsausdruck gegenüber dem sonst wohl mehr gewohnten ‚frontalen' ad-gressiven denken.
die gedanken auf „... füßen" (nietzsche).
aphorismus entgegen der logisch-systematischen abhandlung.

– nach den methoden, was bleibt an kriterien?

welche merkpunkte zeigen uns an, daß das ganze nicht nur ein gedankenspiel, ein beschreibe- und redeversuch ist, der seinen zweck in sich selber hat?

wo ist der bezug zur wirklichkeit – ?
anspruchsvoller ausgedrückt: zur ‚wahrheit'?

ich kann nur folgendes erkennen:

das motiv zur erkenntnis ist wissenschaftlich:
es möchte grenzenloses, der wirklichkeit entsprechendes erkennen, und schlägt zwei wege ein:

Die Entwicklung der Methodik von der Anleitung zur schlichten einfachen „Schau" der Dinge im Sinne der frühen Husserlschen Lehre hat, insbesondere durch die Mißverständlichkeit und außerordentlichen Verschiedenartigkeit der Anwendung transzendentaler Sichtweisen, zu gelegentlich bis in völlige Unverständlichkeit sich verstrickende Verselbständigungsprozesse geführt, die auch von wissenschaftstheoretischer Seite heute weder nachvollzogen noch akzeptiert werden. Die Wirksamkeit der aufgestellten Regeln für die spezifischen philosophischen Ansätze hat sich damit stark abgeschwächt, ist aber in ihrer Bedeutung für eine generelle, fächerübergreifende Erkenntnislehre gerade von ihren schärfsten Kritikern, wie Bochenski (1975) und Stegmüller (1980), eingehend herausgestellt worden.

DIE EMPIRISCH-ANALYTISCHEN METHODEN

ἐμπειρία (griech.) – die Erfahrung
ἀνάλυσις   – Auflösung, Zerlegung

ERFAHRUNG. Das Erlebte, Erfahrene im Gegensatz zum Gedachten, Vorgestellten, Erfundenen.
Wirkliches gegenüber Unwirklichem.

Menschliche Erfahrung. Ärztliche Erfahrung. Wissenschaftliche Erfahrung. Der Fachmann. Ein erfahrener Arzt.
Der Hauch des Soliden, Verläßlichen, Vertrauenswürdigen liegt auf dem Wort.

Historisch gesehen, war es lange umgekehrt: Empirici waren die Quacksalber, die sich auf ihre Erfahrung verließen, im Gegensatz zu den Dogmatici und Methodici, die Arzneien aufgrund philosophischer Lehren verschrieben (Speck 1980). Der pejorative Gebrauch verlor sich erst mit dem Aufkommen der philosophischen Lehren des EMPIRISMUS (Bacon, Locke, Berkeley und Hume).

In der Gegenwart werden Verfahren, Gesetze oder Theorien als „empirisch" bezeichnet, wenn sie durch Beobachtung und Experiment gewonnen worden sind und gerechtfertigt werden. Mit „empirisch" ist also nicht nur das Erfahrene, sondern auch das Nachprüfbare, Nachgeprüfte und allgemein Geltende gemeint.

Der Anspruch auf „Erfahrung" und „Empirie" als Gültigkeitsinstanzen beschränkt sich allerdings nicht auf die jetzt zu beschreibende Methodengruppe. Auch die phänomenologischen Methoden verstehen sich als „empirisch", d.h. unmittelbar beobachtend im Unterschied zu denkend ableiten. Es fehlt aber die Überprüfung durch das Experiment. Darüber hinaus gibt es im therapeutischen Bereich eine nicht-wissenschaftliche „Erfahrungsheilkunde", deren Erfahrung sich aus einer Mischung von Beobachtung und Überlieferung zusammensetzt.

ANALYSE. Die Auf-lösung, Zerlegung. In einem ähnlichen Sinn – wie die „Auflösung" eines Rätsels gebraucht, d.h. die Sinnfindung durch die vorangehende Zerlegung des Gegebenen (Ganzen) in seine Teile.

Das Wort Analyse wird so vielfältig angewendet, daß eine auch nur andeutende Assoziationsreihe nicht ausreichen würde: der Wortgebrauch geht von der chemischen Analyse, über Wort- und Textanalyse, Psycho-analyse bis zur analytischen Philosophie.

den ersten, der die sinnliche wahrnehmung freigibt. den zweiten, der die innere wahrnehmung fördert.

beide wege können allerdings nur ein kriterium aufweisen, das der evidenz, des unmittelbar, überzeugend ‚einleuchtenden'.

die intersubjektive empirische nachprüfbarkeit wird angestrebt, scheint möglich, vorwiegend im erlebnisbezug, nicht nur in der quantitativen bestimmung.

deshalb ist eine ergänzung erforderlich.

– *empirisch als qualitätsmerkmal schlechthin:*
auch diese wert-setzung geht noch quer durch die medizinischen fakultäten. ‚erfahrung' hat immer einen guten tiefen klang: „... meine ärztliche erfahrung." die kurioseste wende hat dieses gütemerkmal in seiner anwendung durch die sog. ‚erfahrungsheilkunde' genommen.

man fühlt sich fast an den wortgebrauch von ‚demokratie' erinnert: ‚volksdemokratie'.
das wäre medizinisch: empirische erfahrungsheilkunde.

popper hat, gottseidank, zur bedeutung der alltagserfahrung einiges gute gesagt.

– *in diesem methodenbereich sind wir aufgewachsen und als ärzte erzogen worden:*

naturwissenschaft – das hieß: experiment
objektivität – das hieß: jenseits vom irrtum

die faszination durch das sichtbare, körperhafte kam dazu: bis in die tiefen der elektronenmikroskopie schien alles ‚nachweisbar'.

wieviel modell, wieviel verfremdung der preis für diese klarheit war, wurde eigentlich an keiner stelle deutlich ausgedrückt.

es gab zwar für den arzt noch andere bereiche des menschlichen erlebens und der wissenschaft, die man zur ‚kenntnis' nahm, wie die ‚geisteswissenschaften' und die ‚kunst', aber diese waren ‚eigentlich doch keine wissenschaften', sondern erbauliche pflege des menschlichen seelenlebens, wertvolle ‚hobbies'.

Die Bezeichnung der jetzt zu besprechenden Methodengruppe unter dem Sammelbegriff der „empirisch-analytischen" Methoden geht im wesentlichen auf Habermas (1973) zurück, wird aber mit einigen Einschränkungen und Modifikationen auch von anderen Wissenschaftstheoretikern übernommen. Gemeint sind die Grundprinzipien der in anderen Zusammenhängen „experimentell", „quantitativ" oder auch „objektiv" genannten Methoden, deren Anwendungsgebiet – ähnlich wie das der anderen beschriebenen Methodengruppen – sich nicht auf einen bestimmten Gegenstandsbereich beschränkt, sondern generell zur Verfügung steht, auch wenn es bestimmte Anwendungsschwerpunkte gibt. Empirisch-analytische Methoden sind heute sowohl in der Physik wie der Biologie, Chemie usw. als auch in z. B. sprachwissenschaftlichen Gebieten bis hin zur Theologie möglich und gebräuchlich (s. Datenanalysen von Worthäufigkeiten und -gebräuchen, Computersimulationen, Altersbestimmungen von Dokumenten, Quellenvergleiche usw.).

Die Merkmale der empirisch-analytischen Methoden können also, unabhängig von ihrem Anwendungsbereich, beschrieben werden.

ZIELVORSTELLUNGEN, KRITERIEN

Die Zielvorstellung einer möglichst großen Übereinstimmung der Sätze mit der WIRKLICHKEIT – gewonnen aus Beobachtungen und Urteilen – bedingt die Aufstellung von bestimmten GÜTEKRITERIEN:

1. OBJEKTIVITÄT:
   Darunter wird die beobachterunabhängige, intersubjektiv nachprüfbare Gültigkeit der Feststellung, des Satzes, der Regel usw. im Sinne des Wahrheitsbegriffes verstanden.

2. RELIABILITÄT:
   Sie gibt die Genauigkeit an, mit der „gemessen wird, was gemessen werden soll".

Für das Experiment bzw. den „Text" gelten im besonderen noch die weiteren KRITERIEN (Lienert 1967; Groeben u. Westmeyer 1981):

3. VALIDITÄT:
   Gemeint ist die Gültigkeit eines Experimentes, eines Testes für den zu untersuchenden Gegenstandsbereich.

4. WIEDERHOLBARKEIT:
   Sie bedeutet die Regelhaftigkeit oder Gesetzmäßigkeit, die unter Beachtung der situativen Bedingungen erzielt werden kann.

– *gegenüber diesen kriterien erscheint die evidenz fast ohnmächtig.*

  sie schließt ein:
  die subjektivität, einmaligkeit, nicht-quantifizierbarkeit, fragliche gültigkeit und mangelnde genauigkeit.

  aber: sie erfaßt den gegenstand des erlebens, der diesen fünf kriterien nicht zugänglich ist.

5. FORMALISIER- und SKALIERBARKEIT (QUANTIFIZIERBARKEIT):
Sie ermöglicht den zählenden und messenden Vergleich mehrerer Beobachtungen.

Die Wege zu hypothetischen Sätzen, mit denen diese Zielvorstellungen erreicht werden können, haben zwei Hauptrichtungen: die INDUKTION und die DEDUKTION.

INDUKTION UND INDUKTIONSPROBLEM

Unter INDUKTION (Hinein-, Heranführung) wird der methodische Weg von der Einzelbeobachtung zur Verallgemeinerung verstanden.*

Neben verschiedenen anderen Bedeutungen des Wortes (in physikalischem, mathematischem oder genetischem Kontext) unterscheidet man für die *logische Induktion* a) die *unvollständige Induktion* (Untersuchung empirischer Teilaspekte) – nur bedingte Verallgemeinerungsmöglichkeit – von b) der *vollständigen Induktion* (Untersuchung aller möglichen beobachtbaren Aspekte) – zwingender Schluß für die Verallgemeinerung.

Das seit dem Altertum sog. INDUKTIONSPROBLEM resultiert aus der Feststellung, daß die Wahrnehmung einzelner (besonderer) Beobachtungen nicht ohne vorgegebene komplexere Strukturen möglich ist. Die Vorschläge zur Lösung bzw. Entschärfung des Induktionsproblemes ziehen sich durch die gesamte Erkenntnistheorie seit Aristoteles. In neuerer Zeit bemühte sich besonders Carnap (1928, 1945) und der „Wiener Kreis" um Präzisierungen und die Aufstellung einer INDUKTIVEN LOGIK.

Unabhängig aber von dieser Problemstellung lassen sich die *Wege* der INDUKTIVEN FORSCHUNG beschreiben:

Die einzelne Beobachtung wird zunächst in die verbale Form eines PROTOKOLLSATZES gebracht und dann auf Ähnlichkeiten und/oder Verschiedenheiten mit anderen PROTOKOLLSÄTZEN untersucht.

Unter PROTOKOLLSATZ oder PROTOKOLLAUSSAGE versteht Bochenski (1975) die Feststellung von Phänomenen, die regelmäßig mit folgenden Anmerkungen versehen werden: Zeitkoordinaten, Raumkoordinaten, Umstände, Beschreibung des Phänomens, Beobachter. Der „Wiener Kreis" (auch Popper 1976) spricht statt dessen von BASISSÄTZEN oder BASISAUSSAGEN.

Die Kennzeichnung als „SATZ" bedeutet darüber hinaus, daß bereits eine bestimmte Relation zwischen dem beobachteten „Gegenstand" (auch introspektiver Aussage) und ihrer sprachlichen Formulierung besteht. Diese bedarf einer Vorausklärung und ist Sache der SEMIOTIK und LOGIK.

---

* Bochenski (1975) unterscheidet in diesem Zusammenhang die REDUKTIVEN METHODEN von den DEDUKTIVEN (oder AXIOMATISCHEN) METHODEN. Die INDUKTION ist für ihn ein Spezialfall der REDUKTION.

– *alles kann nur angedeutet werden.*

eben habe ich noch einmal bei popper gelesen: „meine lösung des induktionsproblemes". mit bitteren bemerkungen darüber, daß er die lösung etwa um 1927 gefunden habe, aber die fachwelt wenig oder keine notiz davon genommen habe.

ich möchte also weiterlesen.
aber dann sind es 30 seiten, und es geht von hume bis russel. mir bleibt nur eine ahnung vom prinzip des schwarzen schwans.

so wird mir besonders in diesem kapitel die vereinfachung quälend. aber ich habe keine kraft mehr für noch weiteres eindringen.

vielleicht hat der künftige leser mehr reserven.
was sollte ich ihm raten, weiterzulesen?
wenn er philosoph ist, sollte er bei popper bleiben. wenn er arzt ist, würde ich ihm den ‚kleinen gross' empfehlen (rudolf gross: medizinische diagnostik – grundlagen und praxis, springer-verlag).
aber der ist seit 1969 nicht mehr aufgelegt worden.

vielleicht hat auch rudolf gross die kraft zur überarbeitung nicht mehr aufgebracht. und damit geht die methodik wieder in die hände der experten.

es bleibt nur noch der blick zu den psychologen.

– *hier kommt das ‚phänomen' wieder zur geltung.*

wie, nach welchem kriterium, erkenne ich, daß der protokollsatz ‚angemessen', ‚wirklichkeitsgerecht', ‚richtig', ‚sinnvoll' formuliert ist? (bleibt da doch nur die evidenz?)

dann hätte evidenz auch etwas mit forschungsökonomie zu tun. viele sinnlose sätze, theorien sind schon ‚konsequent' und mit großem aufwand ‚durchgezogen' worden. das letzte fragwürdige beispiel aus der psychosomatik ist die alexithymie.

SEMIOTIK: Wissenschaftsbereich, der sich mit der Verknüpfung, Bedeutung und Verwendung von „Zeichen" beschäftigt. Sie untergliedert sich in die drei Teilbereiche der SYNTAKTIK, SEMANTIK und PRAGMATIK. Während die Syntaktik als die Lehre von den *Verknüpfungen der Sprache* angesehen werden kann, beschäftigt sich die Semantik mit der *Bedeutung der Zeichen* und die Pragmatik mit ihren *Anwendungen*. Die Bezeichnung SEMIOLOGIE wird wechselnd synonym zu Semiotik oder Semantik benutzt. Einführungen und Übersichten geben Brekle (1972), Eco (1972), Naess (1975), Bochenski (1975, S. 37–72) Seiffert (1975, Bd. I, S. 16–102) und aus psychosomatischer Sicht Th. v. Uexküll (1984).

LOGIK: Die Stellung dieser ehrwürdigen Wissenschaft in den gegenwärtigen Philosophien und Wissenschaftstheorien ist schwer festzulegen. Jahrhundertelang galt sie als Kernstück der „Vernunftlehre" und entwickelte die verschiedenartigsten Systeme zum „richtigen (wahren) Denken". In der neueren Zeit hat sie ihre Selbständigkeit weitgehend eingebüßt und wird fast immer in Verbindung mit anderen Disziplinen oder ihren Anwendungsbereichen beschrieben. So führt z.B. die „Enzyklopädie Philosophie und Wissenschaftstheorie" (Mittelstrass 1984, Bd. II) unter dem Stichwort „Logik" von „algebraischer L." bis zur „transzendentalen L." allein 43 attribuierte Untergruppen an und vermehrt diese noch um über 20 weitere in zusammengesetzten Formen (z. B. „Logik der Forschung", „Logik des Scheins", „Logikkalkül", „Logistik"). Eine einfache Charakterisierung z.B. von „Grundregeln der Logik" läßt sich nicht geben. Einführende Übersichten finden sich außer bei den beiden o.g. Autoren und den lexikalischen Werken auch bei R. Lay (1973, Bd. I).

Wenn wir jetzt wiederum auf die ÄRZTLICHE SITUATION zurückgehen und aus dem komplexen Geschehen ein einfaches Beispiel für die Möglichkeit zu empirischen Forschungsansätzen zu bilden versuchen, wird sogleich deutlich, mit welchem Verzicht auf verstehende und verbal-inhaltliche Informationen (REDUKTION) der Versuch zur Präzisierung und „Operationalisierung" zum Zwecke der intersubjektiven Überprüfung verbunden sein kann.

Auf den vorigen Seiten waren bereits Teile des Erstgesprächs mit einem 59jährigen Patienten beschrieben worden, der seine Vezweiflung mühsam hinter einem Bescheinigungswunsch verborgen hatte (s. Kap. III und Kap. IV, sowie Anhang S. 349). Die Grunderkrankung waren Herzrhythmusstörungen nach einem Vorderwandinfarkt bei Koronarsklerose und eine chronisch superinfizierte Wabenlunge. Der Patient „sah schlecht aus" und war offenbar „suizidal".

Aus dem ERSTEN EINDRUCK wären jetzt bereits eine ganze Reihe von Hypothesen zu bilden, die mit einem induktiven empirisch-analytischen Ansatz überprüft werden könnten. Die verdeckte Suizidalität wäre vielleicht schneller deutlich geworden, wenn z.B. zum Inventar der Eingangsuntersuchung (im Vorzimmer bei der Sekretärin) ein Fragebogen zur Suizidalität gehört hätte. Aber die Frage, ob gerade dieser Patient in seiner skeptisch-zögernden „Fluchtbereitschaft" ein solches Papier ausgefüllt hätte, ob die Auswertung gleich möglich gewesen wäre usw., muß natürlich offen bleiben. Die in der gegebenen Situation mögliche und wahrscheinlich auch „adäquate" Form der Kontaktaufnahme bestand in dem Sprechstundengespräch.

Auch die Beobachtung „der Patient sieht schlecht aus" ist noch sehr komplex und kann trotz ihrer Bedeutung für eine Aussage über die BEFINDLICHKEIT des

- hier hatte ich die größten bedenken bei der vogtschen gliederung.

  semiotik (semantik) und logik sind so wichtig, daß sie eigentlich nicht ins kleingedruckte geraten dürften.

  und weshalb nun doch?

  auf der einen seite fügen sie sich gut ein in die analyse des protokollsatzes und in die konzeption des empirischen designs.

  auf der anderen seite sind beide gebiete so umfassend und gleichzeitig wegführend vom ärztlichen anliegen, daß ich diese auslassung wagen mußte.

  wohl ist mir nicht dabei.
  aber im grunde nicht unwohler als bei der betrachtung dieses gesamten, letztlich so simpel referierenden kapitels.

  ohne den mut des dilettanten müßte ich diese seiten von jemandem anderen schreiben lassen.

- das ‚nachher' und ‚hinterher' des wissenschaftlichen ansatzes wird auch aus dieser situation wieder deutlich. im grunde ist ‚alles anders' – es geht viel schneller, beiläufiger, unaufmerksamer, routinierter.

  die selektive aufmerksamkeit verändert sehr.
  diese veränderung ist künstlich, fast außer-ärztlich.

  gleichzeitig steigt mein bedürfnis, die konkrete krankengeschichte zusammengefaßt darzustellen.
  die einzelnen fakten, die aus erinnerungen, verlaufsbeobachtungen und späteren systematischeren befragungen zusammengetragen werden, gewinnen nur dann an übersichtlichkeit.

  übersichtlichkeit ist auch verfügbarkeit,
  nachprüfbarkeit.
  möglichkeit, den eigenen assoziationen an wirklichen befunden, nicht nur an phantasien über befunde nachzugehen.

- vielleicht könnte die aufmerksamkeit auf die befindlichkeit ein anderes kriterium darstellen, das zum ‚wesentlichen' des phänomenologischen anteils führt.

Patienten (Plügge 1962) zur Bildung eines Protokollsatzes nur dann benutzt werden, wenn sie in Teilkomponenten aufgelöst wird. Nehmen wir als Beispiel für die Aufstellung des Untersuchungsansatzes einen sehr einfachen und leicht überprüfbaren (wenn auch in diesem Zusammenhang für die Situationsanalyse relativ unerheblichen) Befund.

Die Teilaussage zur ersten Beobachtung könnte lauten: „Herr M. hat eine blasse Gesichtsfarbe" oder als PROTOKOLLSATZ:

„HERR M. IST BLASS"
(Befund am . . . . in . . . . bei . . . . um . . . .
Uhr. Erstkonsultation nach Überweisung durch . . . . usw.)
Mit einer solchen Form der Protokollierung hinsichtlich der Raum-, Zeit- und Umstandskoordinaten (Popper) wird die „IST"-Aussage relativiert, die sonst lauten müßte: „Ich (Beobachter) habe den Eindruck, daß die Gesichtsfarbe von Herrn M. blaß ist".

In diesem Beispiel ist das INTERESSE der Untersuchung/Forschung oder die Zielvorstellung der Überprüfung auf die „Blässe" des Patienten als mögliche Variable seines „schlechten Befindens" gerichtet. Es geht hier also zunächst um die Objektivierung der „Blässe".

Dieses INTERESSE bezieht sich also nicht mehr primär auf ein angemessenes Vorgehen in der vorgegebenen THERAPEUTISCHEN SITUATION, sondern auf eine WISSENSCHAFTLICHE oder DIDAKTISCHE Problemstellung. Das INTERESSE klammert z.B. die „wesentliche" Suizidalität aus, weil sich das methodische Problem einfacher an dem Merkmal „Blässe" als an dem Merkmal „Suizidalität" darstellen läßt.

Nach dieser Vorklärung ist es für die Bildung des INDUKTIVEN UNTERSUCHUNGSANSATZES weiterhin notwendig, zunächst SEMANTISCH vorzugehen und die Beziehung des sprachlichen Zeichens „Blässe" a) zu der beobachtbaren Hautfarbe und b) zur sprachlichen Verständigung der Beobachter untereinander festzulegen.

Der INTERSUBJEKTIVE VERGLEICH des Merkmales „blaß" („blaß an sich?", „blasser als andere?", „blasser als sonst?") kann nur gelingen, wenn entweder sehr genaue sprachliche Beschreibungen möglich sind, oder wenn mit Hilfe anderer Methoden, z.B. eine quantifizierenden Aufstellung von Meßwerten auf einer Farbskala, die Merkmalsausprägung „objektiv" bestimmt werden kann.

Die weitere Zielsetzung wäre dann der Vergleich mit verschiedenen REFERENZWERTEN unter Beschreibung der einzelnen Schritte des Vorgehens (Methodenwahl im engeren Sinne).

In unserem Fall muß also z.B. die Frage vorentschieden werden, ob a) die Blässe des Herrn M. in ihrer Abweichung von einem mittleren „Blässegrad" der sonstigen Bevölkerung interessiert, ob b) die verschiedenen möglichen Blässegrade von Herrn M. in einer Verlaufsstudie miteinander verglichen werden sollen oder ob c) bestimmte Meßwerte als Vergleichsparameter in der Blutzusammensetzung gesucht werden sollen (auf die komplette Differentialdiagnose kann hier natürlich nicht eingegangen werden).

vielleicht ist es für die therapeutische effektivität bedeutsamer, zunächst die befindlichkeit des patienten zu erfassen, bevor die detailprobleme zur sprache kommen. eine zarte anregung dazu ist in jeder anleitung zur anamnese durch die aufführung des AZ (allgemeiner zustand) gegeben.

zur wahrnehmung der befindlichkeit des patienten gehört auch die wahrnehmung der befindlichkeit des arztes. und diese letztere läßt sich wohl nicht ohne eine gewisse kenntnis der eigenen gegenübertragungsreaktionen sinnvoll interpretieren.

– hier taucht für mich ein ähnliches problem auf, wie ich es bereits bei der trennung des methodischen und persönlichen ‚ich' hatte:

für den ‚text' ist es ganz unerheblich, wann und wo herr m. mich konsultiert hat.
sein problem ist ein beispiel geworden und damit in den bereich der überpersönlichen abstraktion gehoben.

auf der anderen seite müßte das beispiel, wenn es nicht als ‚dichtung' in die ‚wahrheit' eingehen soll (wie so viele ‚exemplarische' falldarstellungen), nachprüfbar sein.

ich werde also die komplette, auf das detail bezogene protokollaussage in den ‚kontext' bringen:

„herr m. ist blaß"
(„ich hatte den eindruck, daß herr m. blaß ist").
befund <u>am</u> 1. sept. 1983 <u>in</u> der medizinischen universitätsklinik heidelberg <u>bei</u> mir <u>um/gegen</u> 11.20 uhr. erstkonsultation, nach beendigung der sprechstunde, überweisung durch prof. x., krankenblatt nr. . . . .
(s. anhang).

– die ganze breite des wortes ‚blässe' könnte hier angeführt werden:

blaß, blässe, bläßlich, blasser mann, blasse hautfarbe, blasses gesicht, blasse stimmung, blasse darstellung . . .
der gegensatz von blässe wäre
beim aussehen eines menschen – rötlich, kräftig, gesund.
als farbton – eher ohne farbe, weißlich, unbunt.

für die verständigung unter mehreren beobachtern ist die festlegung nach einem ‚maß', einer ‚skala', einer ‚norm' erforderlich.
die skala kann aus einer der existierenden farbordnungen, z. b. nach hicketier oder küppers gewählt werden.
dann läge die ‚blässe' (je nach beleuchtung) zwischen nr. . . . . . und nr. . . . . .

– wieviel probanden liegen über nr. . . . . .,
wieviele darunter?
entspricht dies der normalverteilung in der bevölkerung?

Wenn wir uns zunächst für die Fragestellung a) entscheiden, reicht es aus, die Blässe des Herrn M. auf der erstellten Farbskala zu markieren und die Kennzeichnung mit den Markierungen einer – nach den Regeln der biometrischen Statistik festzulegenden – Anzahl von Probanden zu vergleichen. Es würde also nach der Konkretisierung der Protokollaussage „Herr M. ist blaß" (P_1) die Hypothese „Herr M. ist blasser als die Probandengruppe" (H_1) aufgestellt werden können und diese an den Protokollaussagen der Probandengruppe (P_{1a}–P_{1n}) mit Hilfe zusätzlich zu beschreibender mathematisch-statistischer Verfahren überprüft werden. Wollte man darüber hinaus zu einer ERKLÄRUNG für die Blässe auf induktivem Wege kommen, so könnte die Wiederholung einer oder mehrerer ähnlicher Untersuchungen an weiteren Personen (P_{2a}–P_{2n}) zur Aufstellung einer Regel, eines Gesetzes oder einer Theorie führen.

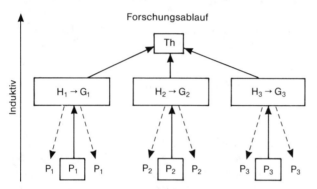

Abb. 1. Induktiver Forschungsablauf (*P* Protokollaussage, *H* Hypothese, *G* Gesetz, *Th* Theorie). (Nach Seiffert 1975)

Die für die Überprüfung des Vergleiches anzuwendenden mathematischen Verfahren, die die ADÄQUATE OPERATIONALISIERUNG der Beobachtung voraussetzen, sind wissenschaftstheoretisch Bestandteil der FORMALEN LOGIK. Sie bilden das für die empirisch-analytischen Methoden wichtigste und differenzierteste Wissenschaftsgebiet. Unter der Bezeichnung BIOMATHEMATIK, BIOSTATISTIK oder MEDIZINISCHE STATISTIK sind sie zu Grundlagen- und Spezialwissenschaften geworden. Einführungen werden für den Arzt im vorklinischen Teil des Medizinstudiums gegeben; weiterführende Seminare sollen die wissenschaftliche Arbeit begleiten. Zur Orientierung sind kurzgefaßte und übersichtliche Einleitungen wie die von V. Harms (1976) geeignet, sowie weiterführende Werke KOLLEGIUM BIOMATHEMATIK N.W. „Biomathematik für Mediziner (1975) oder E. Walter u. a. (1974).

Alle biomathematischen Verfahren gehen – im Unterschied zu Verfahren im Rahmen der strengen Determiniertheit – von der Auseinandersetzung mit dem WAHRSCHEINLICHKEITSBEGRIFF aus. Es hat manchmal den Anschein, als ob sie sich dadurch von den DEDUKTIVEN METHODEN (s. nächster Abschnitt) unterscheiden, die mit ABLEITUNGEN arbeiten. In der Praxis der Forschung aber gehen INDUKTIVE und DEDUKTIVE ANSÄTZE, z. T. auch nach Art von ERGÄNZUNGSREIHEN, ineinander über, so daß die biomathematisch-statistischen Methoden als übergreifend für die empirische Analytik angesehen werden können.

liegt der meßindex nr..... von herrn m. innerhalb der streubreite der normalbevölkerung?

die fragestellung ad a) bezieht sich auf einen vergleich. der vergleich schließt so etwas wie ein urteil ein:

die normalbevölkerung ist ‚normal', sprich hier ‚gesund'. wenn die hautfarbe von herrn m. von der hautfarbe der normalbevölkerung nicht abweicht, hat er eine ‚gesunde' gesichtsfarbe.

die frage ad b) bezieht sich auf den intraindividuellen verlauf,

die frage ad c) wählt ein anderes ‚außen'- und ‚innen'-kriterium, nämlich die beziehung zum hämoglobin.

diese auseinanderfieselungen kommen mir ziemlich banal vor, aber die reizen mich. ich merke erneut, wieviel tücke im detail steckt – weil natürlich alles wieder nicht ganz genau ist oder auch anders ausgedrückt werden könnte.

das geht aber nur, wenn man die beziehung zum patienten, bzw. die bedeutung (oder nichtbedeutung) der fragestellung für den patienten ganz außer acht läßt.

– diese wichtigen bände und abhandlungen auch nur im kleingedruckten?

ist das ein symptom?

sicher schlägt bei der gewichtung so etwas wie neigung, fähigkeit, verständnis durch.
aber es ist auch noch etwas anderes:

wenn ich sehe, wie genau, wie differenziert, wie belesen und sachverständig eine andere darstellung ist, nimmt sie mir den mut, „auch" zu schreiben.

dann „verweise" ich lieber:
das geht mir an dieser stelle so und das wird mir bei der darstellung der klinischen untersuchungsmethoden ebenso gehen.

es ist eigentlich bereits alles gesagt.
oder: es ist so umfangreich und kompliziert, daß ich es gar nicht verstehe und mich deshalb an den „fachmann" wende.

der korrekte entwurf eines „untersuchungsdesigns" muß vom methodiker gemacht werden.

Wenn wir im vorliegenden Fall des BEFINDENS von Herrn M. weiterhin die Fragestellung nach c) wählen und z.B. eine mögliche ERKLÄRUNG für die Blässe in zusätzlichen Meßparametern der Blutzusammensetzung (Hb usw.) suchen, läßt sich ein Beispiel für das DEDUKTIVE Vorgehen der Untersuchung bilden.

DEDUKTION

Unter DEDUKTION (lat. – Herabführung) kann die Ableitung des Besonderen aus dem Allgemeinen verstanden werden, d.h. „wahrheitsdefinite, nach den Regeln der formalen Logik mechanisch beweisbare Ableitung von Sätzen aus anderen gegebenen Sätzen" (Dorsch 1982).

Nach Bochenski (1975) ist diese Methode des „mittelbaren Erkennens" sogar „viel älter als jene des direkten Erkennens", „sogar älter als die formale Logik"; der „reife Aristoteles hat in seiner ersten Logik einige Grundgedanken der Methodologie des Schließens systematisch entwickelt, u.a. den Gedanken des axiomatischen Systems."

Das DEDUKTIVE DENKEN geht also von den im VORWISSEN gegebenen SÄTZEN oder THEORIEN aus, auch von GESETZEN oder REGELN, und leitet aus diesen die Gültigkeit des besonderen Satzes mit Hilfe der Regeln der FORMALEN oder DEDUKTIVEN LOGIK ab.

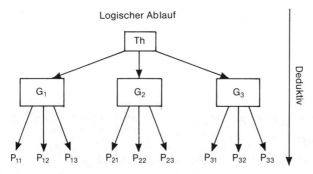

Abb. 2. Deduktiver Forschungsablauf (*P* Protokollaussage, *G* Gesetz, *Th* Theorie). (Nach Bochenski 1975 und Seiffert 1975)

Die DEDUKTIVE LOGIK beschreibt die mit Hilfe mathematischer Ableitungen gewonnenen und überprüfbaren AXIOMATISCHEN VERFAHREN und sieht ihre Aufgabe in der schlüssigen und gültigen Anwendung der Regeln zum Zwecke des BEWEISES.

AXIOM (griech. – das Würdige, Werte) – ein Satz, der „es wert scheint, gesetzt zu werden". Eine Festlegung, d.h. die Formulierung eines Satzes, einer Aussage, der „innerhalb der Theorie nicht selbst bewiesen, aus dem sich aber die übrigen Sätze der Theorie erschließen lassen" (Speck 1980). Nach Aristoteles ist AXIOM ein Satz, dessen Glaubwürdigkeit allgemein zugegeben wird. Nach Pascal gilt das Kriterium der Selbstevidenz. In neuerer Zeit wird die Bestimmung als „unbezweifelbarer Ausgangssatz" nicht mehr als notwendig erachtet, wenn die „Setzung" des Beobachteten oder Erkannten nur als Ausgangspunkt für die Überprüfung angenommen wird.

immer bleibt die frage:
wieviel kann ich davon nachvollziehen, „verstehn" und an welchen stellen bleibe ich der suggestion der zahl und der signifikanzen ausgeliefert?

- sätze, theorien, gesetze, regeln: das ist alles ‚welt 3' nach popper und eccles.

  das problem der überlieferung.

  wie wachsen wir hinein in diese welt der überlieferung? die ‚kübeltheorie' hat popper für glatt falsch erklärt und das ist nicht schwer einzusehen.

  wieviel vor-struktur ist gegeben?
  dazu muß piaget studiert werden.

  wir übernehmen durch identifikation oder durch widerspruch (das setzt die partielle identifikation voraus). die glaub-würdigkeit des vorbildes ist der ausgangspunkt. die glaubwürdigkeit einer ‚quelle'.

  diese basiert auf liebe oder vertrauen, macht oder geltung: jedenfalls muß sie interesse erregen.
  sie basiert aber auch auf der möglichkeit zur überprüfung. wo diese nicht gegeben ist, erlischt das interesse.

- die abbildung erinnert mich an die antinomie:
  von ‚unten' – oder ‚von oben'?
  demokratie – oder: hierarchie?
  auch in der forschung?

- wie verhält sich das axiom zum protokollsatz?

  das eine ist ‚gegeben', plausibel,
  in sich widerspruchsfrei.
  das andere ist beobachtung, versuch.

  das eine muß beschrieben werden,
  das andere geschaffen, überprüft werden.

  axiom zu protokollsatz wie luft zu flugzeug?

BEWEIS (conclusio). Er zeigt die Wahrheit oder Richtigkeit einer Behauptung (Hypothese) an. Der Beweis kann durch empirische Beobachtungen geliefert werden (INDUKTIVER BEWEIS) oder durch eine nichtverbale Handlung (z.B. ein EXPERIMENT – induktiv und deduktiv), sowie durch verbale (logische) Ableitungen (DEDUKTIVER BEWEIS).

Eine in den letzten Jahrzehnten besonders bekannt gewordene Methode der DEDUKTIVEN FORSCHUNG ist von Popper (1934/1975) im KRITISCHEN RATIONALISMUS begründet worden (s. auch Albert 1977). Popper bestreitet aufgrund des von ihm eingehend diskutierten INDUKTIONSPROBLEMS die logische Möglichkeit von induktiver Forschung (mit der VERIFIKATION von Hypothesen) und stellt dagegen in seiner „Logik der Forschung" (1934/1975) die durch das Vorwissen bestimmte Ausgangshypothese als BASISSATZ zum Zwecke der FALSIFIKATION auf.

Der BASISSATZ (formal H_0-Hypothese) gilt so lange als logisch, bis er widerlegt worden ist. Der Satz „Alle Raben sind schwarz" kann durch die Existenz eines einzigen „weißen Rabens" widerlegt werden. Er muß dann umformuliert werden in „Die meisten Raben sind schwarz" – womit der zwingende logische Syllogismus zugunsten einer biomathematisch zu erfassenden Wahrscheinlichkeit verlassen worden ist. Aus diesem Grunde lassen sich logische Probleme auch schwer an biologischen Größen demonstrieren; sie sind Bestandteil der FORMALEN WISSENSCHAFTEN.

Angewandt auf unser Fallbeispiel würde sich der DEDUKTIVE ANSATZ der Untersuchung wie folgend entwickeln lassen:

VORWISSEN/THEORIE:

– Blasses Aussehen eines Menschen kann (wenn nicht eine ungünstige Beleuchtung bei der Untersuchung vorgelegen hat) bedingt sein durch:
  1. schlechte Kreislauffunktionen (periphere Durchblutungsstörungen infolge Herzinsuffizienz, Herzvitien, Hochdruck, Arteriosklerose usw.),
  2. schlechte Kreislauffunktionen (periphere Durchblutungsstörungen durch funktionelle Dysregulationen, wie psychovegetative Krisen, präkollaptische Zustände, Angstreaktionen usw.),
  3. Mangel an rotem Blutfarbstoff (Erniedrigung des Hämoglobins bei a) chronischen Infekten b) Blutkrankheiten c) Tumoren usw.,
  4. Mangel an roten Blutkörperchen (Erythrozyten) usw.

Nach diesem differentialdiagnostischen VORWISSEN wird anhand eines weiteren VORWISSENS, der sog. „klinischen Erfahrung" eine Rangfolge der Prioritäten aufgestellt, nach der die einzelnen Gesichtspunkte untersucht werden.

Die klinische Situation des Herrn M. ist bereits mehrfach besprochen worden (s. S. 50 und S. 348). Nach einer kürzlich vorgenommenen ambulanten Untersuchung bei Prof. X. kam er in die Sprechstunde. Die üblichen Prioritäten, die aus der anamnestischen Schilderung und der körperlichen Untersuchung resultieren, konnten also entfallen, und die Hypothese über das Merkmal „blaß" aus den bereits vorgenommenen Untersuchungen bestätigt oder verworfen werden.

Wir unterscheiden uns daher für eine DIDAKTISCHE Priorität, wenn wir zunächst folgende Hypothese formulieren:

– *der ruf nach dem beweis dient auch oft als feldgeschrei für die rechthaberei des gegenteils.*

wenn der ‚beweis' vorliegt, ‚reicht er plötzlich nicht aus' oder ‚müßte anders geführt werden'.

das irrationale, anti-logische in der vermeintlichen logik läßt sich nicht ohne eine ‚tiefenerforschung' aufklären.

die psychoanalyse leistet gute dienste dazu, aber sie reicht oft nicht aus.

geglückte psychoanalyse meine ich im sinne einer echten zunahme an wirklichkeitserfahrung und erkenntnissinn.

– *‚welt 3'*

– *wer stellt die ‚rangfolge' auf, wer letztlich den ‚klinischen erfolg'?*

HYPOTHESE:
H – Die Blässe von Herrn M. ist durch einen Mangel an rotem Blutfarbstoff bedingt (ad 3a)

GESETZ/REGEL (zum VORWISSEN):
- Bei normaler Gesichtsfarbe (Mittelwert einer Normal-Population liegt der Meßwert für Hämoglobin (Hb) bei 16 g/ml (s = ± 2 g/ml) = 100%.

Unter Ausklammerung anderer Erklärungsmöglichkeiten nach 1, 2 und 4 (S. 104) ließe sich folgern:

LOGISCH-DEDUKTIVER SCHLUSS:
- Der Meßwert für Hb liegt bei Blässe unter 16 g/ml.
- Herr M. ist blaß.
- Also liegt sein Hb unter 16 g/ml.

Wenn es sich also bei der „Blässe des Herrn M." nicht um ein „biologisches Gebilde" handeln würde, auf dessen Determinanten / Bedingungen geschlossen worden ist, könnte der Schluß zwingend sein, d. h. er hätte dann den Stellenwert eines DEDUKTIVEN BEWEISES.

Da es sich aber um den Umgang mit WAHRSCHEINLICHKEITEN handelt, ist die Überprüfung durch eine oder mehrere MESSUNGEN angezeigt.

Der Untersucher ordnet eine Blutentnahme an und läßt den Laborwert des Hämoglobins bestimmen.
oder:
Der Untersucher läßt sich die mitgebrachten Unterlagen der letzten Untersuchungen zeigen und sucht nach dem Hb-Wert.

ERGEBNIS DER MESSUNG / ÜBERPRÜFUNG:
- Nach den Angaben des letzten Arztbriefes (5. 8. 83) lagen die Meßwerte für das rote Blutbild im Normbereich (Hb 15,5 mg%, Ery 5,2 Mio. usw.)

ZUR HYPOTHESE:
- Die aufgestellte Hypothese (H) muß damit VERWORFEN werden:

  Die Blässe des Herrn M. ist *nicht* durch einen Mangel an rotem Blutfarbstoff (Hb) bedingt.

Die INTERPRETATION dieses Ergebnisses im Rahmen einer TEILWIDERLEGUNG soll hier nicht im einzelnen weiter besprochen werden. Sie führt über zu den Fragen einer HERMENEUTIK in der Beurteilung von BEFUNDEN und ermöglicht den Einstieg in den Kreisprozeß der Untersuchung, der neue Überlegungen erfordert und zu neuen Beobachtungen oder Ergebnissen führen kann.

Bei der weiteren Überprüfung der Angaben zu den Hb-Werten aus den alten Befunden (Arztbriefen und Krankenblättern) zeigte sich z. B., daß die Hb-Werte immer eher erhöht als erniedrigt gemessen worden sind (Dez. 1977: 15,6 g, April 1978: 16,7 g, Aug. 1982 15,5 g usw.)

- *der gerechtigkeit halber und der offenheit wegen muß ich hier gestehen, daß ich das beispiel auf eine infektanämie abgestellt hatte und den meßwert „13,5 g" zunächst aus didaktischen gründen erfunden hatte.*

  erst bei der durchsicht der unterlagen (die arztbriefe geben nur die normfeststellung an) kamen mir zweifel, und es blieb mir nichts anderes übrig, als von dem mir inzwischen liebgewordenen (so schön einfachen) infektgedanken abschied zu nehmen.

  inzwischen ist die weitergehende fragestellung viel interessanter geworden.

- *die berechtigung des bezuges zur hermeneutik an dieser stelle wird mir sicher bestritten werden, weil die interpretation von befunden oft in das empirisch-analytische inventar aufgenommen worden ist.*

  wenn man aber bedenkt, von wievielen verstehensmomenten, -möglichkeiten und -begrenzungen selbst die einfachsten empirisch gewonnenen befunde abhängig sind, rechtfertigt sich der hinweis auf die notwendigkeit zur reflexion der methodenüberschreitung.

Die EMPIRISCH-ANALYTISCHEN VERFAHREN basieren also auf den Grundzügen solcher Ableitungen und sind im einzelnen zu außerordentlich verschiedenartigen und hochdifferenzierten Verfahren entwickelt worden. Übersichtliche Einführungen und weiterführende Darstellungen finden sich bei den in Kap. IV, S. 88, genannten Autoren (Gross 1969; Harms 1976 u. a. m.).

Ein Abriß der einzelnen Untersuchungsschritte wird von Wottawa (1979) im Anschluß an die Übersicht von Vogt (1979) zusammengefaßt:

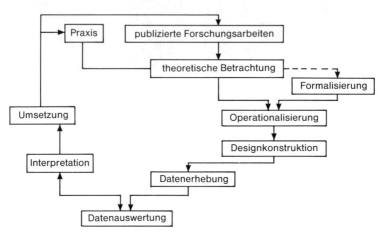

Abb. 3. Ablauf der empirisch-analytischen Forschungsarbeit. (Nach Wottawa 1979)

Die Forschungsarbeit kann als ein kreisförmiger Prozeß verstanden werden, in den der Einstieg zwar prinzipiell an jeder Stelle möglich, aber nicht an jeder Stelle gleich sinnvoll oder ökonomisch ist: ausgehend z. B. von einer beliebigen Beobachtung (PRAXIS) oder Meinung/Fragestellung/Hypothese (PUBLIZIERTE FORSCHUNGSARBEITEN) kann der Gang einer Untersuchung über die Diskussion (THEORETISCHE BETRACHTUNG) und eine eventuelle Strukturierung (FORMALISIERUNG) zur Umformung in meßbare Variable (OPERATIONALISIERUNG) fortschreiten. Die Aufstellung des Untersuchungsplanes mit der speziellen Methodendiskussion (DESIGNKONSTRUKTION) leitet zur eigentlichen Untersuchung über (DATENERHEBUNG). Die Bearbeitung des gewonnenen Datenmaterials (DATENAUSWERTUNG) erfolgt mit Hilfe und nach den Regeln der biomathematischen Modelle. Die Ergebnisse bedürfen einer erneuten Diskussion (INTERPRETATION). Die gewonnenen Erkenntnisse können dann als Vorschläge für die Anwendung (UMSETZUNG) benutzt werden und gewinnen Bedeutung für die Handlung (PRAXIS), bzw. finden Aufnahme in die Literatur.

ich glaube, daß es im wesentlichen affektive gründe sind, die es bewirken, daß der empiriker das nicht gerne hört.

- *das modell des kreisprozesses schließt eigentlich nur ein, daß es eine re-afferenz gibt.*
  über ausdehnung, gewicht, zeit, strecke wird gar nichts ausgesagt. auch die zwischen-reafferenzen entfallen.

  dennoch steht dieses modell in konkurrenz zum linearen denken. wer hat das eigentlich in die welt gebracht?
  es wirkt so unvollständig.
  es ist heute eigentlich kaum noch ernsthaft vorstellbar.

  alles kreist:
  gestaltkreis, kybernetischer kreis, situationskreis,
  nun auch methodenkreis.
  zirkuläres denken,
  circulus – auch vitiosus.

  warum denkt der teufel nicht linear?

  auch die drehtür kreist.

  noch moderner ist die spirale:
  das ist der kreis, der gleichzeitig ‚offen' ist.

In diesem Kreislauf der Forschungsarbeit ergeben sich also einerseits Schwerpunkte für die Wissenschaftszweige (z. B. „Datenauswertung" für die BIOSTATISTIK), andererseits kritische Schnittpunkte bei der Berührung mit anderen Forschungsmethoden (z. B. für die „Beobachtung" mit den PHÄNOMENOLOGISCHEN und für die „Interpretation" mit den HERMENEUTISCHEN METHODEN).

Die HERMENEUTISCHEN METHODEN

ἑρμηνεύειν (griech.)	– erklären, auslegen
ἑρμηνεία	– Kundgabe (lat.: interpretatio)
ἑρμηνευτική τέχνη	– Praxis und Theorie der Auslegung, „Kunst" der Auslegung
	– heute (seit Dilthey 1894): Verstehenslehre, im Unterschied zum (naturwissenschaftlichen) Erklären aus Gesetzeshypothesen.

Der Ursprung der Hermeneutik als Erklärungs- oder Auslegungslehre ist bei den antiken Schriftstellern und Philosophen zu suchen. Sie bezog sich zunächst auf poetische und theologische Inhalte (HOMER, HESIOD) und später (seit ARISTOTELES) auch auf historische, philosophische und juristische Zusammenhänge. Ihr Anliegen ist die Vermittlung von Sinn- und Bedeutungszusammenhängen mit Hilfe der sprachlichen Kommunikation. Im vorwissenschaftlichen Raum fällt auch die allgemeine zwischenmenschliche Verständigungslehre unter ihr Thema, wobei trotz der großen Bedeutung averbaler Kommunikationen der Schwerpunkt auf der sprachlichen Vermittlung liegt.

Die moderne Kennzeichnung von Informationen als SIGNALE, ZEICHEN oder CODES erleichtert die Formalisierung der gemeinten Verständigungen und erlaubt auch eine – inhaltlich abgesetzte – Verständigungslehre für andere biologische Bereiche. Die INFORMATIONSTHEORIE (N. Wiener 1963) ist daher (auch nach R. Lay 1973) mit ihrem Teilgebiet der KYBERNETIK am besten geeignet, als wissenschaftliche Grundlage, und damit als methodische Rechtfertigung, für die verschiedenen Ausprägungen herangezogen zu werden.

Das *Ziel* der hermeneutischen Verstehenslehren ist also im weitesten Sinne die möglichst adäquate, zutreffende und eindeutige (unmißverständliche) Vermittlung von Sachverhalten und Zusammenhängen. Ihr *Gegenstand* ist nicht per definitionem (also z. B. „geisteswissenschaftlich") gegeben, sondern kann sich auf alle Wahrnehmungsbereiche erstrecken (s. auch A. Gadamer 1960). Je nach Anwendung auf einen bestimmten „Gegenstand" und der Bestimmung der adäquaten Modifikation des Vorgehens lassen sich dann mehrere *Typen* der Hermeneutik unterscheiden, die gesondert beschrieben werden müssen.

- die ableitung von ‚hermes', dem gott der diebe und täuscher (wenn auch dem ‚götterboten'), ist also nicht zutreffend.

schade?

vieles, was vor-kenntlich und vor-wissenschaftlich bei der erwähnung dieser methoden anklingt, erinnert an das diebesgewerbe:

etwas weg-schieben, um-drehen, ent-stellen, ver-drehen, unter-schieben, ent-wenden – die ‚gegen-zuverlässigkeit'.

so ist es also nicht.

auslegen erinnert ebenfalls noch an taschenspielertricks.
aber verstehen kann nur die äußerste zuverlässigkeit bedeuten.

R. Lay (1973) unterscheidet in der gründlichen und umfangreichen Darstellung der hermeneutischen Methoden im Rahmen seiner „komplexen Wissenschaftstheorie" 13 verschiedene Typen der Hermeneutik: 1) Hermeneutik als „Kundgabe" (interpretatio), 2) Hermeneutik als semantische Disziplin, 3) Bedeutungshermeneutik, 4) Verständigungshermeneutik, 5) Fundamentalhermeneutik, 6) Transzendentalhermeneutik, 7) ontologische Hermeneutik, 8) normative Hermeneutik, 9) historische Hermeneutik, 10) immanente Hermeneutik, 11) personale Hermeneutik, 12) dialektische Hermeneutik, 13) dogmatische Hermeneutik. In seinen psychologischen, linguistischen und erkenntnistheoretischen Vorüberlegungen zur Methodenkritik und Methodensicherung räumt er weiterhin der *Tiefenhermeneutik* (nach Habermas 1973 und Lorenzer 1974) einen breiten Raum ein und bezieht sich ausdrücklich auf PSYCHOANALYTISCHE Konzepte. Diese letzteren lassen sich zwar auch unter 11) „Personale Hermeneutik" fassen, sind aber durch die der Psychoanalyse eigenen Methode in einer Sonderstellung deutlich abgegrenzt.

Eine medizinische Hermeneutik, also eine spezifisch *ärztliche Verstehenslehre* wird unter den vielen Typisierungen weder von Lay noch von anderen Autoren genannt. Auch die Jaspersche „Verstehende Psychopathologie" erscheint nicht als medizinische Grundlagenwissenschaft, sondern als psychiatrische Subdisziplin. Bestenfalls ergeben sich für den wissenschaftstheoretischen Zusammenhang Berührungspunkte in den Darstellungen der *historischen Hermeneutik* (Krankengeschichte, Biographie), sowie der *personalen Hermeneutik* (Psychologie der Persönlichkeit, kommunikativer „Umgang"). Die besonderen Eigenarten der ärztlichen Situation und die dadurch notwendig werdenden Modifikationen der hermeneutischen Prinzipien werden an keiner Stelle erwähnt; auch nicht dort, wo die spezifischen Bedingungen der einzelnen Wissenszweige besprochen – und in der (historisch gewordenen) Abgrenzung der Natur- und Geisteswissenschaften durch umfangreiche Erörterungen verschiedener Begrifflichkeiten, wie z. B. der von ERKLÄREN und VERSTEHEN (v. Wright 1974; Körner 1985; Groeben 1986) – ergänzt werden.

Die allen *Typisierungen* gemeinsamen methodischen Schritte sind nach Lay (1973) im hermeneutischen Erkenntnisakt am günstigsten durch die vier Schwerpunkte 1. des VERSTEHENS, 2. der AUSLEGUNG, 3. der INTERPRETATION, 4. der APPLIKATION zu kennzeichnen. Sie werden zwar fast niemals isoliert und streng sukzessiv angewendet; ihre Unterscheidung erlaubt aber doch eine Gewichtung a) der Aufmerksamkeitsrichtung der Untersuchung und b) die genauere Beschreibung ihrer Regeln.

1. VERSTEHEN

VERSTEHEN im *weitesten* (und trivialen) Sinne ist das Erkennen oder Begreifen eines – u. U. nicht ohne weiteres durchschaubaren – Tatbestandes. Im *engeren* (und methodischen) Sinne läßt sich damit eine Erkenntnisweise beschreiben, die das triviale Verstehen reflektiert und dann als „rezeptive und produktive Ablösung von Informationen von einem Informationsträger" (Lay 1973, Bd. II, S. 194) definiert werden kann.

- *eine ärztliche hermeneutik gibt es also nicht.*

je mehr abstand ich gewinne, desto wichtiger scheint mir dieses thema.

was <u>ich</u> nicht verstanden habe, ist nicht wirksam.
was der <u>patient</u> nicht verstanden hat, ist (für ihn) ebenfalls nicht wirksam.

die tücke steckt nur darin, daß das unverstandene stück über-ich eben doch wirksam ist.
aber: es hat keinen wert für den betroffenen und keinen lebens-bezug.
es ist nicht heil-kräftig; die wirkung kann sich auch gegen ihn richten.

beispiel:
die paradoxe wirkung von psychopharmaka?
eine art gegen-placebo.

die formen des inneren widerstandes sind allerdings so vielfältig, daß sie manchmal nur schwer bemerkt werden.

gleichgültigkeit, unaufmerksamkeit, gefälligkeit können solche widerstände ausdrücken (der hypertoniker und seine compliance).

- *und was wären die ‚gegenstände' einer ärztlichen hermeneutik, die das verstehen an die erste stelle setzt?*

    1. Die situation der begegnung,
    2. der körperliche, seelische und soziale zustand des patienten,

Der Vorgang des VERSTEHENS unterscheidet sich damit einerseits von der bloßen EINFÜHLUNG (EMPATHIE) und andererseits vom ERKLÄREN oder der ERKLÄRUNG.

EINFÜHLEN, EINFÜHLUNG, EMPATHIE: Sichhineinversetzen in ein fremdes Objekt, ein fremdes Erleben, auch Mit- und Nacherleben. Es ist oder kann eine wichtige Voraussetzung für die „Technik der Informationsgewinnung" sein, ist aber nicht gleichbedeutend mit Verstehen.

ERKLÄREN, ERKLÄRUNG: Sie dient zur Kennzeichnung von logischen Verknüpfungen im empirisch-analytischen Kausalgefüge und kann definiert werden als „produktive Tätigkeit des Menschen, die theoretische Begriffe auffindet und deren sinnvolle Verwendung in theoretischen Aussagen und Theoriensystemen garantiert" (Lay Bd. II, S. 194). Die Auseinandersetzung zwischen dem Begriffsumfang von VERSTEHEN und ERKLÄREN hat einen breiten Raum in der Geschichte der Wssenschaftstheorie eingenommen und ist nach Dilthey (1894) vor allem von v. Wright (1974) u. a. aufgenommen worden, für die Psychoanalyse auch von Körner (1985).

Nach den Arten des Verstehens läßt sich vor allem ein *Sinnverstehen* (Motivationsverstehen, Personenverstehen) von einem *Bedeutungsverstehen* unterscheiden.

Als Beispiel kann der Eröffnungssatz eines Patienten (Pat. M., s. auch S. 154, S. 168 und S. 349) in der Untersuchungssituation angeführt werden:

– „Herr Prof. X. schickt mich zu Ihnen."

Das verbale Signal (SATZ) des Informationsträgers (PATIENT) erreicht den Untersucher als Informationsempfänger (ARZT). Unter der Voraussetzung, daß das Sendeorgan (STIMME, SPRACHE) des Patienten auf das Aufnahmeorgan (HINHÖREN, ZUHÖREN) des Arztes abgestimmt ist, dekodiert der Empfänger das Signal, d. h. er versteht eine mögliche *Bedeutung* der Mitteilung.

BEDEUTUNGSVERSTEHEN bezieht sich also auf die kommunikative Leistung, durch die Information von dem Informationsträger abgenommen wird. Sie übermittelt den materialen Inhalt der Information (vgl. INHALTS- und BEZIEHUNGSASPEKT bei Watzlawick et al. 1972).

Mit dem einfachen Verstehen der Bedeutung dieses Satzes des Patienten „Herr Prof. X. schickt mich zu Ihnen", z. B. als Eröffnungsfloskel, kann die Eingangssequenz des Gespräches abgeschlossen sein und die eigentliche Untersuchung, das anamnestische Gespräch oder die tiefenpsychologische Anamnese (s. Kap. VI–VIII) beginnen. Für das Sinnverstehen aber muß der Vorgang nicht abgeschlossen sein. Warum führt sich der Patient gerade mit diesem Satz ein, warum schildert er nicht zuerst seine Beschwerden? Was will er dem Untersucher mit gerade diesem Satz sagen?

F. Hartmann (1978) hat dem „ersten Satze" des Patienten in der Untersuchungssituation eine größere Untersuchung gewidmet. Er konnte nachweisen, in Übereinstimmung mit psychoanalytischen Beobachtungen (Balint 1957), daß es offenbar die Besonderheit der ärztlichen Situation ist, die den Patienten oftmals bereits im ersten Satz eine (allerdings für Patient und Arzt gleichmals noch häufig verschlüsselte) Botschaft geben läßt.

3. die diagnostischen schritte,
4. die befunde,
5. die therapeutischen empfehlungen,
6. die konsequenzen des verlaufes.

also fast die gesamte medizin.

ein ziemlicher anspruch: alles müßte ‚verstanden' sein. aber das würde eine noch weitere fassung des plausiblen und evidenten ergeben.

auch die mechanisch-gelernte erkenntnis stände unter der frage: warum gerade so, warum gerade hier?

- die unterscheidung zwischen ‚erklären' und ‚verstehen' gewinnt hier eine gewisse künstlichkeit: zum verstehen gehört auch das erklären. ohne ein erklären (sich selbst oder anderen) kann es kein verstehen geben.

  ich glaube, die unterscheidung – im gegensätzlichen sinne, wie es auch noch körner meint – ist ebenfalls noch ein ehrenwertes erbstück des herrn cartesius.

- als teilaspekt des ‚ersten eindruckes'.

  dieser wäre wieder als teil einer ausdruckslehre anzusehen.
  die ausdruckspsychologie ist aber ganz aus der mode gekommen.

  der zwang zur sicherheit im empirisch-analytischen sinne hat die ausdrucksforscher entmutigt und sogar ihre testmethoden ins zweite glied verwiesen: rorschach, TAT, graphologie mit schreibwaage, farbpyramide ...

SINNVERSTEHEN will also den über die Vermittlung der inhaltlichen Botschaft („Ich komme von Prof.X.") hinaus gemeinten Meinungs- und Intentionszusammenhang verstehen. Allerdings sind mit dieser Form des Sinnverstehens noch nicht die wesentlich weitergefaßten Dimensionen der ontologischen und metaphysischen „Sinnfragen" gemeint, wie sie bei Heidegger (1927) oder Gadamer (1967) im Rahmen der von ihnen bestimmten Hermeneutik besprochen werden.

Für das Sinnverstehen kann es also notwendig sein, zunächst die weiteren hermeneutischen Schritte zu unternehmen, ehe eine *Evidenz* erreicht werden kann. Dazu lassen sich für unser Beispiel einige Verstehensmöglichkeiten (V_1–V_4) formulieren, die wir zur Vereinfachung in die Sprache des Patienten übersetzen:

Ich hätte auch sagen können:

V_1 — „Guten Tag."
(Ich benutze eine Eingangsfloskel.)

V_2 — „Bitte weisen Sie mich nicht ab."
(Ihr Kollege, Prof.X., hat mich zwar schon untersucht, aber abgewiesen, bzw. weitergeschickt.)

V_3 — „Sie brauchen mich nicht mehr körperlich zu untersuchen."
(Prof.X. hat schon alles gemacht.)

V_4 — „Ich bin geschickt worden."
(Von selber wäre ich nicht zu Ihnen gekommen. Ich bin nur gekommen, weil es Prof.X. für nötig gehalten hat.)

Für das VERSTEHEN DER EINGANGSSITUATION ist also der SINN zunächst noch offen. Der Arzt ist auf seine Beobachtung und sein (projektives) Vorwissen angewiesen; er und der Patient befinden sich in einer Art Suchverhalten (ERKUNDEN nach D.Wyss 1976). Die Öffnung oder weitere Verschlüsselung der Mitteilungen ergibt sich aus dem Gelingen oder dem Mißlingen der Kommunikation zwischen den Gesprächspartnern.

Die Bedeutung des HERMENEUTISCHEN ZIRKELS, dessen Grundlegung und Zusammenhänge an anderer Stelle noch ausführlicher besprochen werden sollen, klingt hier bereits an. „Ich kann nur verstehen, was ich eigentlich schon verstanden habe" (ARZT) und „Ich kann nur riskieren (mitteilen), was ich eigentlich schon riskiert (mitgeteilt habe" (PATIENT). Die Veränderungen in dem durch das gegenseitige Vorwissen gegebenen Zirkel sind das eigentliche Thema.

Der nächste methodische Schritt für die Erweiterung des hermeneutischen Erkenntnisprozesses wäre die Anwendung des sog. AUSLEGENS.

2. AUSLEGEN

AUSLEGEN (modus, subtilitas explicandi nach Gadamer 1967, S.291) meint das „Auseinander-legen" einer beobachteten Handlung oder Handlungskonsequenz zum Zwecke des Verstehens. Es ist also eine „analysierende" Technik, die einerseits die Informationen vom Informationsträger, andererseits die einzelnen Informationen untereinander zu lösen ver-

ob sich das mit hilfe des ersten satzes und des ersten eindrucks wettmachen läßt?

video-aufnahmen, hypothesenbildung, verlaufskontrolle – zeitreihenanalyse?

eines ist sicher: die aufmerksamkeit im mathematischen gewande trägt wenig zur schärfung der ärztlichen aufmerksamkeit bei; sie lehrt nur konsequenz umd kritik.

– *der modus des ‚erkundens' hat mir aus dem konzept von d. wyss sehr zugesagt. er umfaßt etwas, das sonst in der zweiseitigkeit der eröffnung nicht zum ausdruck kommt und gleichzeitig den nötigen ‚spielraum' offen läßt.*

erkunden, erkundigen, vor-erkundigen –

das ist jedem arztkontakt, außer in notfällen, vorangegangen. es ist für die eingangsszene immer ganz nützlich, sich die entsprechende vorgeschichte des patienten zu vergegenwärtigen.

etwas nüchterner heißt das: überweisungsmodus.

sucht, um durch die Betrachtung der Teile und deren Bedeutungszusammenhänge zu einem vertieften Verstehen zu gelangen.

In der älteren Hermeneutik wurde AUSLEGEN/AUSLEGUNG auch häufig synonym zu ERKLÄREN/ERKLÄRUNG und INTERPRETIEREN benutzt. Die Verschränkung der vier hermeneutischen Schritte im Erkenntnisprozeß miteinander erhebt die methodische Klärung jedoch nicht der Notwendigkeit zur Unterscheidung.

AUSLEGEN ist also ein methodischer Schritt, der große Nähe zu dem analytischen Vorgehen der empirischen Verfahren und – im Unterschied zur „Ganzheitssicht" der phänomenologischen Methode – mit diesen gemeinsam hat, daß die Untersuchung der Einzelteile eines Sachverhaltes für den Zuwachs an Information auch über das Gesamtgeschehen wichtig erscheint. Wenn sprachliche Äußerungen oder „Texte" vorliegen, so ist es deutlich, daß empirisch-quantifizierende Ansätze zunächst für das VERSTEHEN keine adäquate Methode darstellen, sondern höchstens in einem ergänzenden Schritt zur Erhellung des Zusammenhanges beitragen können. Die Methode des AUSLEGENS stellt also die adäquate analysierende Form des Zugangs für die Wissenschaften dar, die es vor allem mit sprachlichen oder schriftlichen „Gegenständen" zu tun haben; wieweit sie – evtl. in Konkurrenz zu anderen Verfahren – auch auf Ausdrucksvorgänge (also averbale oder präverbale „Zeichen") angewendet werden können, muß zunächst offen bleiben und kann wahrscheinlich nur für das Sinnverständnis des Einzelproblems (Tierreich?) diskutiert werden.

In einer ausführlichen Darstellung der AUSLEGUNGSLEHRE hat Betti (1962) folgende Formen unterschieden:
A. Auslegung im Dienste der reinen Erkenntnis –
1. philosophische Auslegung, 2. historische Auslegung, 3. technische Auslegung mit historischer Aufgabe;
B. nachbildende Auslegung – 4. Übersetzung, 5. ‚Interpretation' mit nachbildender Aufgabe (dramatische und musikalische Interpretation);
C. normative Auslegung – 6. juristische Auslegung, 7. theologische Auslegung, 8. psychologische Auslegung mit erkenntnismäßiger und normativ-praktischer Aufgabe.

Die nicht angeführten Merkmale einer MEDIZINISCHEN AUSLEGUNGSLEHRE wären dann aus mehreren dieser Auslegungsformen zu entnehmen und bedürften einer eigenen Gewichtung. Diese müßte von der ÜBERSETZUNG („Übersetzung der Klage", Bastiaans 1971), über die HISTORISCHE AUSLEGUNG (biographische Analyse), die PSYCHOLOGISCHE AUSLEGUNG (verstehende Persönlichkeitslehre) bis zu einer AUSLEGUNGSLEHRE der Organ- und Laborparameter reichen.

Die Frage, in welcher Weise zum AUSLEGEN ein VORWISSEN oder „anreichernde Techniken" herangezogen werden müssen, stellt das nächste Problem. In der Freudschen Psychoanalyse wird die „Einfallssammlung", sowie die Technik der „freien Assoziation" verwendet. In der Jungschen analytischen Psychologie gibt es die „Amplifizierung" und in anderen Kommunikationswissenschaften die „Beobachtung". Die Heranziehung von literarischem Vorwissen und Kenntnissen ist immanent; sie spielt in den sprach- und

- *was tue ich, wenn ich ein röntgenbild beurteile?*

  ich beschreibe (teile meine optische wahrnehmung über die verteilung der hell-dunkel-flecken mit): ich lege meine sinneseindrücke aus-einander und stelle beziehungen der formabgrenzungen und schwärzungsgrade her.

  diese auseinanderlegung kann zunächst noch ohne die beziehungssuche zu einer anderen (vorgegebenen) struktur, z.b. das wissen um die menschliche anatomie, geschehen. neuere, leichter verständliche verfremdung: betrachtung einer sonographie, eines echokardiogramms ohne wissen um die zusammenhänge. die schattenflecken lassen sich in ihrer gegebenen beziehung zueinander beschreiben, aber nicht interpretieren oder deuten.

  das wort verstehen scheint bei diesem schritt noch gänzlich unpassend.

- *die methodische isolierung der einzelnen ‚operation' hat wirklich nur einen erkenntnistheoretischen und didaktischen wert: nämlich den der rechenschaftsablegung oder reflexion über das, was ich gerade tue.*

  ohne vorwissen geht natürlich gar nichts. aber die reduktionsregeln der phänomenologie könnten hier falsch eingeschliffene selbstverständlichkeiten auflösen helfen.

textbetonten Wissenschaften, wie z.B. THEOLOGIE und JURA, eine größere Rolle als in den Wissenschaften, in denen der Gegenstand einer unmittelbaren Beobachtung (oder deren Modifikation: dem Experiment) zugänglich ist.

Angewandt auf unser Patientenbeispiel lassen sich zur Vertiefung des VERSTEHENS, z.B. der ersten Mitteilung, d.h. also zur VERIFIZIERUNG oder FALSIFIZIERUNG der aufgestellten Hypothesen zur Bedeutung dieser Mitteilung, mehrere Vorgehensweisen denken:

1. AUFGREIFEN und NACHFRAGEN: a) Herr Prof.X. schickt Sie? b) Sie sind geschickt worden?

2. ANREICHERUNG aus dem Gesprächsverlauf (Abwarten und Vergleich der Äußerungen aus diesem oder den nachfolgenden Gesprächsverläufen).

3. BEACHTUNG der AVERBALEN ÄUSSERUNGEN (Verhalten in der Vor-gesprächssituation, z.B. im Sekretariat, sonstiges Gesprächsverhalten).

4. HERANZIEHEN der VORGESCHICHTE (Mitteilungen und Beobachtungen zur Vorgeschichte).

5. VERGLEICH der Situation (Wie häufig bezeichnet sich der Patient als ein „Geschickter"?).

Wenn die Äußerung des Patienten nicht in einem unmittelbaren KOMMUNIKATIVEN Zusammenhang steht (ÄRZTLICHE SITUATION, in der der BEZIEHUNGSASPEKT zu beachten ist), sondern z.B. in der schriftlich fixierten Form des PROTOKOLLS oder eines TEXTES (wie er an dieser Stelle gegeben wird), lassen sich über denselben Sachverhalt auch linguistische Überlegungen anschließen.

Der Satz des Patienten lautete: „HERR PROF.X. schickt mich." Der Patient wählt also die *passivische Form* und benutzt die *volle Titulatur* des Überweisenden. (Das könnte „Zufall" sein – aber die Determination des sog. „Zufalls" ist ein eigenes Thema, dem die Psychoanalyse viele Beiträge geliefert hat). Der Patient hätte auch sagen können: „ICH KOMME VON PROF.X." Aus dem späteren Verlauf sowohl des Gespräches als auch der therapeutischen Sitzungen wird deutlich werden, wie bedeutsam (hinweisend) bereits solche scheinbar belanglosen Äußerungen sein können, und für das EINGANGSVERSTEHEN nutzbar gemacht werden könnten.

Im vorliegenden Fall aber war die offensichtliche Leidenssituation und der emotionale Druck des Patienten so groß, daß die *adäquate Form des Umganges* das weitere ZUHÖREN sein mußte. Es bestand also für den Untersucher keine freie Wahl zwischen den in etwa von 1) bis 5) aufgeführten denkbaren Möglichkeiten zur Erhellung der Situation. Diese Notwendigkeit muß als ein bestimmendes Merkmal in alle Analysen ÄRZTLICHER SITUATIONEN eingehen. Sie kann dazu verhelfen, die kategoriale Besonderheit der ÄRZTLICHEN VERSTEHENSLEHRE zu beschreiben.

eigentlich müßte ‚auslegen' zuerst besprochen werden.
danach ‚interpretieren',
dann ‚verstehen'.

am schluß käme als sonderpunkt das ‚applizieren'.

die hier gewählte reihenfolge habe ich übernommen.
auch r. vogt hat sie benutzt.

— *das ist nicht grammatikalisch passivisch, sondern die darstellung des patienten: prof. x. ist der ‚aktive'– ich, patient, führe nur aus.*

(und das, wie schon angedeutet, könnte ‚meinung' oder ‚kunstgriff' sein)

— *der begriff der notwendigkeit und ‚wie erkenne ich sie' taucht hier auf.*
not-wendigkeit.
not zu wenden.

sie ist das gegenteil von möglichkeit.

3. INTERPRETIEREN

interpretari (lat.) – den Mittler abgeben, auslegen, erklären, dolmetschen.
interpretatio – auch als Übersetzung von hermeneia (ARISTOTELES) als „Kundgabe" oder „Erklärung" benutzt.

INTERPRETIEREN ist damit nach dem VERSTEHEN der weiteste Begriff der Hermeneutik. Im Unterschied aber zu den ersten beiden beschriebenen Schritten des „Verstehens im engeren Sinne" und des „Auslegens" hat er eine besondere Beziehung zur WAHRHEIT oder WIRKLICHKEIT. Er muß auf diese ausgerichtet sein und erhält durch seine spezifische Möglichkeit zur rationalen, kritischen und ordnenden Verknüpfung wissenschaftslogisch einen Rang, der sich von der ARBEITSHYPOTHESE bis zur REGEL und zum GESETZ erstrecken kann.

Im erweiterten wissenschaftlichen Sprachgebrauch wird INTERPRETIEREN allerdings immer noch häufig synonym zu „Verstehen" und „Auslegen", auch zu „Erklären", benutzt. Diese breitere Verwendung verwischt die Unterschiede der spezifischen Untersuchungsschritte. Es scheint daher sinnvoll, mit Lay (1973) u.a. die Funktion des Interpretierens in einem engeren Sinne festzulegen, d.h. sie 1) als das „Einordnen des Ausgelegten in den Interpretationsrahmen mit seinem Interpretationsnetz und 2) als die Erkennung und Beschreibung eben dieses Interpretationsrahmens und -netzes (das aus dem VORWISSEN und den INTERPRETATIONSABSICHTEN besteht) zu verstehen.

Die Hauptunterscheidungen nach K.Mannheim (zit. nach Lay 1971, 1973) zwischen auf „Innenbetrachtung beruhenden Interpretationen" und auf „Außenbetrachtung beruhenden Interpretationen" führt in „entideologisiertem Interesse" (d.h. zur Vermeidung der Gefahren eines DOGMATISCHEN, IDEOLOGISCHEN und TRADITIONALISTISCHEN Vorverständnisses) zu den folgenden Interpretationsformen und -typen, die Lay (1973, Bd.II, S.351–360) ausführlicher beschreibt: 1. subjektive Interpretation, 2. objektive Interpretation (mit der historischen Relativierung des „objektiv"), 3. relative Interpretation, 4. bedeutungsgenetische Interpretation, 5. historisch-genetische Interpretation, 6. immanente Interpretation, 7. kausale Interpretation und 8. wertbeziehende Interpretation.

Für die systematische INTERPRETATIONSLEHRE werden demnach ebenfalls *Interpretationsgegenstand, Interpretationsabsicht, (-interesse), Interpretationsmethode* und *Interpretationsrechtfertigung* unterschieden. Im ursprünglichen Sinne kann sich INTERPRETATION also beziehen sowohl auf beliebige Naturgegenstände als auch auf Inhalte der „Geisteswissenschaften". Über viele Jahrhunderte ist sie am gebräuchlichsten gewesen und am ausführlichsten beschrieben worden für die Verstehenslehre von Mythen und theologischen, historischen oder juristischen Texten. Die Systematik der EXEGESE mit ihren Unterformen gründet auf diese Vorgehensweise. Bei der Interpretation von Gegenständen der belebten und unbelebten Natur ist es seit der Aufklärung üblicher geworden, nach der „Sammlung von Daten" (AUSLEGUNG), von DISKUSSION der Ergebnisse, ERÖRTERUNG, ERLÄUTERUNG oder ERKLÄRUNGEN zu sprechen. Immer aber ist die *Zusammenhangsuche* und die *Reflexion der Wertzuweisung* gemeinsam. Wenn die letztere – entgegen dem Wissenschaftsbegriff, wie wir ihn in Kap.IV.1 beschrieben hatten – nicht mehr einer kritischen Reflexion und Klärung unterzogen wird, entstehen

- *interpret oder ‚dolmetscher' ist für mich derjenige, der unter möglichster ausschaltung eigener vorstellungen die über-setzung eines textes in einen anderen vornimmt.*

  dadurch wird die unterscheidung vom deutenden interpreten klarer benannt.

- *verknüpfung zweier ‚systeme'?*

- *exegese klingt nun völlig theologisch.*
  gemeint ist: erklärung, auslegung, ausdeutung (von bibeltexten).

  exegesis (griech.): anführung, auseinandersetzung
  exegetes (griech.): ratgeber, ausleger, zeichendeuter

  im handbuch der wissenschaftstheorie (mittelstrass) gibt es dieses stichwort gar nicht mehr.

die antiwissenschaftlichen Grundpositionen des DOGMATISMUS, der IDEOLOGIEBILDUNG und des TRADITIONALISMUS.

Eine besondere Stellung nimmt unter den Interpretationslehren die sog. DEUTUNG ein. Sie hat sich – ausgehend von der antiken Wahrsagekunst – zu einer besonderen Technik der Verknüpfung in einem vorgegebenen Interpretationsrahmen entwickelt. Die Vielfalt des natürlichen und menschlichen Geschehens läßt sich je nach dem gewählten Bezugsrahmen „ausdeuten", wobei das Gewicht des gewählten Aspektes für die wissenschaftliche Interpretation und Wertzuweisung zur Diskussion steht.

In der PSYCHOANALYSE als einer hermeneutischen Theorie in der Medizin spielt die DEUTUNG sowohl theoretisch (für die Gestaltung der „Metapsychologie") als auch im praktisch-therapeutischen Geschehen eine hervorragende Rolle. Ob sie allerdings, wie in der Frühzeit der PSYCHOANALYSE für die Behandlung bestimmter Formenkreise neurotischer Störungen angenommen, auch in einem weiteren Sinne des psychotherapeutischen Umganges das gewichtigste Instrument der Sinnerhellung und Heilung ist, wird in jüngster Zeit immer mehr angezweifelt (s. auch Thomä u. Kächele 1985).

Die Fortführung der hermeneutischen Analyse unseres Beispieles (Eingangsszene der Untersuchung des Pat. M.) wäre also nach diesen Gesichtspunkten etwa folgendermaßen zu beschreiben:

Nach der Herstellung des ersten VERSTEHENSZUSAMMENHANGES, im „Text" ausdrücklich durch den ersten Satz des Patienten („Herr Prof. X. schickt mich zu Ihnen"), und der nachfolgenden AUSLEGUNG (Anreicherung durch „Einfälle", Ergänzungen, Vergleich und Verlaufsbeobachtung), kann sich die INTERPRETATION auf das gewonnene „Material" stützen und die angeführten *Verstehensmöglichkeiten* in verschiedenen *Interpretationsrichtungen* zu deuten versuchen. Die *Interpretationsabsicht* wäre das möglichst ADÄQUATE VERSTÄNDNIS DER SITUATION, die sich in *Arbeitshypothesen* mit verschiedenen Wahrscheinlichkeitsgraden festlegen läßt.

ad Verstehensmöglichkeit 1 (V_1):
(für den Satz „Herr Prof. X. schickt mich")

- „Ich hätte auch sagen können: Guten Tag".
  (Ich benutze eine beliebige Eingangsfloskel.)

Aus dem Vergleich mit anderen Eingangsszenen, theoretischem Vorwissen, der weiteren Verlaufsbeobachtung des Gespräches und dem Bezug auf den Interpretationsrahmen des psychoanalytischen Wissens um die Mehrfachdeterminierung des sog. „manifesten Inhaltes" der Mitteilung, ist es in diesem Fall möglich, zu interpretieren:

- Verstehensmöglichkeit 1) ist sehr unwahrscheinlich. Der erste Satz des Herrn M. in der Untersuchungssituation hat eine Bedeutung.

ad Verstehensmöglichkeit 2 (V_2):

- „Bitte weisen Sie mich nicht ab."
  (Ihr Kollege, Prof. X. hat mich zwar schon untersucht, aber abgewiesen, bzw. weitergeschickt.)

- *was tut der deuter?*

wenn alexander der große auf seinem feldzug gegen die phönizier die bocksfüßige gestalt eines satyrs träumt, übersetzt der traumdeuter dieses ‚bild' in die aktuelle situation (emotionalität von alexander): sa tyros – tyros (die stadt) wird dein sein.

die frage, ob nun der traum zuerst übersetzt hat (nämlich den wunsch alexanders in das bild) und der deuter diese traumarbeit (freud) nur rückgängig macht,
oder ob die teleologie der weltgeschichte diese geschichte im nachhinein zum mythos stilisiert hat,
muß letztlich offen bleiben.

die psychoanalytische deutung, die viele andere belege zu diesem thema gesammelt hat, würde das erstere für wahrscheinlicher halten.

- *die psychoanalytische deutung zielt letztlich auf die herstellung eines plausiblen, verständlichen und im besten sinne ‚evidenten' zusammenhanges vorher unverstandener einzelheiten – wobei allerdings die psychodynamik des ‚widerstandes' (weshalb, warum, wozu?) eine besondere rolle spielt.*

Die Interpretation dieser Verstehensmöglichkeit setzt die Zurückweisung von V_1 voraus. Das hermeneutische Abwägen handelt jetzt nicht mehr davon, *ob* der Eingangssatz überhaupt einen Sinn hat, sondern *welchen* Sinn er (vorrangig) ausdrücken könnte. Wiederum wird aus dem angeführten Material deutlich, daß sich eine solche Verstehensmöglichkeit nur schwer evident machen läßt: Herr M. rechnet fast mit einer Abweisung; er konstelliert sie durch die Art seiner Selbstdarstellung in einem hohen Maße. Daß diese Konstellation einen sehr ambivalenten Hintergrund hat, kann also bereits durch die Eingangsszene angedeutet sein, läßt sich aber erst aus der Fortsetzung des Gespräches voll belegen. Eine Verschiebung des Konfliktes bzw. eine Ersatzlösung hätte es bedeutet, wenn der Untersucher weniger die Ambivalenz als das vordergründige „Angebot" des Patienten aufgenommen hätte: „Prof. X. schickt mich eigentlich nur zu Ihnen, damit Sie mir eine Bescheinigung für ein geeignetes Heilverfahren geben."

– Verstehensmöglichkeit 2) muß auf zwei verschiedenen Ebenen interpretiert werden:
   a) nach dem *manifesten* Verhalten möchte Herr M. mit einer Ersatzlösung versorgt und bezüglich der weiteren Kontaktmöglichkeit abgewiesen werden,
   b) in der *Latenz* sucht er verzweifelt-resigniert Hilfe und „erprobt die Situation".

ad Verstehensmöglichkeit 3 (V_3):

– „Sie brauchen mich nicht mehr körperlich zu untersuchen."
  (Prof. X. hat schon „alles gemacht".)

In diesem Satz würde eine gewisse Selbstverständlichkeit ausgedrückt werden, die bereits durch den Überweisungsmodus gegeben ist. Gleichzeitig bedeutet er einen „beschränkten Auftrag" und damit eine partielle Bevormundung des Untersuchers. Er könnte aber auch den Auftrag des Patienten signalisieren: Sie brauchen sich mit mir keine große Mühe mehr zu geben, die wichtigsten Untersuchungen (meines Gesundheitszustandes) sind schon gemacht worden.

Auch hier zeigt der Verlauf des Gespräches, daß dieser Aspekt für den Patienten einen sehr geringen Stellenwert hat. Er teilt bereitwillig die früheren erhobenen Befunde mit und wäre auch zu weiteren Untersuchungen bereit (vorausgesetzt, daß diese eine Stärkung seiner Position gegenüber der Krankenkasse bezüglich der Genehmigung eines Heilverfahrens bedeuten würden).

– Verstehensmöglichkeit 3) ist unwahrscheinlich, bzw. nicht zutreffend.

ad Verstehensmöglichkeit 4 (V_4):

– „Ich bin geschickt worden".
  (Von selber wäre ich nicht zu Ihnen gekommen. Ich bin nur gekommen, weil es mir Prof. X. geraten hat.)

kontext – 127

In dieser Formulierung klingt die *Ambivalenz* des Patienten („Es nützt doch alles nichts mehr") sowie die Erinnerung an seine *Vorerfahrungen* („Psychotherapie hat mir nichts gebracht") und sein *Widerstand* gegen die genauere Mitteilung seiner verzweifelten Lage (Beschämung, Kränkung, Hoffnungslosigkeit) an. Durch die Einführung von Prof. X. als „Schickendem" kann er den Kompromiß eingehen, zwar in die Sprechstunde zu kommen, sich aber gleichzeitig selber wieder herauszunehmen. Als *Erkundungsverhalten* wäre dieses Vorgehen in einem doppelten Sinne „geschickt" – es würde ihm sowohl die Beibehaltung der eigenen Reserve und einer gewissen Enttäuschungsprophylaxe ermöglichen, als auch gleichzeitig ein mögliches Angebot ohne erneute Beschämung (mit Vorbehalten) anzunehmen.

- Verstehensmöglichkeit 4) ist sehr wahrscheinlich. Sie enthält einen Zugang zur Konfliktlage des Patienten.

Genau genommen, besteht zunächst nur die Behauptung einer solchen Wahrscheinlichkeit. Die Belege müssen aus dem Verlauf gewonnen werden.

Weiterhin erschöpfen natürlich die angeführten Verstehensmöglichkeiten nicht das gesamte Spektrum der Situation. Es würden sich sicher noch weitere Formulierungen zu der Art des Hilfesuchen-Verhaltens des Patienten und seinem auch „schlauen" Neugierverhalten trotz aller Resignation finden lassen. Die formulierten Beispiele sollen nur die Grundzüge von verschiedenen Verstehensmöglichkeiten der SZENE (s. Argelander 1970) oder des TEXTES deutlich machen.

Gewisse Ähnlichkeiten mit den *phänomenologischen Methoden* werden ebenfalls sichtbar, insbesondere bei dem Schritt des Aus-legens, der der Anreicherung der Frage- oder Problemstellung dient. Die Empfehlung zur zweifachen „Reduktion" könnte die – möglichst wirklichkeitsnahe – Interpretation vorbereiten helfen. Allerdings würde diese, als interpretierende, erklärende und sinngebende Intention, nicht mehr in den phänomenologischen Bereich fallen. Hier werden die Berührungspunkte mit den *empirischen Methoden* deutlicher. Insgesamt aber entscheiden sich die Fragestellungen vor dem GEGEBENEN PROBLEM und der damit zusammenhängenden Entscheidung für die ADÄQUATE METHODE.

4. APPLIZIEREN

applicare (lat.) – anfügen, anschließen
applicatio – Hinwendung, Zuwendung

Die Applikation, d. h. also die Hin- oder An-wendung des mit Hilfe der Interpretation Erkannten kann einerseits einen pragmatisch-technischen Aspekt haben,

− *in welcher weise ist diese verstehensmöglichkeit nun tatsächlich auch 'evident' geworden?*

die belege müßten aus dem verlauf gewonnen werden, aber:
die kriterien für einen im ärztlichen sinne 'geglückten verlauf' sind schwer zu bestimmen.

der einfachste ausweg ist immer die zahl: der patient hat statt seines 59. lebensjahres noch das 61. erreicht (1985) und das 63. (1987).

die beobachtung des lebensweges des patienten zeigt, daß er nicht 'aufgegeben' hat. statt des konkurses hat er einen vergleich erstritten.

aber die 'innere bilanz' könnte trotzdem schlecht geblieben sein.
das kriterium der dankbaren zustimmung ist ebenfalls heikel.

− *die anwendung ist das eigentliche feld des arztes.*

trotzdem bleibt: bevor er 'anwenden' kann, muß er gelernt haben und das ausmaß, das gewicht, die verteilung dieses gelernt-habens ergibt das eigentliche problem.

wer bestimmt die gewichte?

andererseits aber auch zur weiteren Erkenntnisgewinnung (ex iuvantibus) benutzt werden.

Im HERMENEUTISCHEN ZIRKEL ergibt sich durch die Reflexion des Vor-gewußten und die Anwendung des neu Hinzu-gewußten (Erkannten) die Möglichkeit zu einer zunächst kreisförmigen, später spiralförmigen Erkenntnisbewegung (s. auch Gadamer 1960).

Die Anwendung der Interpretationen ad 1), 2) und 3) unseres Patientenbeispieles auf die ÄRZTLICHE SITUATION schließt weitreichende Konsequenzen ein. Zunächst ist es deutlich, daß die von uns in langwierigen und umständlichen kognitiven Klärungsprozessen abgeleiteten Erkenntnisse in der realen Situation auf ganz andere Weise wirksam oder auch verfehlt werden. Die Wahrnehmungs- und Orientierungsreaktion des Untersuchers wird in Bruchteilen von Sekunden durch die Art seiner Aufmerksamkeit, seines Vorwissens und seiner Interpretationsfähigkeit gesteuert.

In unserem Fall des Pat. M. bestanden im wesentlichen die beiden Möglichkeiten a) der Beantwortung der „Anfrage" des Patienten im manifesten Verhaltenskontext (mit der direkten oder indirekten Abweisung durch das Eingehen auf die Heilverfahrensbescheinigung) oder b) der Beantwortung durch die Aufnahme der latenten Signale der Suizidalität. Die erstere Lösung hätte die Wahrnehmung bzw. Interpretation der Situation nach V_{2a} und V_3 vorausgesetzt; die zweite die Akzeptanz außer von V_1 auch die von V_{2b} und V_4.

Die unmittelbare, in der Situation des ersten Gespräches nur teilweise durchreflektierte Beantwortung des Untersuchers ist in Kap. III beschrieben worden. Sie führte zu einer Prolongierung des Bescheinigungswunsches und der Festlegung eines weiteren, allerdings „lockeren" Gesprächsangebotes (Einzelheiten s. Kap. XI). Die Verpflichtung des Patienten, vor der definitiven Ausführung der suizidalen Handlung unter allen Umständen, auch außerhalb sonst festgesetzter Termine, das Gespräch mit dem Untersucher „noch einmal" zu suchen, erwies sich als die gewichtigste Kontaktbrücke („Ankoppelung", „Anbindung" usw.).

Die APPLIKATION des Interpretierten setzt also auf der einen Seite das Bereitliegen eines möglichst breiten Vorwissens oder Wahrnehmungsrasters voraus, andererseits die Bereitschaft zur völligen Neuorientierung in der gegebenen konkreten ÄRZTLICHEN SITUATION.

Die Wahrnehmungsfähigkeit und die Breite des Vorwissens ist oft als „ärztliches Geschick", „intuitive Begabung" oder „Kunst der Menschenkenntnis" angesprochen worden. Damit wird diese gerade für den täglichen ärztlichen Umgang so notwendige Fertigkeit in den Bereich der „schicksalhaften Gegebenheiten" verwiesen („Man hat es oder man hat es nicht"). Bei differenzierterer Betrachtung stellen sich solche Zuweisungen oft als Schutz- oder Abwehrmanöver gegen als „schwierig" oder „unangenehm" phantasierte Bemühungen um das Erlernen dar. Diese Hindernisse haben viele Determinanten, die ebenfalls reflektiert und dann als begründet akzeptiert oder unbegründet verworfen werden müßten. Es zeigt sich dann, daß sich VERSTEHEN ebenso erlernen läßt, wie jede andere Fertig-

in der einleitung habe ich es deutlich gesagt, daß der seitenumfang dieser kapitel keine unmittelbare beziehung zum gewicht für die spätere anwendung hat.

aber das umgekehrte könnte auch richtig sein.
idealerweise müßte das problem des patienten die art und das gewicht der ärztlichen zu-wendung bestimmen.

das setzt den ‚mündigen' patienten voraus.
und damit die utopie von der ‚gesunden' erkrankung:
jede krankheit entmündigt.

die stellvertretung des arztes ist damit gefragt.

keit im ärztlichen Bereich. Allerdings – und da trifft die „Begabungshypothese" wieder zu – ist die äußerste Ausprägung, die „letzte Fertigkeit", wiederum nicht nur als Konsequenz einer angestrengten Bemühung, sondern die Resultate von begabungsabhängigen Anlagen und ihrer Entwicklung, wie in jeder anderen Ausübung eines technischen, künstlerischen oder sozialen Berufes.

DIE DIALEKTISCHEN METHODEN

διαλέγομαι (griech.) – überdenken, erwägen, sich unterreden, auseinandersetzen

διαλεκτική ἐπιστήμη – die der Logik und Rhetorik verwandte Kunst, vorgetragene Meinungen auf ihre Gründe hin im Gespräch zu prüfen.

DIALEKTIK meint also im ursprünglichen Sinn eine sich im Gespräch vollziehende Klärung von Meinungen und Gedanken in Richtung auf ihren Wahrheitsgehalt. Bei Platon und Aristoteles steht sie im Gegensatz zu dem rhetorischen Streitgespräch der ERISTIK. In der mittelalterlichen Rhetorik wird vor allem an dem argumentationstheoretischen Rahmen festgehalten; bei Kant gilt sie als die Lehre von den bloß wahrscheinlichen Schlüssen. In der Hegelschen Philosophie wird sie, über den Rahmen einer Methodik der Wahrheitsfindung hinaus, zur Grundlage eines umfassenden Denksystems, das von der Entwicklungsgeschichte des Menschen bis zu den Betrachtungen der Naturvorgänge alle Bereiche des Weltgeschehens erfaßt. K. Marx stellt diesen denkerischen Anspruch wieder „auf die Füße", indem er das dialektische Prinzip auf die Bedürfnisanalyse und die gesellschaftlichen Entwicklungen anwendet. In neuerer Zeit hat sich die „Frankfurter Schule" (Horkheimer, Adorno, Habermas) mit der sog. „kritischen Theorie" um die Entpolitisierung und Entideologisierung der dialektischen Methoden bemüht und sie vor allem auf die Gegenstände der Sozialwissenschaften angewendet.

DIALEKTISCHES DENKEN wird auch als DISKURSIVES DENKEN beschrieben. Der DISKURS als fortlaufende Rede und Gegenrede stellt das Modell des fortschreitenden Erkenntnisprozesses dar. Diskursives Denken wird im Gegensatz zu intuitivem Denken verstanden.

Die Lehre vom DIALOG macht einen weiteren Bereich der DIALEKTIK aus. Sie meint vor allem die Klärung der Gesprächsformen, die kommunikationstheoretische Bedeutung haben. Diskurs und Dialog werden als die Gesprächsformen der rationalen Klärung und des einfühlenden Verstehens unterschieden. Die sog. DIALOGISCHE PHILOSOPHIE (M. Buber 1954; G. Marcel 1954 usw.) betont die besondere Beachtung der zwischenmenschlichen Beziehung (s. auch Kap. VI).

Die gemeinsamen Grundzüge der DIALEKTISCHEN METHODEN bestehen also in der durch das Gespräch (oder eine gesprächsähnliche Kommunikation, wie z. B. der schriftlichen Mitteilung) getragenen Form des Fortschreitens von Erkenntnis durch die Aufstellung einer THESE (Behauptung, Meinung), der Formulierung einer ANTITHESE (gegenteilige oder gegensätzliche Behauptung) und der Gewinnung einer SYNTHESE neuer Erkenntnisschritte. Diese kann eine andere Qualität

– zu dem exkurs über die ‚erlernbarkeit' der psychotherapie komme ich hier nicht mehr.

im grunde müßte es heißen: über die erlernbarkeit des umganges miteinander.

– wie sind sie eigentlich auf die dialektik gekommen?
fragte gestern einer der kollegen.

eine frage, die mich zunächst einmal überraschte.
seit vielen jahren gehört die dialektik zu meinem selbstverständlichen repertoire.

r. vogt hatte sie von sich aus aufgegriffen.
christian murmelte immer wieder einmal so etwas, was dann mehr in die richtung des ‚rückverhaltens' ging.

meine eigentliche beziehung war ursprünglich rein aversiver natur.
ich hatte mich in den 50er jahren besonders mit dem marxismus beschäftigt und mir stalins sämtliche werke besorgt (um meinen freund k. widerlegen zu können!)

dabei stieß ich auf die ‚dialektik der natur' und den dialektischen materialismus, der sich von dem klügeren hegel ableitete. thesis-antithesis-synthesis war eingängig, aber – wie mir schien – etwas ‚primitiv'.
schopenhauers kritik der ‚hegelei' sagte mir mehr zu.

beim überdenken der methodischen ansätze für die antrittsvorlesung schabte ich dann an der kruste von aversivität. und die großen vorzüge dieser denkstrategie aus dem jeweils zu suchenden gegenteil wurden mir schlagartig bei der falldarstellung des herzneurotikers klar.

– ‚dialektisch' klingt aggressiv und destruktiv.
‚dialogisch' freundlicher und konstruktiv.

sind das nur vorurteile?

besitzen als These und Antithese. Die *Antithese* ist dabei nicht eine einfach-willkürlich aufgestellte „andere" Behauptung sondern setzt den *inhaltlichen und formalen Bezug zur These* voraus und kann nur in diesem als Gegensatz oder Gegenteil formuliert werden.

Was ist GEGENSATZ und GEGENTEIL? Die Frage ist schwieriger zu beantworten, als es zunächst scheint. Auf ein Beispiel aus der Farbenlehre bezogen: Ist „Weiß" das Gegenteil von „Schwarz"? Oder ist „Nicht-schwarz" das Gegenteil von „Schwarz"? Gibt es überhaupt ein „Gegenteil" von „Schwarz" oder „Weiß", wenn beide eine Qualität in sich darstellen?

Der Sprachgebrauch behauptet solche Gegensätzlichkeiten und findet sie „stimmig", d.h. zur Verständigung geeignet. Die Wahrnehmung „weiß" wird von fast allen Menschen als gegensätzliche Wahrnehmung zu „schwarz" angesprochen, jedenfalls eher als z.B. die Wahrnehmung „rot", die auch – wie weiß – als „Nicht-schwarz" bezeichnet werden könnte. So ist bei der Analyse der Zusammenhänge von Strukturen immer die Suche nach einem die Gegensätze inhaltlich und formal verbindenden Prinzip von Bedeutung. Dieses Verbindende besteht in der Farbenlehre für „weiß" und „schwarz" in der Kennzeichnung „unbunte Farben".

Die gedankliche Bewegung in polaren Strukturen ist daher eine dem dialektischen Denken verwandte Methodik. Für einen in der Anschaulichkeit des Denkens vor allem wurzelnden Forscher wie Goethe war z.B. die Wahrnehmung und Beschreibung von POLARITÄTEN eine der wichtigsten Erkenntnisformen. POLARITÄT schließt für ihn sowohl die Lebensbewegungen der physikalischen als auch der biologischen Natur ein. Die Dynamik der Bewegung, das Oszillieren von zu beschreibenden Kräften zwischen den POLEN, ist für ihn eines der Kennzeichen des Lebens.

Die Aufstellung von ANTINOMIEN durch Kant gehören ebenfalls in diesen Zusammenhang. Sie bedeuten die Festschreibung und Anerkennung von nichtauflösbaren WIDERSPRÜCHEN im Erkenntnisprozeß und damit gleichzeitig die Begrenzung der kognitiv-rationalen Erklärungsmöglichkeit. In der heutigen Wissenschaftstheorie werden vor allem die LOGISCHEN von den SEMANTISCHEN ANTINOMIEN unterschieden. Die ersteren sind prinzipiell nicht auflösbar, die letzteren lassen sich durch die Analyse ihres semantischen Bezugssystems auf wahre oder falsche Sätze reduzieren (s. auch D. Wyss 1986).

Im Unterschied zu den phänomenologischen und empirisch-analytischen Methoden geht also der dialektische Erkenntnisprozeß zwar auch von einer Beobachtung oder Meinung (THESIS) aus, strebt aber die kritische Klärung nicht durch die Erweiterung der Beobachtung, den Vergleich oder das Experiment an, sondern durch die gedanklich-rationale Gegen-Bestimmung. Die Formulierung der ANTITHESIS gründet damit auf dem VORWISSEN und den Möglichkeiten des VERSTEHENS, wie es bei den hermeneutischen Verfahren beschrieben worden war. Für die Erkenntnisgewinnung der SYNTHESIS benutzt sie darüber hinaus Elemente der ebenfalls dort beschriebenen INTERPRETATION. Wissenschaftstheoretisch läßt sich also eine gewisse Verwandtschaft der hermeneutischen und dialektischen Verfahren feststellen.

Wenn wir jetzt auf das Fallbeispiel unseres Patienten M. zurückkommen, so läßt sich folgende Möglichkeit eines dialektischen Vorgehens beschreiben:

- der satz vom widerspruch (verhältnis zweier aussagen, die
  entgegengesetztes behaupten und daher nicht beide zugleich wahr sein
  können) – was sagt der eigentlich?

  zunächst: ‚nein'.

  nein und ja sind auch menschliche grundbezüge
  (s. rené spitz).
  zustimmung und ablehnung.
  einfügung und widerstand.

  entwicklungspsychologisch gehört das nein-sagen zu den ersten beiden
  trotzphasen (3. und 5. lebensjahr).
  als dritte trotzphase muß man wohl die pubertät ansehen
  (und die vierte gibt es nur für den akademiker!)

  die frage also, in welcher weise die möglichkeit zu einem dialektischen
  reagieren, insbesondere der stärke, ausgewogenheit oder
  unausgewogenheit, entwicklungspsychologisch präformiert ist, dürfte auch
  für die logik nicht ganz unerheblich sein.

  das systematische ‚nein' würde dann den entwicklungsprozeß zur
  selbständigkeit en miniature wiederholen.

  meine wurzel zum trotz muß wohl wenig destruktiv gewesen sein.

  das frühe ‚nein' hatte eher die form:
  ja, aber nicht so für mich.
  ich möchte es anders, stört mich nicht dabei.

  außerdem ist es oft sehr zweckmäßig, es ‚anders' zu machen: die straßen
  sind leerer, wenn man ‚antizyklisch' zur arbeitsstelle fahren kann.

  im dialektischen prinzip liegt darüber hinaus noch die möglichkeit zur
  einigung: ja – nein, aber nicht so (v. v. weizsäcker).

- ambiguité – als leitwort von merlean-ponty kam es über plügge zu christian.
  er benutzte es im unterschied zu ‚ambivalenz'.

Eine der ersten Feststellungen des Untersuchers war die Beobachtung gewesen „Der Patient sieht schlecht aus".

Diese Beobachtung war – unabhängig von den ebenfalls besprochenen Verbalisationen der Eingangssituation – Anlaß zu einer phänomenologischen Betrachtung (Was heißt: „schlecht aussehen"? Welche Befindlichkeit liegt vor?) und zu einem empirisch-analytischen Ansatz („Herr M. sieht schlecht aus" – „Herr M. ist blaß") gewesen. Wenn wir jetzt den zweiten Teil der Ausgangshypothese für die empirisch-analytische Untersuchung wegen ihrer Abgrenzbarkeit und unmittelbaren Überprüfbarkeit zur Ausgangsbeobachtung für die dialektische Untersuchung machen, so läßt sich formulieren die

THESE:
„Herr M. ist blaß."

und die inhaltlich und formal gegenteilig bezogene Aussage, hier als semantische Negation, die

ANTITHESE:
„Herr M. ist nicht blaß. Er hat eine normale Gesichtsfarbe."

Der dialektische Prozeß ergibt sich aus dem Ablauf einer Gesprächsfolge, in der z.B. a) die möglichen Bedingungen für die Wahrnehmung „blaß" oder „nicht-blaß", b) das mögliche Vorwissen über diese Bedingungen und c) auch die Täuschungsmöglichkeiten der sinnlichen Wahrnehmung diskutiert werden müßten. Wenn die Rede und Gegenrede zu dem Vorschlag einer Überprüfung der Beobachtung, z.B. durch Vergleiche (mit anderen Personen, anderen Beleuchtungsverhältnissen o.ä.) oder durch das Experiment (Messung von Laborparametern usw.) führen würde, ehe die SYNTHESIS formuliert wird, wäre der Erkenntnisprozeß dem empirischen Vorgehen sehr ähnlich. Wenn er aber durch den bloßen Austausch von ARGUMENTEN, die durch die Vorerfahrung und das Vorwissen der Diskutanten bestimmt sind, zu einer SYNTHESIS führt, liegt der „reine" dialektische Prozeß vor.

Im vorliegenden Fall läßt sich entweder ein „innerer Dialog" des Untersuchers in dem beschriebenen Sinne denken, oder auch der gedankliche Austausch mit einem Kollegen. Dieser Gedankenaustausch könnte z.B. Gesichtspunkte einschließen wie: Vielleicht ist die Beleuchtung im Untersuchungszimmer so ungünstig, daß der Patient „blasser" aussieht; vielleicht könnte die Wahrnehmung „blaß" durch eine Generalisierung des niedergeschlagenen, depressiven Eindruckes zustandegekommen sein; vielleicht hat seine Mitteilung „blaß" gewirkt; vielleicht ist der Patient gar nicht so „blaß" in seiner testenden Zurückhaltung, vielleicht drückt sich in der Antithese die deutlichere Wahrnehmung seiner sthenischen Ambivalenz aus?

Bei der Würdigung solcher Argumente könnte der dialektische Prozeß münden in die

- gibt es auf der ebene der laborparameter überhaupt einen dialektischen prozeß?

(was ist das gegenteil von 100?)

oder: läßt sich diese methodische operation im bereich des messenden vorgehens nur in form der bildung und verwerfung von hypothesen nachvollziehen?

versuch am beispiel:

die <u>these</u> des kollegen a am krankenbett lautet: das hb des herrn m. ist erniedrigt ($< 16 \pm 2$ g/ml).

die <u>antithese</u> des kollegen b lautet: das hb des herrn m. ist erhöht ($> 16 \pm 2$ g/ml).

die <u>synthese</u> setzt die entscheidung durch die messung voraus und verlagert die ebene der fragestellung: das hb des herrn m. ist normal (meßwert = 15,5 g/ml), aber es könnte schwanken.

<u>conclusio:</u> die messung muß unter verschiedenen bedingungen wiederholt werden, und falls sich die normalwerte bestätigen sollten, eine neue (hypo-?)these eingeführt werden.

SYNTHESIS:
„Herr M. sieht in der Tat ‚schlecht' aus. Er ist aber nicht so blaß, daß das Hämoglobin sogleich bestimmt werden müßte. Es ist wichtiger, sich zunächst um die Zusammenhänge seines Befindens zu kümmern."

Ein solcher Untersuchungsvorgang führt also u. a. zu einer Gewichtung in der Dringlichkeit und Reihenfolge möglicher Untersuchungen und ärztlicher Interventionen. Er stellt damit – sehr vereinfacht – ein Modell für viele Untersuchungsabläufe in der ärztlichen Praxis dar. Der dialektische Prozeß kann dabei nicht nur als theoretische Begründung für die Art und Breite der differentialdiagnostischen Aufmerksamkeit dienen, sondern auch das praktische Handeln entscheidend beeinflussen. Er ist geeignet, festgelegte Wahrnehmungsraster des ärztlichen Verhaltens in Frage zu stellen und Neuorientierungen möglich zu machen. Allerdings ist die Fähigkeit zu seiner Anwendung – selbst bei einer „kritischen" Grundeinstellung des Arztes – nicht ohne weiteres gegeben. Er muß gelernt und systematisch geübt werden. Sein Stellenwert im Gesamtgefüge der ärztlichen Wissenschaft muss im Zusammenhang mit den anderen vorgestellten Methoden besprochen werden.

SCHLUSSFOLGERUNGEN FÜR DIE GRUNDLEGUNG EINER ÄRZTLICHEN THEORIE UND IHRER METHODENLEHRE

Nach der Darstellung der Grundlinien dieser wissenschaftstheoretischen Leitgedanken soll noch einmal die Frage des Verhältnisses von THEORIE und METHODE in der Medizin aufgegriffen werden.

Was ist THEORIE?

In welchem Verhältnis stehen THEORIE und METHODE?

THEORIE (griech.: θεωρία) meint „Schau", „Sicht". Damit ist in einem allgemeinen Sinne das durch Denken gewonnene System von Aussagen zu einem möglichst widerspruchsfreien Zusammenhang von Gründen und Folgen gemeint. Im speziellen Sinne sind Theorien bestimmte umschriebene Anschauungen über bestimmte Sachverhalte und stehen dann in der Nähe von HYPOTHESEN, REGELN oder GESETZEN. Die THEORIE, vor allem in dem allgemeinen Sinne, ist also ein wissenschaftstheoretisches Konstrukt, das einen hohen ERKLÄRUNGSWERT beansprucht.

THEORIEN werden gebildet „aus der Hypothese samt der Deduktion der Erscheinungen, zu deren Erklärung die Hypothese gemacht wurde" (Wundt). „Da Theorien gedankliche Bindeglieder der Erscheinungen sind, können sie nicht direkt empirisch bewiesen werden. Sie erhalten aber ein höheres oder niederes Maß an WAHRSCHEINLICHKEIT, je nachdem, ob viele oder wenige empirische Befunde mit ihnen übereinstimmen, im günstigsten Fall kommt ihnen fast der Charakter der Denknotwendigkeit zu" (zit. nach Dorsch 1982).

– *das wäre die argumentation zum gewicht der beobachtung „herr m. ist blaß".*

nicht zur aufklärung oder wahrheitsfindung bezüglich der ursache blässe.

in gewisser weise bedeutet eine solche synthesis die verschiebung des problems (von der ebene blaß/nicht blaß auf die ebene „wie dringlich ist die beantwortung der frage?")

Teilbereiche von THEORIEN werden auch als MODELLE bezeichnet (s. Vogt 1979; Schaefer 1983). Die verschiedenen Modalitäten des Modellbegriffes hat Selg (1971) nach Realitätsgraden zu gruppieren versucht. Andere Beziehungen bestehen zur ABBILDUNG und zum Begriff des PARADIGMAS (Kuhn 1976). Letzterer charakterisiert – über die einzelne Theorie hinausgehend – die Gemeinsamkeit eines wissenschaftstheoretischen Konzeptes mit Begriffen, Fragestellungen, Kontrollen, incl. der nicht hinterfragten Postulate.

Für die Medizin ist die Frage nach dem GÜLTIGKEITSBEREICH von THEORIEN weitgehend offen:

Kann es überhaupt eine THEORIE DER ÄRZTLICHEN HEILKUNDE in einem übergreifenden Sinne geben?
Oder verbietet sich die Fragestellung allein schon wegen der Vielfältigkeit der gegebenen Aspekte?

Gehört es zur ANTHROPOLOGIE der Medizin, daß sie keine einheitliche Theorie entwickeln kann, daß sie aus einer PLURALITÄT von Theorien bestehen muß und damit methodisch zu den EKLEKTISCHEN WISSENSCHAFTEN gerechnet werden muß?

Wenn wir auf die AUSGANGSBESTIMMUNG von Wissenschaft als „Bereitschaft zur grenzenlosen Erkenntnis" (Jaspers) zurückgehen und damit die Bestimmung für den AUSÜBENDEN weder vom Gegenstand, noch von den Methoden und Ergebnissen (Theorien) ableiten, sondern von einer spezifischen – offenbar nur dem Menschen möglichen – EINSTELLUNG (GRUNDHALTUNG), die sich von den anderen beschriebenen Einstellungen unterscheidet, so ließe sich möglicherweise auch die ÄRZTLICHE GRUNDHALTUNG neu definieren. Es wäre zu fragen, ob sich diese als wissenschaftlich verstehen könnte, oder welche Anteile als un-, vor- oder antiwissenschaftlich beschrieben werden müssen.

Diese Frage kann hier nur indirekt beantwortet werden. In Kap. IV.2 (S.76) waren zwei Bestimmungen von MEDIZIN angeführt worden. Für diese lassen sich zwei THEORIEN DER MEDIZIN ableiten, die in ihrer polaren Struktur als KONKRETE UTOPIE (nach Bloch) oder als REALITÄTSBESTIMMUNG (Status quo) zu kennzeichnen sind und die EINSTELLUNGSFRAGE einschließen.

ad *Bestimmung 1:*
MEDIZIN IST GLEICHBEDEUTEND MIT HEILKUNDE.
DER MEDIZINER IST ARZT.

Diese THEORIE DER MEDIZIN würde etwa wie folgend lauten:

Der Gegenstand der MEDIZIN ALS WISSENSCHAFT ist der „kranke Mensch". Er wird als PERSON mit Hilfe der jeweils ADÄQUATEN METHODEN untersucht und behandelt.

Die Medizin als auf den (ganzen) Menschen gerichtete Wissenschaft ist eine *eigenständige Universalwissenschaft*. Sie ist durch ihren Gegenstand definiert und entwickelt aus der durch diesen gegebenen Aufgabe (Erkenntnis des Menschen, seinen Erkrankungen und Möglichkeiten der Behandlung) eine eigene ÄRZTLICHE METHODIK. Dabei bedient sie

- der modellbegriff wird in der medizin fast häufiger verwendet als der theoriebegriff.
  das liegt an dem etwas geringeren anspruch, der größeren anschauungsnähe und dem vorzug der analogiebildung. in der psychosomatik sind ‚modelle' fast immer theoretische konstruktionen mit dem stellenwert von arbeitshypothesen.

- der ‚paradigmawechsel' ist seit kuhn das schlagwort vieler jungbewegter psycho-mediziner und psychologen geworden.
  in der tat hat sich durch die gruppen- und familienkonzeption vieles geändert. das ‚systemische' ist hoffähig geworden.
  aber ‚kopernikianisch' sind diese ‚wenden' nicht. kopernikianisch in der psychologie und medizin war höchstens die neue sicht des unbewußten gewesen.

- muß nicht jede wissenschaft eklektisch sein, wenn sie sich von der methode her versteht?
  deshalb ist mir die bestimmung durch den ‚gegenstand' so wichtig. sie läßt raum für die vielfältigsten methoden und ergebnisse.

- ich würde gerne die wünschenswerte ärztliche einstellung als ‚wissenschaftlich' bezeichnen.
  anti-wissenschaftliche elemente sollten ausgeschieden und die un- oder vorwissenschaftlichen anteile in ihrer bedeutung, vor allem für den handlungsaspekt, erkannt und benannt werden.

  die so festgelegte ‚wissenschaftliche einstellung' sollte das rollenverhalten des arztes bestimmen, nicht seine ‚totalität' als mensch. die erkenntnis des ärztlichen paradoxes und seine konsequenzen erlauben den übergang zu anderen einstellungsformen: zur künstlerischen als ausdruck von wahrnehmungs- und gestaltungsfertigkeiten, der literarischen als ausdruck der distanzierenden formulierungs- und mitteilungslust und der gesellschaftlichen als politische entscheidungslust.

  das arztsein selber muß reflektierbar und überprüfbar, und – nach möglichkeit – auch wiederholbar sein.
  zum unterschied:
  ein „heiler" braucht nur heilend wirksam zu sein.

- wenn ich das wort ‚arzt' in diesem zusammenhang gebrauche, meine ich es synonym zu dem wort ‚therapeut' (s. auch kap. XI).

  die feinheiten der unterscheidung (‚ärztlicher' und ‚nicht-ärztlicher' therapeut) sind im gesundheitspolitischen rahmen von bedeutung; an dieser stelle möchte ich sie ausklammern.

sich bestimmter Methoden und Ergebnisse anderer selbständiger Wissenschaftszweige und verändert diese zu ÄRZTLICHEN SUBDISZIPLINEN. Es gibt bei der Erkenntnis und Behandlung von kranken Menschen keine außermedizinische Bemühungen oder Einrichtungen. Sie werden methodisch und praktisch von einer allgemeinen THEORIE DER MEDIZIN umfaßt und ordnen sich – mit verschiedenen Schwerpunkten und Aufgabengebieten – in das System der gesamten Heilkunde ein. Sofern ihre Beobachtungen oder Ergebnisse nicht oder noch nicht wissenschaftlichen Untersuchungen zugänglich waren, sind sie von ihren Trägern im vor-wissenschaftlichen Raum angesiedelt und vermeiden die un-wissenschaftliche oder anti-wissenschaftliche Einstellung. Die diagnostische und therapeutische Handlung geht dabei vom Bezug auf das Individuum aus und bewegt sich – über den zunehmenden Erkenntnisvorgang durch den Vergleich, das Experiment oder das Wissen um Regelhaftigkeiten oder Gesetzmäßigkeiten – zurück zum Individuum als Person. Die gemeinsame Grundmaxime des Denkens und Handelns in diesem ärztlichen Raum besteht in dem Grundparadox, die Notwendigkeit des eigenen Handelns aufzuheben.

ad *Bestimmung 2:*
ES GIBT MEDIZIN, d.h. WISSENSCHAFT, IN DER HEILKUNDE.
MEDIZINER IST NICHT GLEICHBEDEUTEND MIT ARZT.

Diese THEORIE DER MEDIZIN läßt sich als REALITÄTSBESTIMMUNG etwa wie folgend beschreiben:

Der Gegenstand der HEILKUNDE ist der „kranke Mensch". Als WISSENSCHAFTLICHER Teil der Heilkunde wird die MEDIZIN durch Einstellungen und Methoden, wie sie ad Bestimmung 1) beschrieben waren, von solchen Einstellungen, Überlieferungen, Lehren und therapeutischen Praktiken abgehoben, die sich der wissenschaftlichen Erklärung oder ihren Erklärungsversuchen entziehen. Der Behandler von Krankheiten (ARZT und PFLEGEPERSONAL, PSYCHOLOGE, HEILPRAKTIKER, LAIENHELFER usw.) muß infolgedessen nicht zwingend MEDIZINER sein. Die Frage nach einer einheitlichen THEORIE DER HEILKUNDE kann nicht gestellt werden; es gibt nur *einzelne* Bereiche, die THEORIEN bilden oder sich der Auseinandersetzung mit THEORIEN stellen. Diese müssen im *einzelnen* aufgesucht und können vielleicht im Rahmen einer zusammenfassenden Würdigung beschrieben werden. Sofern sie im wissenschaftlichen oder vor-wissenschaftlichen Raum angesiedelt sind, lassen sie sich durch die vorgeschlagene Methodologie erfassen und in ihrem – für den „Gegenstand" möglichst adäquaten Stellenwert – beschreiben. Wenn sie sich – implizit oder explizit – als nichtwissenschaftlich (d.h. un- oder antiwissenschaftlich) verstehen, sind sie Erfahrungs- und Erlebnisbereichen zuzuordnen, die im Prinzip zwar ebenfalls der wissenschaftlichen Untersuchung zugänglich wären, diese aber aus den verschiedensten Gründen als nicht angemessen ablehnen. Sie wären dann durch eine ANTHROPOLOGIE zu erfassen, die die BESCHREIBUNG ALLER BEREICHE DES MENSCHLICHEN LEBENS einschließt. Dazu würden z.B. die Bereiche des naiven Erlebens, bestimmte Teile des handwerklich-technischen Könnens, sowie der religiöse, künstlerische und gesellschafts-politische Raum gehören.

Diese beiden Bestimmungen deuten das Spannungsfeld an, in dem sich die Orientierung des Arztes bewegt. Der wesentlichste Unterschied besteht in dem Stellenwert, den der WISSENSCHAFTLICHE ZUGANG für das Erkennen und Behandeln von kranken Menschen einnimmt.

Wenn wir abschließend – im offenen Spannungsfeld des totalen oder partiellen Wissenschaftsanspruches – noch einmal die Grundzüge der Voraussetzungen für einen solchen Anspruch – nämlich die wissenschaftstheoretisch bereitstehenden „Methodenlehren" – zusammenfassen, so können darin einerseits die

- nach der schilderung der konkreten utopie kennzeichnet diese bestimmung unsere ‚lage'.

insofern hat auch hartmann richtig gesetzt.

aber der unterschied zwischen der wunsch- oder zielvorstellung (die eine entwicklungsrichtung anzeigen könnte) und der ist-bestimmung der ‚lage' muß ständig neu benannt werden.

das gilt auch für jede therapeutische maßnahme.

für die psychotherapie habe ich das früher einmal als ‚pragmatische' und ‚theoretische' indikation unterschieden.

Voraussetzungen für die Bildung und Prüfung von Theorien über die einzelnen Gegenstände der Medizin gesehen werden, andererseits aber auch bereits eine THEORIE DER METHODIK für das Fach. Diese THEORIE muß in einem hohen Maße abstraktions- und verallgemeinerungsfähig sein, wenn sie den Anspruch des MÖGLICHST WEITREICHENDEN ERKLÄRUNGSWERTES für den Zugang zu ärztlichen Fragestellungen einlösen will.

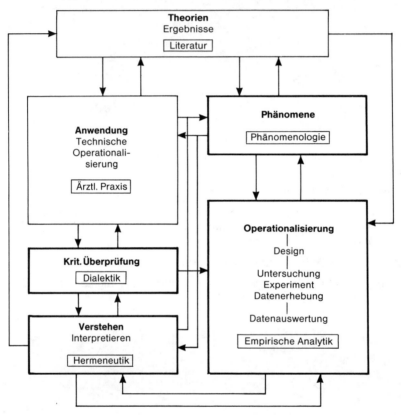

Abb. 4. Der METHODENKREIS – Methodenlehren und ihre Interdependenzen in der Medizin

Die Abb. 4 zeigt nach Art eines INFORMATIONSTHEORETISCHEN (vielleicht auch KYBERNETISCHEN oder, mit Einschränkungen, GESTALTKREISÄHNLICHEN) BEDINGUNGSGEFÜGES das „Flußdiagramm" oder „Blockschaltbild" der besprochenen einzelnen Methoden mit den ihnen jeweils eigenen Schwerpunkten. Die Vorentscheidung für die Art der Anwendung – entsprechend dem Grundsatz einer möglichsten ADÄQUATHEIT des Zuganges – ist noch nicht gegeben. Der „Einstieg" in den „Zirkel des Erkennens" könnte, ähnlich wie in der Abb. 3 (s. S. 108), prinzipiell an jeder Stelle möglich, wenn auch nicht an jeder Stelle gleich sinnvoll oder öko-

- unabhängig davon, daß es ‚haufenweise lineare prozesse in der natur gibt' (a.e. meyer – mit dank!) scheint mir das wesentliche wieder im aufbruch des linearen denkschemas zu liegen und in der einführung der afferenzen und reafferenzen.

    über das gewicht, die richtung, die kraft der einzelnen komponenten und verbindungen soll wenig oder gar nichts gesagt werden.

    das ist die grenze des modelles.

- das schema (abb. 4) habe ich erstmalig in lindau für die anamnesenvorlesung benutzt.

    es ist nicht ohne weiteres verstanden worden. einerseits, weil die denkgewohnheiten wohl nur langsam umzustellen sind, andererseits weil das ineinandergreifende und prozeßhafte durch die graphische darstellung doch wieder sehr getrennt und statisch wirkt.

    zum trost: einige aha-erlebnisse gab es auch.

    im seminarkreis montagsabends wurden vor allem die wottawa-reste (deduktion, induktion, formalisierung) kritisiert.

    inzwischen sind mir diese relikte auch als auflockerungen so lieb geworden, daß ich mich trotz aller einsicht nur schwer von ihnen trennen kann.

- die jetzt mitgeteilte zweite fassung des ‚methodenkreises' ist ent-barockisiert. was bleibt? moderne sachlichkeit?

- auch die frage „was ist adäquat, was ist bei der aufklärung, erfragung, erforschung eines ärztlichen problems angemessen"?, muß als ein kernproblem für die umsetzung offen bleiben.

nomisch sein. Es läßt sich dabei erkennen, in welcher Weise sowohl die Grundzüge der PHÄNOMENOLOGIE (mit den Querverbindungen z.B. zur EMPIRIK oder HERMENEUTIK) aufgefunden werden können, als auch die Untersuchungsansätze der EMPIRISCHEN ANALYTIK mit ihren induktiven und deduktiven Zugängen. Die ÄRZTLICHE PRAXIS ist als das weite Feld der Anwendungen und Umsetzungen hervorgehoben und grenzt an den, alle Methoden überlagernden, Bereich der LITERATUR.

Ohne den SYMBOLWERT des Schemas (Abb. 4) überziehen zu wollen, haben wir durch die Art der Anordnung sowie die verschiedene Größenwahl der Bereiche doch eine gewisse Gewichtung der einzelnen Methoden für die ÄRZTLICHE ERKENNTNISLEHRE anzudeuten versucht. Sie könnte einer Gewichtung entsprechen, wie sie für den am Ende seiner akademischen Ausbildung stehenden BASISARZT gefordert werden müßte, abgesehen von dem Übergewicht des aus der LITERATUR Gelernten. Sie läßt sich aber nicht aufrechterhalten, wenn es um die Wahl oder Gewichtung eines methodischen Vorgehens zum Zwecke einer speziellen Untersuchung geht. Bei einer solchen müssen jeweils eigene, dem Untersuchungsgegenstand angemessene, möglichst eindeutige und möglichst einfache Entscheidungen getroffen werden. Die Bewegung in dem vorgezeichneten Modell ist dann zwar auch nachzuvollziehen und dient der kritischen Vervollständigung, der Schwerpunkt bei der Wahl der Methode aber bleibt offen.

Die Aufstellung läßt erkennen, wie vielfältige Wege der Erkenntnis in der Medizin gegeben sind, wenn diese umfassend als „Wissenschaft vom kranken Menschen" begriffen wird. Die einzelnen Entscheidungen zur Wahl einer Methode oder einer Methodenkombination werden allerdings nur selten voll durchreflektiert. Persönlichkeitsbedingte Prämissen, wie Vorlieben, besondere Fähigkeiten und Leidenschaften, Prägungen durch Umstände und Gelegenheiten, soziale und gruppendynamische Determinanten, sind oft stärker bestimmend als die „möglichst vorurteilslose" Einstellung in Richtung auf eine, von der Maxime her, „grenzenlose Erkenntnis" (Jaspers). Die Nähe zu Glaubenselementen, Weltanschauungen und Ideologien ist der Heilkunde ebenso immanent wie anderen menschlichen und wissenschaftlichen Bereichen. Die ERKENNUNG und SETZUNG VON WERTEN in dieser Vielfalt der Möglichkeiten ist einer der größten Konflikte in der VERÄNDERTEN WELT (W. Schulz 1972). Selten kann sie von einem einzelnen getragen werden. Vielleicht ist auch hier die „intakte Gruppe" – d.h. eine ihre eigenen Interessen und Werte vertretende und reflektierende Aufgabengemeinschaft, die sich gleichzeitig akzeptierend und kritisch anderen Gruppierungen gegenüber verhalten kann – der tragfähige Organismus für die „Erkennung, Beurteilung und Behandlung kranker Menschen".

- *bisher haben wir in der ‚literatur' noch keine arbeit anzubieten, die die hier zusammengestellten gesichtspunkte voll und überzeugend integriert hätte.*

auch das ist wieder eine selbstanfrage auf den bezug von vorstellung und wirklichkeit.

V. DIE MITTEILUNG

Die einfachste Form der Information, die dem Arzt als Äußerung des Patienten vorgegeben ist, läßt sich als MITTEILUNG bezeichnen (s. auch Watzlawick et al. 1972, Wyss 1976). Sie kann in einer Geste, einer Haltung, in einem Zustand bestehen oder in einem Wort, einer Klage oder einer Anfrage. Diese Äußerung ist zunächst nicht oder nur bedingt zielgerichtet.

Die MITTEILUNG des Patienten an den Arzt hat zunächst einen sehr einfachen Inhalt (z.B. den Hilfeappell).

Sie bewegt sich aber in einem komplexen SITUATIONSKREIS (v. Uexküll 1979) und wendet sich an eine Umgebung, die ein „Aufnahmeorgan" für die Form und den Inhalt der Mitteilung besitzen muß, um sie überhaupt als eine solche wahrnehmen zu können.

Dieses komplexe Gefüge von „Mitteilung und Antwort" (Wyss 1976), dieses „erste Angebot" (Balint 1957), die „Klage" (Bastiaans 1971), die „Botschaft" (Watzlawick et al. 1972), diese „Anfrage" oder „Herausforderung" (s. auch Toynbee 1958, 1961) läßt sich in einem phänomenalen Bezugsfeld beschreiben. Es kann ADÄQUAT nur semantisch als Information erfaßt werden und erfordert, wenn es methodisch untersucht werden soll, daher zuerst ein phänomenologisch-hermeneutisches Vorgehen.

Dabei ist die Unterscheidung vom MANIFESTEN INHALT der Äußerung zum LATENTEN GEDANKEN in ähnlicher Weise von Bedeutung, wie sie S. Freud für die Traumdeutung aufgestellt hatte.

Die Notwendigkeit zur Aufnahme der MITTEILUNG in einer phänomenologisch-hermeneutischen Analyse schließt die doppelte Möglichkeit zur eidetischen und transzendentalen Reduktion ein, die – im ersteren Falle – zu einer größtmöglichen Rücknahme persönlicher und kollektiver Projektionen (im Sinne einer kritischen Anschauung) und damit zur Grundlegung evtl. nachfolgender empirisch-analytischer Erkenntnisprozesse (im Sinne der Gewinnung von Protokollsätzen) führen kann, und die – im zweiten Fall – die weitere Differenzierung im Geltungsrahmen der phänomenologischen Hermeneutik bis zur „Wesens"- und „Daseinserkenntnis" (Heidegger 1927; Binswanger 1953; Condrau 1976) ermöglichen soll.

Für den täglichen ärztlichen Umgang, also die unmittelbare HANDLUNGSEBENE (PRAXIS), entfällt i. allg. die methodische (wissenschaftliche) Reflexion. Diese erste Ebene des Mitteilens und Antwortgebens wird auf dem Wege des Identifikationslernens als Tradition und Gewohnheit (Erfahrung) weitergegeben und entweder als der nicht wissenschaftsfähige „Kunst"anteil der Medizin bezeichnet („ärztliche Erfahrung", „ärztliches Geschick") oder durch Umschreibungen, wie „Empathie" oder „Intuition" in die Nähe der wissenschaftlichen Psychologie gerückt. Gemeint ist aber die Beschreibung und Anleitung zur „Wachheit" für die Ein- oder Mehrdeutigkeit, die BEDEUTUNG der ERSTEN MITTEILUNG des Patienten (s. auch F. Hartmann 1978).

Wenn – über den Zwang zur unmittelbaren Aktion im HANDLUNGS- oder PRAXISFELD hinaus – Voraussetzungen dafür gegeben sind, die MITTEILUNG einer weiteren Analyse zu unterziehen, so läßt sich die erste KOMMUNIKATIONSEBENE im phänomenalen Feld erweitern zu einer zweiten REFLEXIONS- oder UNTERSUCHUNGS-

- mit-teilen:
das doppel von ‚zusammen-mit' und ‚teilen'. deswegen klingt ‚mitteilung'
ganz anders als ‚signal', ‚nachricht', ‚botschaft'.

 das ganze und das geteilte.

 dabei wäre es konsequenter, von ‚erster' mitteilung zu sprechen.
der ‚erste satz' von f. hartmann meint etwas ähnliches, allerdings nur in der
verbalisierung.

- auf dieser ebene kann ich d. wyss noch gut folgen. aber er will gleichzeitig
zuviel allgemein-anthropologisches. damit wird das einfache wieder
kompliziert und die sinnliche wahrnehmung in einen denkvorgang
verwandelt.

- die aneinanderreihung der vielen bezeichnungen für die erste ungerichtete
mitteilung zeigt die vielen aspekte der ausgangssituation.
ich fühle mich an die zwanzig (oder fünfzig?) namen für ‚grün' erinnert, die
man in der sprache der indianer für die farben des dschungels gefunden
haben soll.
ein grün hat die mittlere wellenlänge, die anderen sind mischungen.
vielleicht hat die reduktion auf das <u>ein</u>-fache tatsächlich nur didaktischen
wert.
die klinische wirklichkeit ist immer komplex.

- die nähe der phänomenologischen reduktion zur psychoanalyse der
gegenübertragungsreaktionen ist für mich eklatant. c.g.jung spricht noch
zutreffender vom persönlichen und kollektiven unbewußten und meint
damit auch die diesen bereichen entsprechenden projektionen.

 die volle zurücknahme der projektionen kann natürlich nie gelingen. ebenso,
wie es ein volles voraussetzungsloses oder vorurteilsloses wahrnehmen nicht
geben kann.

 aber es ist immer ganz nützlich, bei der betrachtung eines baumes zu
bedenken, daß ihn eine fliege oder ein frosch ganz anders sehen würde.

- über vor-wissenschaftlich und un-wissenschaftlich (s. kap. IV ff.)

 begriffe wie ‚intuition', ‚geschick', ‚kunst' werden zu früh als gegebenheiten
oder begabungen gedeutet.
sie könnten auch die resultanten sehr intensiven bemühens und lernens,

EBENE, die von den Methoden des empirisch-analytischen Vorgehens bestimmt wird.

Der formale (syntaktische) und inhaltliche (semantische) Zusammenhang der MITTEILUNG wird dann durch die analytische Operation aufgelöst und in ihren einzelnen Bestandteilen untersucht. Für das informationstheoretische und kybernetische Bezugssystem gelten dann statt „Mitteilung" Bezeichnungen und Definitionen wie „Information" (N.Wiener 1963), „Signal", „Nachricht", „message" (Watzlawick et al. 1972).

Eine Definition wie die des *bit* (binary digit) als kleinster nachrichtentechnischer Einheit einer Information wird durch die analytische Reduktion ermöglicht. Sie bezieht sich a) auf die sprachliche Möglichkeit zur Ja/Nein-Entscheidung und b) auf die mathematische Möglichkeit des binären Zahlensystems (0–1).

So wichtig solche Festlegungen für die empirische Analyse und die aus ihr resultierenden Modellbildungen sind, so schwierig sind sie doch auf den praktischen ärztlichen Umgang anzuwenden. Die Meßeinheit des bit ist z.B. ein so kleines Maß für die Information, daß ihre Anwendung auf die MITTEILUNG des Patienten eine Unzahl komplizierter mathematischer Operationen erfordern würde. Außerdem fehlt ihr der unmittelbare Bezug zu dem semantischen Anteil der Information.

Die Bedeutung der empirischen Analytik und ihrer informationstheoretischen und kybernetischen Modellvorstellungen liegt daher mehr in dem theoretischen Wissen um die prinzipielle Möglichkeit solcher Analysen und in dem didaktischen Wert einer rationalen Durchdringung. Als analogiebildende Anregungen sind die Sender/Empfänger-Modelle und die Grundzüge der kybernetischen Regelungslehre mit ihren Formulierungen der „offenen" und „geschlossenen" Regelkreise, der „Vermaschungen" und der „Steuerungssysteme" allerdings von unmittelbarem Nutzen. Sie stehen ganz in der Nähe der grundlegenden Überlegungen, die V.v. Weizsäcker in der Gestaltkreislehre für die Medizin formuliert hatte (V.v. Weizsäcker 1947, C.F.v. Weizsäcker 1956; P.Christian 1963, 1986/87) und scheinen auch Parallelen in den psychotherapeutischen „Systemtheorien" (Bertalanffy 1968; Miller 1978; Maturana 1985) gefunden zu haben.

Für die Wahrnehmung der MITTEILUNG des Patienten und die daraus folgende Bewegung der adäquaten ärztlichen ANTWORT ist es wichtig, die Bedeutung der Möglichkeit eines primären „Ungerichtetseins" der Information einzubeziehen. Das hieße: den Patienten so lange als auf „Empfängersuche" befindlich anzusehen, bis sich die Evidenz (s.Kap.IV) der für ihn sinnvollen und notwendigen Kommunikation eingestellt hat.

Die Möglichkeiten zur Fehlwahrnehmung sind zahlreich. Die Klage, die dem Hausarzt vorgetragen wird, kann z.B. in erster Linie einem Familienmitglied oder einer Berufssituation gelten. Wenn der Arzt sie vorschnell, ausgehend von der äußerlich gezeigten Kommunikationsbereitschaft (z.B. Aufsuchen der Sprechstunde) in dem vorgetragenen *manifesten* Kontext akzeptiert, kann der Circulus virtiosus von sich gegenseitig hochschaukelnden Fehlwahrnehmungen und unpassenden Verhaltensanweisungen eingeleitet sein.

Die MITTEILUNG läßt sich damit als VOR-INFORMATION, als die *mögliche* Einleitung zu einer ärztlichen Kommunikation bestimmen. Sie hat eine kaum zu übersehende Vielfalt von Formen.

z.b. an ‚versuch' und ‚irrtum' sein.
allerdings setzen sie inter-esse voraus.

EXKURS ÜBER DIE INTUITION?
EXKURS ÜBER DIE LERNBARKEIT?

- die saubere und kühle diktion der informationstheoretiker und kybernetiker nötigt mir hochachtung und stille liebe ab.

 der klare geist: das ist ein großes geschenk (so etwa lichtenberg). erkenntnis, gewürzt mit humor und ironie.

 die phantasmen, die gewollten, oft verstiegenen blutleeren konstrukte der halb-analytiker schaden mehr als sie nutzen. mir scheint, als wären sie fast immer von starken narzißtischen anteilen getragen. heute sind sie in gefahr, durch die ‚selbst'-ideologie noch gestützt zu werden.

 der tiefe sinn der selbst-aufgabe, der die hin-gabe an etwas außer-selbstisches einschließt, wird in ihnen nicht offenbar.

 deshalb ist der umgang mit (guten) naturwissenschaftlern und vor allem physikern so erfrischend.

- die ‚naive' wahrnehmung (empirische kognition) geht davon aus, daß die manifeste äußerung im wesentlichen das bezeichnet, was sie meint. d.h. also, daß eine manifeste intention auch mit der latenten identisch ist. im anderen falle wird irrtum oder bewußte täuschung angenommen.

 in solchem zusammenhang zeigt sich noch einmal die große tat von freud, der – am beispiel der übertragung und der analyse von traum und fehlleistungen – den systematischen zugang zu der unterscheidung von <u>manifestem inhalt</u> und <u>latentem gedanken</u> eröffnet hat. die bezeichnungen bewußt (bw), vorbewußt (vbw) und unbewußt (ubw) kennzeichnen die ebenen, die dem verstehen jenseits von moralischen wertungen zugänglich geworden sind.

 von ‚eingebildeten kranken' oder ‚einbildungskrankheiten' zu sprechen, ist vor-freudianisch. traumdeutungen nach dem manifesten bildmaterial (etwa nach dem vorbild von traumbüchern) oder symptomdeutungen nach dem ‚eigenen einfall (des arztes)' zu geben ist ebenfalls vorfreudianisch.

 die lösungen sind seit vielen jahrzehnten bekannt, aber sie werden offenbar immer wieder vergessen. oder sie ‚wollen' auch nicht – vielleicht weil sie einen etwas längeren und mühsameren weg erfordern? – ‚gewußt' werden: lösungen, wie die allmähliche ‚anreicherung' des gemeinten durch den

Als BEISPIELE sollen einige typische Situationen mit averbaler und verbaler Äußerung ausgewählt werden. Sie werden in den nachfolgenden Kapiteln in den entsprechenden Zusammenhängen wieder aufgegriffen:

1. Die NOTSITUATION:
   Ein Motorradfahrer stürzt und liegt bewegungslos am Straßenrand.
   (Mitteilung: Lebensgefahr)

2. Die „HILFE-SITUATION:
   Ein Patient in mittlerem Lebensalter faßt sich unvermittelt an die linke Brustseite und stöhnt: Ich bekomme keine Luft mehr.
   (Mitteilung: Helft mir!)

3. Die KOMPLEXE SITUATION:
   Eine Mutter mit zwei ca. 20jährigen Töchtern sitzt auf dem Gang einer Station und sagt dem vorübergehenden Arzt: Meine Tochter muß bei Ihnen aufgenommen werden.
   (Mitteilung: Ich bringe eine meiner Töchter auf diese Station)

4. Die OFFENE SITUATION:
   Ein Patient sitzt im Sprechzimmer und sagt dem Arzt: Herr Prof. X. schickt mich.
   (Mitteilung: Ich komme mit Zweifeln)

Alle vier Situationen sind vorgegeben und erfordern, ungeachtet ihres Komplexitätsgrades, die Aufnahme und Wahrnehmung des zunächst ungerichteten Signals, das für den Empfänger eine erste Ja/Nein-Entscheidung einschließt: ad 1 – die Übernahme der ersten Hilfleistung, ad 2 – das Ernstnehmen der Klage, ad 3 – die Annahme des Gesprächsangebotes, ad 4 – die Annahme des Zweifels. Die averbal eindeutige Mitteilung des ersten Falles ist ungerichtet. Die verbale Mitteilung des zweiten Falles kann ungerichtet und gerichtet sein. Die des dritten und vierten Falles erscheint im manifesten Verhalten gerichtet. Die ärztliche Reaktion (ANTWORT) erfordert die Abstimmung innerhalb eines breiten Verhaltensrepertoires zwischen *sofortiger Einwilligung und unmittelbarer Handlung, bedingter Einwilligung* und *infragestellender Einwilligung*. Das Kommunikationsangebot der letzteren drei Situationen (2–4) führt zur Aufnahme des ÄRZTLICHEN GESPRÄCHES.

patienten selbst mit hilfe von assoziationen, und für den arzt: in dem angemessenen Umgang mit dem widerstand.

- es wären auch viele andere situationen denkbar. warum gerade diese vier?

die erste kennzeichnet den notfall, die ärztliche ‚ursituation'. sie bedeutet das durchkreuzen ‚meines planes', die notwendigkeit zur sofortigen und ungeteilten einwilligung in die fremdbestimmung.

- solange ich voll identifiziert war mit der unmittelbaren ärztlichen tätigkeit, also vor allem während meiner chirurgischen und internistischen assistentenjahre, habe ich mit einer gewissen begeisterung und mit einem stolz, ‚wichtig' zu sein (meine erworbenen fertigkeiten einsetzen zu können), gerne und sofort eingegriffen.
- je mehr aufmerksamkeit ich dann später dem wissenschaftlichen und psychotherapeutischen anteil der medizin zugewendet habe, desto störender und unliebsamer ist mir der notfall geworden.

der zweite fall betrifft mein wissenschaftliches arbeitsgebiet: die unterscheidung zwischen koronarsklerotischen und herzneurotischen entwicklungen. die situation ist konstruiert. ich habe keinen bestimmten patienten vor augen. aber die schilderung von einigen hundert patientenbeispielen erscheint mir darin extrahiert und verdichtet.

der dritte und vierte fall sind authentisch und vielleicht deshalb so verwirrend, weil sie ein ganzes bündel der verschiedensten zusammenhänge einschließen. ob sich dieses bündel, so wie es sich bereits in der eingangsszene (und z.t. in den vorangegangenen kapiteln) andeutet, weiter entwirren läßt, muß sich in den folgenden kapiteln zeigen.

VI. DAS GESPRÄCH

Was ist „Gespräch"?

Sprechen, Zwiesprache, Reden, auch Schweigen?
Zu zweit, zu dritt, in der Gruppe, mit sich selbst?

Für unsere Eingangsüberlegungen ist es zweckmäßig, das GESPRÄCH zunächst als das Miteinander-Sprechen von *zwei* Personen festzulegen. Bedeutungserweiterungen, wie das „Gespräch zu mehreren", das „Gespräch mit sich selbst", das „Gespräch" mit einem Gegenstand, einer Pflanze, einem Tier usw., sollten für die ersten Überlegungen außer acht gelassen werden – ebenso, wie die später nötige Einengung auf *eine* bestimmte Form des Gespräches, des ÄRZTLICHEN GESPRÄCHES.

Unter GESPRÄCH verstehen wir eine Art Über- oder Oberbegriff für verschiedene Möglichkeiten des mitmenschlichen Kommunizierens mit Hilfe der Sprache. Das Gespräch schließt auch die Unterbrechungen ein, die Pausen des Nicht-Sprechens, das Schweigen. Aber es ist wesentlich an die Übermittlung der verstehbaren Sprache gebunden.

Autoren wie Schraml (1970) würden gerne den Ausdruck „Gespräch" für den angestrebten Sammelbegriff vermeiden; es hängt für sie etwas „Feierliches und Pathetisches" an dem Wort. Es „entbehrt der für die Wissenschaft wünschenswerten einfachen Sachlichkeit" (S. 207). Ein nüchterner Begriff wie etwa das englische Wort „Interview" wäre ihm willkommener (s. auch Herrmann u. Schüffel 1983). Diese Möglichkeit ist aber z.B. wegen der seit einigen Jahren vor allem im deutschen Sprachraum eingetretenen Spezifizierung der Bezeichnung „Interview" für eine bestimmte diagnostische Gesprächsform (s. Kap. VIII) ebenfalls verstellt.

Der Einwand läßt allerdings die Schwierigkeit der Begriffsbestimmung und der Wortwahl deutlich werden. Eine umfassende Gebrauchs- und Bedeutungsanalyse der verschiedenen Bezeichnungen und Akzentuierungen, wie z.B. Rede und Gegenrede, Beratung, Dialog, Unterhaltung, Wortwechsel, Exploration, Interview usw. würde nicht nur in das Arbeitsgebiet der Semiotik und Linguistik gehören, sondern auch Festlegungen (Definitionen) im Sinne der Umgrenzung bestimmter Bedeutungszusammenhänge erfordern. Diese wiederum variieren in erheblicher Breite zwischen den einzelnen Autoren.

Für die eigene Orientierung und praktische Verwendung läßt sich die Begriffsverwirrung dann in Grenzen halten, wenn man sich daran gewöhnt, vor der Diskussion solcher Sachverhalte zu fragen: „Wie verstehe *ich* (bislang oder für diesen Zweck) ‚Gespräch', ‚Unterredung', ‚Interview' usw.?", um sich dann erst auf den vom Gesprächspartner gemeinten oder vom Autor festgelegten Bedeutungszusammenhang zu beziehen.

Wenn wir also zunächst von den verschiedenen FORMEN DER GESPRÄCHSFÜHRUNG absehen, und versuchen, die möglichen GEMEINSAMKEITEN aufzusuchen, so läßt sich z.B. in der EINGANGSSITUATION fast jeden Gespräches – je nach der Betrof-

– es hat mich einige mühe gekostet, das wort ‚gespräch' wieder zu benutzen.

eine ganze vergangenheit – anziehung und abstoßung – hängt daran.
als ich in heidelberg klinisch studierte, rollte die gesprächswelle.
die begegnungspsychiatrie (v. bayer) verband sich mit der anthropologie: zutt, v. gebsattel. in der psychotherapie waren es statt freud und jung: trüb, sborowitz und bräutigam.

meine doktorarbeit hatte die ‚therapeutische situation' zum thema.
ich war froh gewesen über die möglichkeit, im rahmen einer literarischen doktorarbeit viel lesen zu können. nach den ersten ansätzen beschloß ich eine doppelte buchführung: meine persönlichen eindrücke und gedanken notierte ich im zettelkasten und die geforderten sachlichen texte stellte ich pflichtgemäß und übersichtlich zusammen.
freud begeisterte mich und nötigte mir – allein schon aus stilistischer sicht – bewunderung ab. c.g.jung kam mir anziehend und verworren gleichzeitig vor, und die anthropologischen psychotherapeuten muteten mich – wiederum stilistisch und inhaltlich – wie depressive epigonen an. je kontaktgestörter einer schien, desto lieber benutzte er die worte ‚gespräch' und ‚begegnung'.

eine – allerdings schwer zu verstehende – wohltat waren in diesem kreise die experimente zur christian/haas'schen bipersonalität.
ich ahnte etwas von der bedeutung dieses gediegenen ansatzes, dessen anregungen auf weizsäcker zurückgingen. auch wo es philosophie wurde, fand ich es anregend. aber ich hatte keine innere ruhe und zeit, es nachzuvollziehen und schrieb die sätze deshalb einfach ab.

– wie verstehe ‚ich' gespräch, sprechen? welche einstellung habe ich zum sprechen, reden, schweigen?

wieviel zuhören kann ich ertragen? wieviel aktivität, passivität meines temperamentes geht in die frage und in die antwort ein?

fenheit und Sichtweise eines der Gesprächspartner – eine *aktive* und eine *reaktive* Form der GESPRÄCHSERÖFFNUNG unterscheiden.

Die AKTIVE Form wird durch den Gesprächsführenden, seine Situation und die „erste Mitteilung" bestimmt. Seine Intention ist vorgegeben; sie kann vom Partner angenommen oder abgelehnt werden.

In der REAKTIVEN Form sind die bestimmenden Elemente für den angesprochenen Partner a) die Einwilligung in die vorgegebene Situation und b) die Auf-, bzw. Annahme der „ersten Mitteilung".

Das Gespräch kann also ANGENOMMEN oder ABGELEHNT werden. Die Formen dieser ersten INTERAKTION sind wiederum vielfältig. Sie können mit vier Schwerpunkten gekennzeichnet werden:

1. OFFENE ABLEHNUNG:
   Deutliche averbale oder verbale Mitteilung des NEIN.
   (Kurzbezeichnung: –).

2. VERDECKTE ABLEHNUNG:
   Bewußt ausweichende Antwort; Nicht-Einlassen auf die Ebene der „ersten Mitteilung".
   Oder: unbewußt konstellierte „Verfehlung" der Situation; Widerstand (z.B. zwei „Monologe").
   (Kurzbezeichnung: (–)).

3. VERDECKTE ANNAHME:
   Deutliche Bejahung des „Angebotes".
   Einwilligung aber ohne den Versuch oder die Möglichkeit, die eigene Vor-meinung (Projektion) zurückzunehmen.
   (Kurzbezeichnung: (+)).

4. OFFENE ANNAHME:
   Deutliche averbale und verbale Bejahung der Situation mit dem Versuch der Rücknahme der eigenen Projektion, d.h. dem Versuch, die Mitteilung des Partners zu verstehen.
   (Kurzbezeichnung: +).

Unter den letztgenannten beiden Bedingungen kommt das GESPRÄCH zustande. Auf sie beziehen sich die „von vornherein gegebenen Tatsachen", das „soziologische Apriori" der Zweierbeziehung, deren Merkmale in den frühen Arbeiten zur medizinischen Soziologie von Christian u. Haas (1949) als BIPERSONALITÄT beschrieben und in späteren umfangreichen Studien zur Kommunikationstheorie von Autoren wie Watzlawick et al. (1972) systematisch untersucht und festgelegt worden sind.

Das GESPRÄCH läßt sich als Sonderfall der mitmenschlichen KOMMUNIKATION auffassen. Ebenso, wie es nach dem ersten Axiom der Kommunikationstheorie (Watzlawick et al. 1972) unmöglich ist, *nicht* zu kommunizieren, bzw. sich *nicht* zu verhalten, ist es unmöglich, sich im Sprechen oder Nicht-Sprechen der Kommunikation zu entziehen. Auch die Ablehnung ist eine kommunikative Mitteilung. Das GESPRÄCH kommt dann zustande,

es gab phasen, in denen ich das sprechen eher vermieden habe. in denen
der rückzug zur beobachtung, zur zeichnung, zum buch und in das schweigen
mir wesentlicher schien als der eine oder andere kontakt.

die abstinenz des hesse'schen glasperlenspieles war mir wichtig.
– bis zum designori-problem, das die verwirklichung meinte.

in der verwirklichung, auf die ich nicht verzichten wollte, wird das sprechen –
auch in seiner ganzen banalität – wieder notwendig.
die zuwendung ist eine rückkehr.

der ärztliche alltag forderte dann die volle präsenz des sprechens. diese hat
mich zunächst krank gemacht. aber dann habe ich sie gelernt und auf dem
hintergrunde ausgeübt, daß ich mich auch zum rückzug fähig fühlte.

meine entscheidung als student für den deutschen sprachraum hatte
oppositionelle züge:
alles und alle strebten ‚nach außen'.

ich ging, statt nach paris und den usa nach berlin und bonn.
die reise nach montpellier war episodisch. französisch und italienisch hätte
ich gerne gelernt.

– annahme und ablehnung sind natürlich nicht einfache größen. durch die
   viererteilung soll deutlich werden, daß es im manifesten verhalten auch
   einen latenten anteil gibt,

   und: daß annahme wie ablehnung akzeptable gründe haben können
   (das ist an die begegnungsphilosophen gerichtet).

– die bipersonalität ist – 1985 – von thomä u. kächele als dyade
   wiederentdeckt worden. in ihrem lehrbuch zitieren sie dazu fast
   ausschließlich amerikanische autoren.

   meine erste begegnung mit frau th. – 1955 – fand in einem
   bipersonalitätsseminar statt, das sie als christian-assistentin besuchte.

   es zieht sich ein merkwürdiger verdrängungsprozeß durch die
   psychoanalyse.

wenn sich eine INTERAKTION entwickelt, d.h. ein wechselseitiger Ablauf von Hin und Her, von Rede und Gegenrede. Im zwischenmenschlichen Bereich ist damit eine Situation gegeben, die sich nicht einfach additiv oder subtraktiv beschreiben läßt, sondern die als eine Art „soziologisches Apriori" eine neue BIPERSONALE Qualität mit eigenen Implikationen einschließt. Christian u. Haas (1949) haben diese Merkmale – gedanklichen Anregungen von Dilthey (1894), Scheler (1928), Löwith (1928), Buber (1932) und V. v. Weizsäcker (1948) folgend – einer.umfassenden Analyse unterzogen. Am experimentellen Modell einer werkbezogenen Zweierbeziehung („Baumsägemodell") beschrieben sie Einstellung, Verhalten, Arbeitsbezug und Arbeitsleistung der beiden Partner unter verschiedenen Bedingungen. Sie kamen zu folgenden Feststellungen: 1. Die Partnerschaft ist eine von vornherein gegebene Tatsache (d.h. sie wird nicht „hergestellt"). 2. Einigend ist das Wertziel. 3. Fundierend für die Zusammenarbeit ist die Gegenseitigkeit. 4. Die beteiligten Subjekte sind nicht „autonom". 5. Die Solidarität gründet in Selbstverborgenheit.

Die entscheidenden Überlegungen zur Besonderheit des Merkmales BIPERSONALITÄT bestehen also in dem Nachweis, daß die jeweiligen Wahrnehmungen und Bewegungen der Partner während des gemeinsamen Vollzuges nie vom einzelnen her, sondern nur im Verhältnis beider zusammen gemacht werden. Die Übergänge zur TRIPERSONALITÄT und darüber hinaus zur mehrpersonalen Gruppendynamik werden ebenfalls bereits angedeutet.

Die geistesgeschichtliche Tradition der reflektierten Gesprächsführung ist uralt: Sie reicht von PLATO, als dem Begründer des philosophischen DIALOGES, über die mittelalterliche Scholastik bis in die Neuzeit. M. Buber (1934, 1954) hat vor allem die Besonderheiten des DIALOGISCHEN PRINZIPES, der ICH-, DU- und WIR-Beziehung als Elemente des ZWISCHENMENSCHLICHEN herausgestellt.

Auf dem Hintergrunde dieser allgemeinen Bestimmungen zur Kommunikationsstruktur des Gespräches erscheint das ÄRZTLICHE GESPRÄCH nun in seiner besonderen Form.

Den Eingangsüberlegungen folgend, hatten wir gesehen, daß die GRUNDSITUATION durch die Notwendigkeit zur Anerkennung der REAKTIVITÄT der ärztlichen Haltung bestimmt war. Auch der scheinbar AKTIVE Eröffnungszug des Arztes muß auf die VORGEGEBENE SITUATION bezogen sein, d.h. ist in einem BIPERSONALEN Sinne REAKTIV.

Betrachten wir diese VORGEGEBENEN SITUATIONEN nach den aufgeführten Schwerpunkten der ERSTEN MITTEILUNG (s. Kap. V).

ad 1:
DIE NOTSITUATION
(Ein Motorradfahrer stürzt und liegt bewegungslos am Straßenrand.)

Die Mitteilung der Notsituation erfolgt averbal und bedeutet „Lebensgefahr". Ihre Information ist „ungerichtet", d.h. sie wird nur dann als Signal zur unmittelbaren Hilfeleistung aufgenommen, wenn ein „Empfangsapparat" für die Form und den Inhalt der Mitteilung ausgebildet ist.

Ein bewußtlos auf der Straße liegender Mensch ist z.B. in Indien kein in gleicher Weise „zwingendes Signal" wie in unseren Breiten. Der soziale Kontext bestimmt die Wertigkeit des Signals.

- weizsäcker war hellsichtig – aber kein psychotherapeut.

- die wiedererrichtung des gestaltkreislabors mit dem baumsägemodell und der schwindelkammer ist ein versuch, der seinen wert erst noch erweisen muß (1986).

  warum ist es weizsäcker so selten gelungen, einfach zu schreiben?
- vielleicht hat ihn, oder hätte ihn, die last des philosophischen über-ich fast erdrückt.

  kütemeyer versuchte wohl, gegen dieses über-ich zu revoltieren. wyss hat es mit künstlerblut und schreibelust stilisiert, und christian das erbe erduldend ‚wieder auf die füße gestellt'.

  was bleibt den enkeln, den urenkeln?

- buber erschien mir immer als die ernsteste gestalt in der begegnungswelle. aber er war wohl zu sehr theologe und geschichtenerzähler. einen überzeugenden philosophischen entwurf hat er nicht zustandegebracht.

- an den beispielen
  könnte noch einmal deutlich werden, wieviel verfremdung in der abstraktion liegt.

- wahrscheinlich erinnert sich jeder von uns an einen wirklichen notfall. es geht dann zunächst alles durcheinander: erstarren, entsetzen, überraschung, drang zur hilfeleistung, ratlosigkeit und neugier.

  niemand <u>denkt</u> daran, daß die situation ‚lebensgefahr' <u>bedeuten</u> könne. sie <u>ist</u> es – und in diesem so-sein vollzieht sich ein mehr oder minder geordnetes spontan-sinnvolles oder sinnloses handeln.

In unserem Fall ist sogar die „Pflicht" zur Reaktion weitgehend festgelegt. Der Passant ist in seiner Rolle als LAIENHELFER angesprochen und der benachrichtigte Notarzt als kompetenter FACHHELFER. In dieser Situation erscheint das Gespräch fast überflüssig, schädlich (weil zeitkostend) und vielleicht sogar behindernd. Der Betroffene ist ohne Bewußtsein und ohne Sprache; nur die Umgebung kann verbale Kommentare liefern. Die diagnostische und therapeutische Kommunikation der Nothilfesituation ist daher häufig averbal und auf unmittelbare Handlung angelegt. Die Möglichkeit zur verbalen Verständigung (GESPRÄCH?) beginnt für den Patienten erst mit der Rückgewinnung des Bewußtseins. Der Gesprächspartner kann dabei eine Zufallsperson sein, der Notarzt oder ein Angehöriger. Die verschiedenen Formen der ORIENTIERUNGSSUCHE, der SCHMERZBEWÄLTIGUNG usw. charakterisieren das Gespräch mit dem HILFLOSEN oder dem SCHWERKRANKEN Patienten.

Die Rolle des Arztes ist dabei eine eindeutige HELFERROLLE. Sie bestimmt auch das Gespräch nach den obengenannten Erfordernissen und schließt die Sachhilfe zur Herstellung möglichst optimaler Heilungsbedingungen ein. Die Notsituation und die Rolle des Helfers ist schwerer zu klären, wenn die „Handlung im fremden Auftrag" nicht vorausgesetzt werden kann, sondern u. U. eine „Handlung gegen fremden Auftrag" besteht, wie bei Suizidhandlungen.

Die therapeutische Situation des Notfalles und die in ihn eingebundene Form der Gesprächsführung ist also einerseits durch die GESELLSCHAFTLICHE KONVENTION geprägt, andererseits in charakteristischer Weise FREMDBESTIMMT: für den Patienten durch die Art des Unfalles und für den Arzt durch die Tatsache, daß er als Funktionsträger der Helferrolle, nicht primär als individuelle Person zur Handlung veranlaßt wird.

ad 2:
DIE „HILFE"-SITUATION
(Ein Patient in mittlerem Lebensalter faßt sich unvermittelt an die linke Brustseite und stöhnt: Ich bekomme keine Luft mehr.)

In diesem Fall handelt es sich um die verbale Mitteilung von BEHINDERUNG und SCHMERZ, um die sog. „Klage" des Patienten (Bastiaans 1971). Auch diese Mitteilung erscheint zunächst als Äußerung eines BEFINDENSZUSTANDES ungerichtet, kann aber nach Art, Form und Inhalt bereits die Anfrage an eine bestimmte Person der Umgebung, bzw. den Arzt, einschließen. Die JA/NEIN-Entscheidung zur ANNAHME oder ABLEHNUNG des Gespräches fällt mit der Form des Ernstnehmens der „Klage". Nach den oben angeführten Möglichkeiten der Annahme oder Ablehnung lassen sich für unseren Fall die folgenden (sehr vereinfachten) Reaktionsweisen a) der Umgebungspersonen und b) des zugezogenen Arztes denken:

UMGEBUNG, z. B. Ehefrau:
− : „Jammere nicht schon wieder."
(−): „Die Luft ist schlecht im Zimmer. Morgen kannst du ja mal zum Arzt gehen."
(+): „Schon wieder! Du hast dich sicher aufgeregt!"
+ : „Was ist los? Soll ich den Arzt holen?"

der satz ad 1 (und dann so weiter) verhält sich also zur wirklichkeit, wie etwa die zeichnung der umrisse zu einer photographie, die von dieser situation gemacht wurde. einige wenige leitlinien des ausschnittes bleiben erhalten: sind sie zutreffend?
oder sind es striche des ‚inneren bildes', einer erinnerungswillkür, vielleicht sogar einer neu-schöpfung?

nur mit dieser frage verbunden, glaube ich, lassen sich <u>beispiele</u> verstehen.

für die vier situationen hatte ich bereits gesagt (s. 155), wieviel erfundenes sich mit den skizzen des erlebten klinikalltages in meiner erinnerung verbindet.

- *die ‚chest-pain'-situation:*
  hier wäre der raum für viele beispiele.

ARZT, am Telefon:
- : „Holen Sie bitte den Kollegen XY, der wohnt näher."
(−): „Ich kann ja mal vorbeikommen, aber habe vorher noch drei andere Hausbesuche."
(+): „Ach, das ist wieder so ein pektanginöser Anfall. Geben Sie Ihrem Mann die roten Kapseln."
+ : „Ich komme gleich. In der Zwischenzeit geben Sie Ihrem Mann die roten Kapseln und achten darauf, ob es besser wird."

Die Möglichkeiten − bis (+) könnten in ein Streitgespräch münden, die Möglichkeit + bedeutet den Beginn der ärztlichen Interaktion und damit auch die Eröffnung des ÄRZTLICHEN GESPRÄCHES. Die einzelnen Phasen und Formen des diagnostischen und therapeutischen Dialoges sind wiederum sehr verschieden. Sie können in eine kürzere oder längere Beratung münden, in eine erweiterte Anamnese oder auch, dann aber meistens in einer neuen Situation, in ein tiefenpsychologisch-psychosomatisches Gespräch oder in ein psychoanalytisches Interview (s. Kap. VII u. VIII).

ad 3:
DIE KOMPLEXE SITUATION
(Eine Mutter mit zwei ca. 20jährigen Töchtern sitzt auf dem Gang einer Station und sagt dem vorübergehenden Arzt: Meine Tochter muß bei Ihnen aufgenommen werden.)

In dieser Situation wird die ERWARTUNG oder FORDERUNG mitgeteilt: „Ich bringe meine Tochter (nur) auf diese Station". Die MITTEILUNG ist eindeutig; der Zusammenhang, das Motiv sind unklar. Die Gesprächssituation ist also nicht die einer unmittelbaren oder mittelbaren Helfersituation, sondern die der MOTIVAUFKLÄRUNG. Die Antwort des zufällig angesprochenen Arztes hängt von seiner JA/NEIN-Entscheidung gegenüber dieser Erwartung ab. Sie setzt noch keine Einwilligung in die therapeutische Situation voraus:

- : „Das geht nicht. Sie müssen sich zuerst in der Ambulanz melden."
(−): „Wenn Sie sich in der Ambulanz vorgestellt haben, können Sie ja mal wiederkommen."
(+): „Ach, Sie wollen zu Dr. XY. Der ist gerade nicht da."
+ : „Warum kommen Sie zu uns?"

Auch hier kann sich aus den ersten drei Möglichkeiten nur die Akzeptierung der (bedingten) Ablehnung oder ein Streitgespräch ergeben. Die +-Möglichkeit bedeutet den Beginn eines KLÄRENDEN GESPRÄCHES. Der Arzt ist dabei nicht als Arzt angesprochen, sondern eher als zufälliger Rolleninhaber als Vertreter der Station. Seine Funktion ist ersetzbar; im Grunde handelt es sich um ein VOR-ÄRZTLICHES Gespräch.

Die Bedeutung solcher ERKUNDUNGS-GESPRÄCHE (Wyss 1976) im vorärztlichen Raum wird oft unterschätzt. Einerseits gilt es als „selbstverständlich", wenn Vorerkundigungen eingeholt werden, die man dann nicht beachtet oder bestenfalls wie „Fakten" (unter Überwei-

- *der ruf des arztes.*
  - *wie ein markenzeichen.*
  der ruf (leumund) eines menschen – wie eine kapitelüberschrift, ein hinweisschild, ein orientierungszeichen. immer etwas einfaches, vereinfachtes, lapidares: eine persona, eine maske.

  – ein empfindliches markenzeichen, das schwer erworben und schnell zerstört ist.
  ein ‚guter ruf'; ‚rufmord'.

  der arzt: ‚ein glänzender diagnostiker', ‚ein schwieriger mensch', ‚ein geldschneider'

  stereotypien, die das bild des arztes dauerhaft prägen.

  wieviel wahrnehmung von wesentlichem, wieviel projektionsbedürfnis geht in solche markenzeichen ein?

  – „es ist alles immer ganz anders" (v. weizsäcker?)

sungsmodus) in die Krankengeschichte einbezieht. Andererseits sind auch die Fragen nach bewußt oder unbewußt vorprägenden Erfahrungen i. allg. kein Thema der ärztlichen Untersuchung. Kaum ein Patient kommt aber ohne ein breites Spektrum solcher Vorerfahrungen in die neue Situation. Zwei Formen der VORERKUNDIGUNGEN lassen sich unterscheiden:

1. Vorgespräche, die anläßlich eigener oder fremder Erkrankungen mit FAMILIENANGEHÖRIGEN und BEKANNTEN, evtl. auch mit ANDEREN ÄRZTEN geführt worden sind.

2. Vorgespräche, die im VORÄRZTLICHEN RAUM im engeren Sinne, also z. B. auf dem Gang einer Station, im Vorzimmer des Arztes mit der Sprechstundenhilfe oder im Wartezimmer mit anderen Patienten, bzw. evtl. auch in einer anderen Praxis, stattgefunden haben.

Umgekehrt verfügt auch der Arzt fast immer bereits über Vorinformationen in einem ähnlichen Sinne, durch die Sprechstundenhilfe, von Kollegenanrufen oder aus dem Überweisungszettel.

Durch die VOR-ERKUNDUNGEN sind die Erwartungsvorstellungen gegenüber der neuen Situation geformt. Sie modifizieren beim Patienten die DARSTELLUNG seiner Beschwerden, beim Arzt die OFFENHEIT der Gesprächssituation.

ad 4:
DIE OFFENE SITUATION
(Ein Patient sitzt im Sprechzimmer und sagt dem Arzt: Herr Prof. X. schickt mich.)

Dieses Beispiel war bereits Thema von Kap. III (s. S. 48, auch Anhang S. 348). Die Schilderung des ersten Eindruckes, der Ungewißheit der Anfrage und die Schwierigkeit der „Übersetzung der Klage" (Bastiaans 1971) stand auf dem Hintergrund des „Bildes vom Menschen" und des „Bildes vom Arzt". Nach dem Eindruck der ERSTEN MITTEILUNG ist der Patient fast nicht wiederzuerkennen. Diese wird im Fluß des Geschehens ja auch oft überhört und in der Praxissituation durch die nachfolgenden Mitteilungen überlagert. Insofern entspricht die Schilderung des Ablaufes auch eher den Mitteilungen in den früheren Kapiteln. Aber die Rück-besinnung macht deutlich, daß es hier in der Tat eine „erste Mitteilung" gab, deren Stellenwert bereits charakteristisch scheint. Die (didaktische) Rekonstruktion der vier Grundformen der ärztlichen Reaktion erübrigt sich damit auch für dieses Beispiel.

Der Übergang von der VORPHASE DER MITTEILUNG oder der „ersten Erkundung" zur Hauptphase des ÄRZTLICHEN GESPRÄCHES erfolgt fast immer kontinuierlich und ohne deutlichen Einschnitt. Die einzelnen Phasen sind ähnlich klar oder unklar voneinander abzugrenzen wie die einzelnen „Schritte" der Anamneseerhebung, die nach dem Modell von Morgan u. Engel (1969) in Kap. VII beschrieben werden. Dennoch ist die Reflexion der GRUNDSITUATION mit der Wahrnehmung des JA (ICH LASSE MICH EIN) oder des NEIN (ICH LASSE MICH NICHT EIN) für die Kommunikation ausschlaggebend. *Vor* der Anwendung von REGELN oder RATSCHLÄGEN für die GESPRÄCHSFÜHRUNG sollten also – ausgesprochen oder unausgesprochen – die Fragen stehen:

stereotypien, die ich über mich selbst gehört habe:

familie: „hat immer ein eigenes zimmer gehabt".
onkel (ordinarius): „ein bißchen spinnt der aber auch".
studium: „weiß nicht, was er will".
kollegen: „ganz nett, aber etwas verstiegen".
wissenschaft: „könnte mehr aus sich machen".
psychoanalytiker: „der ist kein analytiker".
psychotherapeuten: „der ist psychosomatiker".
psychosomatiker: „der ist internist".
internisten: „der ist . . . (nun folgt ein ganzer katalog)
. . . im hause (so hoffe ich, richtig gehört zu haben)
„. . . ein akzeptabler kollege".

– und dann kommt, bei den psychoanalytischen fachkollegen, immer die frage nach der identität:
eine ehrenvolle umschreibung für den stempel.

– beispiel gespräch
(s. anhang s. 349)

– im grunde ist, oder sollte, <u>jede</u> situation offen sein.

die ökonomie des umgangs erzwingt die festlegungen. daher ist es so schwer, die eigene wahrnehmung in der ‚gleichschwebenden aufmerksamkeit' zu halten.

WO STEHE ICH ?
WAS MUSS, WAS MÖCHTE ICH ERFAHREN ?
WELCHES IST DAS ANLIEGEN ?
WAS KANN ICH VERSTEHEN ?

oder in der klassischen Formulierung von V. von Weizsäcker:

WARUM GERADE HIER ?
WARUM GERADE JETZT ?
WARUM GERADE SO ?

Die KOMPLEXE SITUATION des Beispieles ad 3 ließe sich dann etwa wie folgt auflösen:

„ICH" (A.)
in *Beispiel 3+:*

Mutter: „Herr Doktor . . .?"
A.: „Ja, bitte . . ."
Mutter: „Meine Tochter muß bei Ihnen aufgenommen werden."
A.: „Mh . . . – Warum gerade bei uns?"
Mutter: „Ja, die Monika lag doch schon bei Ihnen."
A.: „Die Monika . . .?"
Monika: „Ja, ich war doch im Januar wegen Crohn hier auf der Station."
A.: „Geht es jetzt wieder schlechter?"
Mutter: „Nein, jetzt kommen wir wegen der Erika."

WO STEHE ICH?
„ICH" habe – nach dem leichten Zögern des „Mh . . ." – den formalen Teil der mir zukommenden Rolle als Vertreter der Station zuückgestellt. In dieser Funktion hätte ich die Familie sofort auf die Ungebührlichkeit ihrer Anfrage hinweisen und in die Ambulanz schicken müssen. Ich habe also die ERSTE MITTEILUNG angenommen und mich auf ein (vorärztliches) GESPRÄCH eingelassen.

WAS MUSS? WAS MÖCHTE ICH ERFAHREN?
Die Problematik der Anfrage der Familie ist unübersehbar. Aber was muß, was möchte ich jetzt in meiner vor-ärztlichen Rolle erfahren? Wovon werde ich in meiner ANTWORT bestimmt? Ist es Neugier, Freundlichkeit? – meine Schwierigkeit, „Nein" zu sagen oder meine als ärztlicher Auftrag empfundene „Pflicht"?

WAS KANN ICH VERSTEHEN?
– auf dem Gang der Station. In der Hektik des Ablaufes. In der Beiläufigkeit der Anfrage?

Es geht offenbar nicht um Monika, es geht um Erika. Wer ist wer? Warum kommt die Mutter?

- diese drei fragen sind wirklich das einzige methodische gerüst, das weizsäcker für die orientierung in der praxis hinterlassen hat.

  auch lain entralgo, ‚don pedro', ist wieder von ihnen ausgegangen (1986). es sind die fragen nach der situation (‚hier und jetzt') und die frage nach der qualität (‚warum gerade so?'); für den patienten die frage nach dem erleben, für den arzt die frage nach dem verstehen.
  körperliches und seelisches sind ungetrennt.

- auch hier wären wieder viele varianten denkbar. ich habe das wirklich stattgefundene gespräch der stationsärztin stilisiert.

Die Fragen müssen offen bleiben. Sie gehören in das ÄRZTLICHE AUFNAHMEGESPRÄCH. Mein Interesse für den Morbus Crohn und die Zwillingsschwestern (?) ist geweckt. Ich würde gerne mehr erfahren. Aber jetzt setzt das ärztliche Paradox ein: die formale Regelung hat Vorrang vor meinem Interesse. Ich muß den Stationsarzt verständigen, der durch einen Anruf in der Ambulanz vielleicht erreichen kann, daß die Patientin auf der Station aufgenommen wird. Erst dann kann das GESPRÄCH weitergeführt werden.

Es ist aus der Schilderung der Möglichkeiten von ERÖFFNUNGSZÜGEN also deutlich geworden, daß die TATSACHE DER KOMMUNIKATION und des GESPRÄCHES (im Sinne der verbalen Verständigung des Sprechens) zwar in jedem Fall (außer ad 1) gegeben ist, aber die ANTWORT auf die MITTEILUNG zahlreiche Varianten haben kann.

Diese Varianten bedingen die verschiedenen FORMEN UND VERLÄUFE DES GESPRÄCHES. Die Beschreibungen sind vielfältig und können hier nur angedeutet werden: BEGRÜSSUNG, EINLEITUNG, REDE UND GEGENREDE können von ERKUNDIGUNG, BEFRAGUNG, EXPLORATION und VERHÖR unterschieden werden; UNTERHALTUNG, FLIRT und PLAUDEREI vom WORTWECHSEL und STREITGESPRÄCH; UNTERREDUNG UNTERRICHTUNG, DISPUT, DISKUSSION, DIALOG – das „echte" vom „unechten" GESPRÄCH. Im ärztlichen Bereich dominieren die Bezeichnungen GESPRÄCH, ANAMNESE, INTERVIEW.

Die GESPRÄCHSFÜHRUNG wird von den ZIELEN, die die Partner einzeln oder gemeinsam verfolgen, bestimmt. Aus ihnen resultieren die WEGE DER GESPRÄCHSFÜHRUNG oder die sog. TECHNIKEN DER GESPRÄCHSFÜHRUNG, auf deren Darstellung – auch für den Arzt – bereits viel Mühe verwandt worden ist. Wir werden hier für die Zwecke der PROPÄDEUTIK nur einige Hinweise geben und danach zum genaueren Studium auf die entsprechenden Veröffentlichungen verweisen.

1. Froelich, R.E. und Bishop, F.M.: Die Gesprächsführung des Arztes. Ein programmierter Leitfaden. Übersetzt von H. und D.Renschler. Springer, Berlin, Heidelberg, New York, 1973.
Originalausgabe (Amer.): Medical Interviewing. A Programmed Manual. C.V.Mosby, St.Louis/USA, 1970/72.

   Eine ca. 200 Seiten starke Broschüre, die nach der Originalausgabe von 1970 ins Deutsche übersetzt wurde. Mit dem gewohnten und oftmals bewunderswerten Pragmatismus des amerikanischen Arztes werden programmierte Anleitungen zu z.T. simulierten, z.T. originalen Gesprächssituationen mitgeteilt und im Test Freiräume (Antwortkästen) für eigene Formulierungen vorgegeben. Bei konsequentem Durcharbeiten ergeben sich viele Reflexionsmöglichkeiten und nachdenklich stimmende Erfahrungen. Die Gesprächsanleitungen sind als Schulung für den Allgemeinarzt gedacht, schließen aber alle Bereiche der somatischen, psychologischen und sozialen Diagnostik ein.

2. Dahmer, H. und Dahmer, J.: Gesprächsführung. Eine praktische Anleitung. Thieme, Stuttgart – flexible Taschenbücher, ca. 200 S., 1982.

   Diese Autoren sind bekanntermaßen lange medizindidaktisch tätig und verfügen über einen reichhaltigen Katalog von praktischen Erfahrungen und systematischen Einsich-

– bei der aufzählung der vielen formen, in denen gesprochen und gefragt wird, kommt mir immer wieder das semantische problem.

wenn ein autor diese formen aufsucht, beschreibt und vielleicht sogar definiert, legt er etwas <u>fest.</u> sein leser kann die festlegung als erleichterung für die verständigung benutzen wollen; schon der nicht-leser wird ihn mißverstehen können.

läßt sich ohne zwang, ohne normenausschuß überhaupt eine verständigung erreichen?

es gibt den allgemeinen sprachgebrauch – aber reicht der aus, wenn es um ‚unterschiede‘ geht?

oder ist, muß das leben so verworren sein? so daß der allgemeine gebrauch, gerade weil er so allgemein ist, immer noch deutlicher ist als die kunstsprache?

– ungedruckte buchbesprechungen.
hinweise,
empfehlungen?

als anfänger würde ich den ‚froelich‘ nehmen.
als arzt den ‚meerwein‘.

inzwischen gibt es noch weitere anleitungen:
adler, reimer u. a.
ganz neu linus geisler, der als internist geschrieben hat.

ich kann sie nicht alle nennen.
einige gehören in das kapitel der anamnese.

ten. Ihre Methode basiert auf der Gesprächspsychotherapie (Rogers, Tausch) und versteht sich als „klientenzentrierte auxiliäre Gesprächsführung". Die Anleitungen sind nicht nur für Ärzte, sondern vor allem auch für Angehörige anderer „helfender" Berufe wie Pflegepersonal und Sozialarbeiter, Psychologen, Lehrer, Richter usw. abgefaßt. Dementsprechend ist der Aufbau nicht so sehr nach den Erfordernissen der ärztlichen Diagnostik aufgebaut, sondern nach verschiedenen Gesprächsformen, -kategorien und -techniken. Die empfohlene systematische Durcharbeitung der Texte nach Aufgabenstellung und -lösung dürfte allerdings auf einige Schwierigkeiten stoßen und vor allem bei dem die tägliche ärztliche Situation gewohnten Leser erhebliche Fragezeichen hinterlassen. Es könnte sein, daß das Werk an seiner zu gründlichen Konzeption krankt und deshalb vor allem das PARADOX des „Ratschlages zur Entbehrung des Ratschlages" nicht deutlich genug formuliert. Daraus folgt eine etwas eintönige Schulmeisterei, die der sonst lebendigen Unmittelbarkeit des Sprechens fremd ist.

3. Meerwein, F.: Das ärztliche Gespräch. Grundlagen und Anwendungen. 3. überarbeitete und erweiterte Aufl., 232 S. (1. Aufl. 1969). Huber, Bern, 1986.

Das ist das ausgewogene Werk eines Psychoanalytikers, der die Nöte des Patienten, des gesprächsführenden Arztes und der Institution kennt. Seine Ausführungen beziehen sich ausdrücklich auf das psychoanalytische Persönlichkeitsmodell und münden konsequenterweise in die Beschreibung psychosomatischer Krankheitsbilder. Die Darstellung ist in vielen Teilen sehr „Balint"-nahe, aber vom Grundkonzept eher aus der Betrachtersituation des einfühlenden Konsiliarius geschrieben. Die aktuelle Situation des tätigen Arztes kommt weniger zur Geltung. Ihre Würdigung wird aus der erweiterten Gesprächssituation abgeleitet. So ergeben sich aus der Schilderung typischer Möglichkeiten und Schwierigkeiten der psychotherapeutischen Gesprächsführung wichtige Regeln und Hinweise, die verallgemeinert werden können. Diese läßt den Leser in der sehr gut und flüssig geschriebenen Darstellung an sich vorüberziehen. An einzelnen Stellen wird er innehalten und Fragen stellen (wenn auch wohl nicht alle 17 Fragen des Arztes an den Patienten und nicht alle 5 an sich selber – stumm beim Zuhören ist gemeint!). Sei dem wie es sei – es ist dies ein gediegenes, wichtiges, vielleicht das beste „Gesprächs"-buch aus psychoanalytischer Sicht. Aber es ist denkbar, daß manche seiner Themen für den nicht-psychotherapeutisch geschulten, auch „gespräcHEführenden" Arzt zu ferne liegen.

Einen weiten Schritt über solche GESPRÄCHSBÜCHER hinaus haben die Autoren getan, die ihre Erfahrungen aus dem praktischen Umgang mit Studenten im klinischen Unterricht und den sog. ANAMNESENGRUPPEN zusammengetragen haben. In diesen Arbeiten werden weniger REGELN oder RATSCHLÄGE mitgeteilt. Es wird dagegen ausführlich berichtet, mit welchen Vorgehensweisen der Anreiz zu einer vertieften Gesprächsführung geweckt werden kann, welche Möglichkeiten und Schwierigkeiten sich diesem Wollen entgegenstellen, welche Überraschungen und Erkenntnisse sich dabei ergeben und wo vor allem die Grenzen sind, auf die der Lernende bei dem Patienten und bei sich selber stößt. Solche Erfahrungsberichte sind zwar nicht unmittelbar übertragbar, können auch nicht im engeren Sinne als „Lehrmaterial" angesehen werden, aber sie können u. U. mehr und nachhaltiger zum eigenen Neu- und Hinterfragen anregen, als dies in den systematischen Analysen der GESPRÄCHSWISSENSCHAFTEN der Fall ist.

– *der klinische unterricht . . .*

nach der theoretischen forderung des curriculums erfolgt die erste erfahrung und übung des ‚gespräches' – in ergänzung zu der vorklinischen episode der medizinischen psychologie – in den ersten stunden des klinischen untersuchungskurses, beim bed-side-teaching und im psychosomatisch-psychotherapeutischen praktikum.

wie sieht die wirklichkeit aus?
der studentenunterricht ist immer wieder neues thema der hochschullehrergruppen: die privilegierten universitäten kreieren ‚modelle'; die unterprivilegierten üben sanfte theoretische resignation.
sicher aber ist für beide: die anamnesegruppen sind die effektivsten – weil selektiert, weil freiwillig? soll es in zukunft ‚gesprächsärzte' und ‚nicht-gesprächsärzte' geben?

Ich nenne deshalb – auch als Übergang zum nächsten Kapitel – die beiden Darstellungen:

4. Kröger, F. und Luban-Plozza, B. (Hrsg.): Studenten-Balint-Gruppen. Eine Erweiterung der medizinischen Ausbildung. In: Patientenbezogene Medizin, H.4, 135 S.
G. Fischer, Stuttgart, 1982.

5. Schüffel, W. (Hrsg.): Sprechen mit Kranken. Erfahrungen studentischer Anamnesegruppen, 382 S.
Urban und Schwarzenberg, München, 1983.

VII. DIE ANAMNESE

ἀνάμνησις (griech.) − Erinnerung, Wiedererinnerung.

Philosophisch: als Kernbegriff Platos Bezeichnung für die Rückerinnerung der Seele im Zustande ihrer Präexistenz als Bedingung aller Erkenntnis überhaupt.

Medizinisch: Vorgeschichte einer Erkrankung in der Schilderung des Patienten (F. Hartmann 1967)

Psychologisch: Sammlung, Systematisierung und diagnostische Verarbeitung von Informationen über ein Geschehnis oder eine Erkrankung (Schmidt u. Kessler 1976).

Die ANAMNESE gilt im ärztlichen Bereich als das Kernstück der Untersuchung. Nach Lauda (1958) sollen 70% aller Diagnosen in der Praxis durch die Anamnese zu klären sein, 10−20% in Verbindung mit der unmittelbaren Krankenuntersuchung; nach Bauer (1950) sind es 50%, nach Hegglin (1963) ca. 50% und weitere 30% durch die unmittelbare Krankenuntersuchung, nur 20% durch Labordiagnostik. „In der Erhebung der Vorgeschichte des Kranken verdichten sich Wissen und Erfahrung des Arztes zur anspruchsvollsten Repräsentation seiner Kunst. Sie ist schwer zu lehren und nur durch Übung zu lernen. ‚Sie würzt den ärztlichen Alltag' (H. H. Berg 1954) und ist die Hauptquelle des ärztlichen Humors. Sie stellt gleich hohe Anforderungen an Inhalt und Form, an besinnendes Überdenken des Gehörten, aufmerksames und geduldiges Zuhören und genaues Fragen. . . ." (F. Hartmann 1965).

Von der MITTEILUNG und dem GESPRÄCH unterscheidet sie sich durch ihre *Aufgabenstellung, Zielrichtung* und die jeweils anzuwendenden *Methoden*. Ihre Formen differieren nach der besonderen *Aufmerksamkeitsrichtung* der einzelnen Fachgebiete.

Während MITTEILUNG und GESPRÄCH noch als allgemeine Äußerungen in einem kommunikativen Geschehen bezeichnet werden können, ist die ANAMNESE an einen spezifischen ärztlichen Auftrag gebunden. Sie setzt i. allg. die Reaktion auf die ERSTE MITTEILUNG voraus und bedeutet bereits eine bestimmte Einwilligung in das ARBEITSBÜNDNIS der Untersuchungssituation.

Für die Klärung der verschiedenen Möglichkeiten und Formen der ANAMNESEERHEBUNG und ihrer ZIELSETZUNGEN ist es wiederum zweckmäßig, zunächst auf die AUSGANGSSITUATION zurückzugehen und zu fragen:

WO STEHE ICH ?

– der entwurf dieses kapitels war das kernstück des stationsordners (des ‚manuals').

– die hegglin-passage ... „die erhebung der vorgeschichte ... die kaum erlernbar ist" ... (s. 38) ist auch bei siegenthaler (1980) enthalten – ein merkwürdiger anachronismus. bei der sonst verständlichen erweiterung des anamnesekapitels (s. jenny) löst er die frage aus, ob die bewahrung eine reverenz an hegglin (1952) darstellt oder die „schwierigkeit der medizin mit dem seelischen" (lempp 1986) widerspiegelt.

vielleicht passen auch die zahlen über die bedeutung der anamnese nicht in die prioritätenliste der modernen medizin. es werden nur die circa-angaben von hegglin zitiert.

adler und hemmeler (1986) entnehme ich eine etwas neuere stelle:
... „bei 66 von 80 der einer medizinischen poliklinik zugewiesenen patienten ließ die anamneseerhebung die diagnose so weit erarbeiten, daß körperuntersuchung und labortests an der diagnose nichts mehr änderten (hampton 1975)."

– die sorgfalt der homöopathen.

– humor – nicht mehr gefragt?
erst über die usa-farrelly (übers. von e. petzold 1987) zurück?

meines wissens haben wir in unseren seminaren immer sehr viel gelacht, waren heiter, haben geschmunzelt und hatten – trotz der schwere der arbeit – unsere freude.

– arbeitsbündnis: eigentlich ein psychoanalytischer begriff (s. greenson 1973; thomä u. kächele 1986).

eine der stellen, an der – sonst ungesagt – der psychoanalytische anteil meines ärztlichen daseins durchschlägt.

gibt es bessere begriffe –?
beziehung, vertrag, vereinbarung, konsens, rapport (kretschmer), oder gar ‚ankoppelung'? (s. s. 185).

AUSGANGSSITUATION
(„Wo stehe ich?")

Tabelle 1. Bestimmung der Ausgangssituation des Anamneseerhebers

Laie	Arzt	Personal	Psychologe/sonst.
Interessent		–	–
	Praktikant	–	–
	Student	–	–
	Arzt I	Medizin. Personal Schwester/Pfleger Sozialarbeiter	Therapeut I
	Arzt II	–	Therapeut II
	Forscher	–	–

Auch wenn solche Aufstellungen wie in Tabelle 1 nur einen sehr schematischen Sinn und einen Hinweischarakter haben können, stellen sich Unterschiede doch deutlich dar: Es ist etwas anderes, ob ich als lernender Student, z. B. im zweiten Jahre meiner klinischen Ausbildung im Rahmen des „bed-side-teachings", vor die Notwendigkeit der Erhebung einer Krankengeschichte gestellt werde, oder ob ich als Therapeut II eine schwierige psychosomatische Fragestellung zu lösen habe.

Dazu kommt die verschiedenartige Situation in den einzelnen Fachgebieten. Die sorgfältige Erhebung einer Krankenvorgeschichte, wie sie in der INNEREN MEDIZIN erforderlich ist, kann für die CHIRURGISCHE SITUATION mit dem evtl. Zwang zu einer schnellen und klaren Entscheidung kontraindiziert sein. Umgekehrt dürfte ein auf unmittelbare Handlung zielendes „chirurgisches Verhalten" nicht immer die richtigen Voraussetzungen für die angemessene Erkennung einer internistischen Erkrankung schaffen.

Zur Bestimmung der Ausgangssituation gehört damit auch die Reflexion der besonderen Bedingungen der UMSTÄNDE oder des FACHGEBIETES, unter denen oder in denen die Klärung der Vorgeschichte einer Erkrankung angestrebt wird.

AUSGANGSSITUATION
(Übersicht über die Fachgebiete)

1. ALLGEMEINMEDIZIN*
   a) Erstuntersuchung
   b) Wiederholungsuntersuchung

---

* In der ALLGEMEINMEDIZIN wären noch die verschiedenen Ausgangssituationen für den HAUS- und PRAXISBESUCH zu unterscheiden; für die anderen Fachgebiete die PRAXIS- von der KLINIKSITUATION.

- die unterscheidung von arzt I und arzt II oder therapeut I und therapeut II macht es nötig, auf die ausgangssituation zurückzugehen:

    der basisarzt (arzt I) wird i. allg. der ‚arzt mit geteilter verantwortung' sein, der spezialarzt (arzt II) ein gebietsarzt oder ein arzt mit den zusatzbezeichnungen ‚psychotherapie' oder ‚psychoanalyse'.

    ebenso ist der therapeut I eher in einer institution tätig, während der therapeut II in voller eigener verantwortung steht.

- neuere festlegungen sind:

    arzt,
    arzt in der ‚psychosomatischen grundversorgung' (GOÄ 850, 851), arzt oder (gebietsarzt) mit den zusatzbezeichnungen ‚psychotherapie' oder ‚psychoanalyse' (GOÄ 860–864, EBM 860–878).

- eine kurzgefaßte enzyklopädie:

    vielleicht ist sie überflüssig.

    aber ich hatte das bedürfnis nach einer aufzählung, einer art ‚schiffskatalog' (homer).

    solche kataloge haben wahrscheinlich die funktion, aufzuzeigen, an welcher stelle der platz des einzelnen ist.

2. INNERE MEDIZIN
   a) Internistische Anamnese
   b) Modifikation nach den einzelnen Subdisziplinen oder Teilgebieten wie Kardiologie, Gastroenterologie, Nephrologie, Pulmonologie, Rheumatologie, Angiologie, Endokrinologie, Hämatologie, Onkologie usw.

3. CHIRURGIE
   a) Chirurgische Anamnese
   b) Modifikationen nach den einzelnen Subdisziplinen oder Teilgebieten wie Thoraxchirurgie, Neurochirurgie, Angiologie, Anästhesiologie usw.

4. GYNÄKOLOGIE UND GEBURTSHILFE
   a) Gynäkologische Anamnese
   b) Modifikationen nach den einzelnen Subdisziplinen oder Teilgebieten wie Geburtshilfe und Schwangerschaftsberatung, Endokrinologie, Genetik, Sexualmedizin usw. und eine ähnliche Differenzierung in den weiteren Fachgebieten:

5. PÄDIATRIE, 6. ORTHOPÄDIE, 7. OPHTHALMOLOGIE, 8. HALSNASEN-OHREN-HEILKUNDE, 9. MUND-, ZAHN-, KIEFERHEILKUNDE, 10. DERMATOLOGIE, 11. RADIOLOGIE, 12. NEUROLOGIE, 13. PSYCHIATRIE, 14. PSYCHOTHERAPIE UND PSYCHOSOMATIK.*

Aus der Aufstellung der Vielfältigkeit der medizinischen Disziplinen und Subdisziplinen ergibt sich die Frage, ob es für die Anamneseerhebung ein GEMEINSAMES GRUNDMUSTER, eine Art „BASISANAMNESE" geben kann.

Folgende Merkmale lassen sich dafür anführen:

- die Kontaktaufnahme,
- die Schilderung der Beschwerden,
- die Nachfrage des Arztes,
- die Interpretation,
- die Handlungskonsequenz.

Mit diesen Merkmalen wird die FUNKTION DER ANAMNESE für alle Fachgebiete umschrieben. Mit den entsprechenden fachspezifischen Akzentuierungen finden sie sich in fast jeder Anleitung zu einem ärztlichen Gespräch bzw. den Anleitungen zur Anamneseerhebung, soweit diese in Gesprächsform (und nicht durch vorgegebene Fragebogen) stattfindet.

---

* Auf die Unterscheidung von EIGEN- und FREMDANAMNESE, bzw. dem EINZEL-, GRUPPEN- oder FAMILIENGESPRÄCH (-ANAMNESE) wird an späterer Stelle eingegangen.
Die „PSYCHO-"Fächer (13., 14.) können nur mit ERWEITERTEN ANAMNESEN bzw. BIOGRAPHIE und INTERVIEW arbeiten. Sie werden in dieser Aufstellung mit angeführt.

*auf welchem hintergrunde die anstrengung der speziellen bemühung steht,
und
welche verfremdung (entstellung) in der abstraktion und in der
verallgemeinerung liegen kann.*

– es rührt mich merkwürdig an, daß ich für das grundmuster der basisanamnese keinen vorgänger gefunden habe.

ein mißtrauen gegen die neue variante schwelt untergründig: etwas, das gut und richtig ist, muß doch schon einmal vorher gedacht oder beschrieben worden sein? ergo: entweder es ist nicht so gut, wie mir scheint, oder es steht an einer stelle, die ich noch nicht gefunden habe.

– eine erklärung könnte darin bestehen, daß auch das wissenschaftliche streben i. allg. von dem bedürfnis nach anerkennung getragen wird und sich deshalb an der jeweiligen norm orientiert.

die zur zeit geltende norm ist die bemühung um differenzierung, um die analyse des details.

manchmal bin ich in versuchung zu sagen, daß darüber die fähigkeit, am ‚problem' zu denken, verlorengegangen ist.

[auch das köhle-buch über die visitengespräche (1982) kommt für mich ganz in die nähe dieser überwältigungstechnik durch vielfalt, schwerverständlichkeit und beweisführung im detail.]

– ZUR KONTAKTAUFNAHME (K):
Hierzu gehören die in Kap. V und VI beschriebenen Gesichtspunkte, d. h. die Reflexion der kommunikativen Grundregeln, die der Gesprächsführung zugrundeliegen. Für die Herstellung der erwünschten (oder „optimalen") Form der Kontaktaufnahme sind dort Verhaltenshinweise und technische Ratschläge aufgeführt, die a) zu dem „angemessenen Verstehen" der Situation führen und b) die Vertrauensbasis der Arzt-Patienten-Beziehung ermöglichen sollen.

– ZUR SCHILDERUNG DER BESCHWERDEN (B):
Die Wahrnehmung der „Klage" des Patienten erfordert eine möglichst vorurteilslose Zuhörbereitschaft des Arztes, die die Art und Weise der Schilderung des Patienten akzeptiert und das Erleben und die Umstände der Erkrankung zu verstehen sucht, d. h. also die primäre Zurücknahme eines möglichen Vor-wissens und die Zurückhaltung bezüglich einer „fach-gerechten" Stellungnahme.

– ZUR NACHFRAGE DES ARZTES (N):
An dieser Stelle sind die Kenntnisse und die Erfahrung des Arztes gefragt und gefordert. Von der Gründlichkeit seines Wissens, seinem Einfallsreichtum und seiner Fähigkeit der Unterscheidung von Wichtigem und Unwichtigem hängt es ab, ob das anamnestische Gespräch zu einer Klärung der Zusammenhänge (möglichen Ursachen) und einem ersten therapeutischen Ansatz führen kann. Die Art der Nachfrage bestimmt die weitere Lenkung des Gespräches, seine Richtung, Länge und Kürze und ermöglicht oder verhindert die weitere Vertrauensbildung.

– ZUR INTERPRETATION (I):
Wenn auch bereits in der Nachfrage ein Ansatz zur Interpretation (Hypothesenbildung) zu finden ist und diese auch scheinbar zunächst nur der Klärung der Voraussetzungen und Umstände zu dienen hat, so wird durch sie doch bereits die Richtung der Interpretation (Erklärung, Deutung) angegeben. Der Arzt hat den Doppelaspekt der eigenen Hypothesenfindung (sein eigenes Such- und Erklärungsverhalten) und die mögliche Wirkung auf den Patienten zu beachten und dementsprechend seine Mitteilung zu formulieren. Auch hier wird das Zusammenwirken von Empathie, Wissen und Erfahrung zu einer Brücke zum weiteren Vorgehen.

– ZUR HANDLUNGSKONSEQUENZ (H):
Auch die Nicht-Handlung ist eine Handlung – insofern resultiert die Konsequenz notwendig aus dem begonnenen Gespräch. Der Arzt kann sich einer Stellungnahme nicht entziehen. Er wird also den Vorschlag zum Abwarten und Wiedervorstellen oder zu weiteren körperlichen oder apparativen Untersuchungen machen, notwendige Weiterüberweisungen an andere Kollegen erläutern oder die Umstände, Möglichkeiten und Grenzen, Risiken von Eingriffen

- das eine ist die konvention der begrüßung. das andere die vertrauensfrage.

  wenn ich der frage des vertrauens nachgehe, so mündet sie in ein ‚mysterium'.
  sympathie und asympathie, mögen und nicht-mögen, angezogen-sein und abgestoßen-sein, durchziehen vom ersten eindruck an die ‚sachliche' szene.
  das thema des ‚unsympathischen patienten' hat uns einmal lange beschäftigt.
  gibt es bessere worte als ‚kontakt'?
  – beziehung aufnehmen, vertrauen herstellen (als ob das zu ‚machen' wäre), ähnlich: ‚eine gute übertragung herstellen' (totale verkennung), einen guten rapport führen (kretschmer), arbeitsbündnis, ‚ankoppeln' (modern) – ‚begegnung' lasse ich aus (s. s. 179).

- die anwendung des phänomenologischen anteiles in der diagnostischen methodik.
  die anwendung der abstinenz (cremerius).
  der erste ansatz zur rücknahme (oder re-flexion) der gegenübertragung.

- wissen und kenntnis,
  nichts anderes.

  und das gewicht des sicheren wissens kann auch durch keine beziehungsfreudigkeit aufgewogen werden.

- medizinische hermeneutik, die es nicht gibt.

  sie wird aber ständig (naiv) angewendet und gilt manchmal dazu noch als bestandteil der sog. naturwissenschaftlichen methoden.

- wissen und handeln.

  ist die medizin wirklich eine reine handlungswissenschaft?
  dann müßte sie als techne-logie bestimmt werden. damit stände sie in konkurrenz zur anthropo-logie.
  es ist also die beziehung von anthropos zu techne zu klären.
  in der ärztlichen handlung kommt alles (wie auch aus dem nachfolgenden kurzbeispiel zu ersehen ist) auf die richtige ‚techne' an.
  sie ist das ziel, das ‚telos', die bestimmung der anfrage des patienten.

erklären. Neben den Einzelheiten des „Procedere" steht ausgesprochen und unausgesprochen immer die Frage nach der Prognose im Raum.

Methodisch bewegt sich diese Form des ärztlichen Gespräches bzw. der Anamneserhebung zunächst auf der *phänomenologisch-hermeneutischen Ebene* (K, B) und später zusätzlich, insbesondere bei der Nachfrage des Arztes (N), der Interpretation und der Besprechung der Handlungskonsequenz (H), in Zusammenhängen, deren Begründungen auf *empirisch-analytischen Ergebnissen* beruhen. Die Unterscheidung dieser Ansätze bewahrt den Arzt davor, einerseits die Wahrnehmungen zu K und B quasi-objektivierend zu verstehen und andererseits die Ergebnisse zu N, I und H unreflektiert-suggestiv einzusetzen, d. h. aus dem empirisch-analytischen Kontext herauszulösen und unkritisch auf der Beziehungsebene einzusetzen.

Beispiel einer *Kurzform der Anamnese*
(ad 9. MZK – Mund-, Zahn-, Kiefererkrankungen):

(K) A.: Nun, was gibt's heute, Herr Z. . . .?
(B) Pat.: Im rechten Oberkiefer (zeigt hin), da, rumort's. Heute Nacht konnte ich nicht schlafen.
(N) A.: Rechts, oben, wo?
(inspiziert)
Pat.: Da!
(I) A.: Das sieht nach einer schlechten Stelle aus.
Pat.: Was ist zu tun?
(H) A.: Ich muß bohren. Wollen Sie eine Spritze?
usw.

Aus der Grundform der BASISANAMNESE und ihrer MERKMALSKONFIGURATION lassen sich die verschiedenen fachspezifischen SONDERFORMEN ableiten, die allerdings wegen ihrer weitergehenden Differenzierung das Grundmuster oft kaum noch erkennen lassen. Es ist darüber hinaus bei der Benutzung von Anleitungen immer zu bedenken, ob diese als Empfehlung für das Vorgehen bei der Gesprächsführung gedacht sind (also eher als situationsgerechte „dynamische" Anleitung) oder ob es sich um eine Sammlung von Inhalten handelt, die als Gedächtnisstützen für die Gesprächsführung oder die spätere schriftliche Dokumentation dienen sollen. Bei letzteren kann die Erhebung in ganz anderer Reihenfolge oder unter ganz anderen Umständen erfolgen, als aus der Anleitung zu ersehen ist.

Von den verschiedenen SONDERFORMEN sollen im folgenden die Grundgerüste A) der sog. „klassischen" internistischen Anamnese (als Beispiel für die klinischen Fächer), sowie B) die auf ihr basierenden Erweiterungen der sog. „erweiterten" oder „vertieften" Anamnese, der C) „biographischen" Anamnese und D) der auf neurosenpsychologischen und psychosomatischen Kenntnissen beruhenden

- *das festhalten an dem wort ‚basis' hat gute gründe.*

  es gibt kaum eine andere bezeichnung, die den wirklichkeitsgerechten allgemeinen teil der medizin noch ausdrücken könnte.

  auch das konstrukt des ‚basisarztes' (v. uexküll) ist keine utopie, und das konstrukt der ‚basisanamnese' hat, so hoffe ich, ebenfalls einen hohen wirklichkeitsbezug.

- *eine hommage an meinen zahnarzt mit der sanften hand.*

  wenig gespräch
  (der mund sperrt auch),
  aber die richtigen worte.

„tiefenpsychologischen Anamnese" sowie E) das psychoanalytische Interview angeführt und in ihrer Relevanz für die einzelnen Fächer und Krankheitsgruppen besprochen werden.

Zunächst eine Übersicht mit der Aufstellung und Kennzeichnung einzelner Formen der ärztlichen Gesprächsführung (Tabelle 2):

FORMEN DER ÄRZTLICHEN GESPRÄCHSFÜHRUNG

Tabelle 2. Übersicht und Abkürzungen für die einzelnen Formen der Anamnese (EIGEN- und FREMDANAMNESE werden nicht gesondert aufgeführt)

einzeln:		in *Gruppen:*
	– Mitteilung (M)	GM – Gruppenmitteilung
	– Gespräch (G)	GG – Gruppengespräch
		GA – Gruppenanamnese
Form A	– Anamnese (A)	GI – Gruppeninterview
Form B	– Erweiterte Anamnese (EA)	in *Familien:*
Form C	– Biographische Anamnese (BA)	FM – Familienmitteilung
Form D	– Tiefenpsychologische Anamnese (TA)	FG – Familiengespräch
Form E	– Psychoanalytisches Interview (I)	FA – Familienanamnese
		FI – Familieninterview

Die Aufstellung FORM A ist als Merkblatt für den Studentenunterricht des klinischen Untersuchungskurses (3. klin. Semester) entworfen worden (W. Rapp). Sie enthält die wichtigsten Gesichtspunkte für die INTERNISTISCHE BASISANAMNESE und soll, neben Anregungen zum Fragen, vor allem inhaltliche Gedächtnisstützen für die Erhebung der Krankengeschichte vermitteln. In den Krankenblättern der meisten Kliniken gehen die vorgegebenen Stichworte der Anamnese- und Befundbögen über die hier aufgeführten Gesichtspunkte hinaus und differenzieren bereits nach den Schwerpunktbildungen der Fachabteilungen.

- die einteilung der verschiedenen gesprächs- und anamneseformen hat einen didaktischen und (einen) informativen wert.

ich hoffe daß aus dem vorangegangenen deutlich geworden ist, in welcher weise sich bei dieser einteilung wiederum die unmittelbare ärztliche situation von dem konstrukt der sekundär-bearbeitung unterscheidet (s. auch ‚aufzeichnungen' und ‚arztbrief', s. 326, 336).

FORM A

KLINISCHE ANAMNESENERHEBUNG
– INNERE MEDIZIN –
(Merkblatt)

Vorgehensweise:

1. Zeit lassen und auf Patienten eingehen. Ihn reden lassen (passiv), dann erst steuern, differenzieren und verbale Hilfe geben (aktiv).

2. Deutsch sprechen, keine Fachausdrücke.

3. Keine Übernahme von sog. Diagnosen und sog. Fachausdrücken.

4. Zuordnung der Beschwerden zu Organen oder Systemen.

5. Herausarbeiten der Ursachen: genetisch, exogen, endogen, somatisch oder/und psychisch.

Inhaltliche Gesichtspunkte:
(für die Erhebung der Anamnese und spätere schriftliche Fixierung)

1. *Jetzige Beschwerden* (Haupt- und Nebenbeschwerden):

Lokalisation:	wo?
Ausstrahlung:	wohin? (zeigen lassen!)
Art und Intensität:	wie? wie stark? Modalität?
Abhängigkeit:	wodurch? wonach? warum? Beeinflussung durch?
Entwicklung und Verlauf:	seit wann entstanden? wie? wie entstanden? zu welchen Zeiten?

2. *Frühere Erkrankungen:*

   Geburt, Kinderkrankheiten, ärztliche Behandlungen, Krankenhaus, Operationen, Unfälle und Verwundungen. Frage nach typischen Erkrankungen wie Kreislauferkrankungen, Hochdruck, Stoffwechsel, Gicht, Rheuma, Gelbsucht, Lunge, Tuberkulose, Niere, Infektionen, Nerven- und Gemütsleiden, anderen Leiden.

3. *Familienanamnese:*

   Krankheiten und Todesursache bei Eltern und Geschwistern, Ehefrau und Kindern. Frage nach Erbleiden in der Familie, Allergien (Nesselsucht, Hautausschläge, Asthma, Empfindlichkeiten auf Nahrungsmittel und chemische Stoffe), Krebsleiden.

4. *Soziale Anamnese:*

   Beruf, ausgeübte derzeitige Tätigkeit. Bei Rentnern Frage nach ehemaliger Berufstätigkeit. Ort der Ausübung. Anhaltspunkte für Berufserkrankungen. Wohnort und Wohnung, evtl. Wechsel usw.

- *beispiel form A*
  (s. anhang, s. 350)

  ambulant – stationär?
  kaum ein unterschied, bis auf die gründlichkeit.

- *die kunst, ‚zeit' zu haben, wenn es eilig ist, hat sie nicht eher etwas mit zuwendung, weniger mit ‚zeit' zu tun?*

  eine anleitung kann nur ein möglichst ideales verhalten meinen.

- *fragen, nicht abfragen.*
  merkblätter sind nur dafür gut, die fragen in den hinterkopf zu befördern.

  die wirklichkeit der anamnese sieht in den krankenblättern wesentlich chaotischer aus.

  als notiz für den arztbrief reicht sie aus (s. kap. XII),
  als anreiz für die vertiefung wohl kaum.

5. Zehn Pflichtfragen:

1) *Gewichtsentwicklung* (Zu/Abnahme von mehr als 4 kg in überschaubaren Zeiträumen). Nahrungseinschränkungen, besondere Belastungen.

2) *Appetit und Durst:* Störungen, Übelkeit, Ekel (wogegen?), Brechreiz, Völlegefühl, Erbrechen (Menge, Aussehen, Blut), Brennen auf der Zunge und Speiseröhre, Schluckstörungen, Aufstoßen.

3) *Schlaf:* Ein/Durchschlafstörungen, Dauer, Angstträume, Schlaf tagsüber.

4) *Stuhlgang:* wie oft, Konsistenz, Farbe, Geruch, Schleim- und Blutauflagerungen, Flatulenz, Schmerzen und Brennen im Analbereich.

5) *Wasserlassen:* mehr als 3- bis 4mal täglich, Mißempfindungen, nachts (wie oft), Aussehen des Urins (Farbe, Geruch, Blut), gesicherte Gesamtmenge, Nierenschmerzen.

6) *Atmung, Husten, Auswurf:* Atemnot (wann, wieso, nach Anstrengung, Ruhe, Liegen), Husten (trocken, feucht), Auswurf (Farbe, Menge, Geruch, Blut), morgens, Schmerzen bei der Atmung.

7) *Temperaturen:* Fieber, Frösteln, Schütteln, Schwitzen, Nachtschweiß (Temperaturen von dem Patienten zu verschiedenen Tageszeiten messen und aufschreiben lassen).

8) *Menstruation:* Beginn, Dauer, Unregelmäßigkeiten, Beschwerden im Bereich der Gebärmutter und Eierstöcke.

9) *Gifte und Medikamente:* Schlafmittel, Beruhigungsmittel, Herz-, Wasser-, Schmerztabletten. Beruflicher und häuslicher Kontakt mit Chemikalien und Giften, Konsum von Tabak und Alkohol, Abführmittel, „Pille".

10) *Allergien:* Überempfindlichkeit und Reaktionen auf Naturstoffe, Nahrungsmittel, Medikamente, Chemikalien und Gifte.

- die 10 ‚pflicht'fragen sind von anschütz (1975) übernommen; allerdings sind es bei ihm 11 (hunger und durst getrennt).

‚pflicht' ist eine merkwürdige bezeichnung: als ob nur diese fragen ‚pflicht' seien – wahrscheinlich waren andere bezeichnungen wie ‚grund- . . .', ‚basis- . . .' schon aufgebraucht.

insgesamt scheint mir die formulierung der pflichtfragen wie eine verlegenheitslösung, um den früher sog. AZ (allgemeinzustand) besser in den griff zu bekommen.

zu birkmayer und winklers zeiten (1951) fragte man zur allgemeinen und speziellen vegetativen Anamnese.

f. curtius hatte das VES (vegetativ-endokrine-system) im anamnesebogen.

einige weitere merkwürdigkeiten in dem sonst so handlichen büchlein von anschütz:
daß in der differentialdiagnose zwischen ‚organisch' und ‚nichtorganisch' eine große schwierigkeit liege, und ‚beschwerden ohne groben organbefund, mehr funktioneller natur, also prognostisch günstiger' seien.

schwingt da nicht mit: funktionell ist keine „richtige" krankheit?
welches sind denn die problempatienten?

- die ‚risiko'-frage.
in manchen krankenblättern sind gesonderte risikospalten (auf der ersten seite) vorgesehen (allergien, diabetes, marcumar usw. – noch nicht ‚koronar'!), risikopässe.

Der noch vor einigen Jahrzehnten geübte Stil der Anamneseerhebung mit notizartigen Aufzeichnungen und der späteren Darstellung in einem fortlaufenden Diktat ist fast überall zugunsten der Ausfüllung und Ankreuzung vorgegebener Sachverhalte verlassen worden. Die Vorteile dieses Vorgehens bestehen in einer vollständigeren und übersichtlicheren Form der Darstellung für den klinischen Gebrauch (s. auch Kap. XII) und – manchmal – in einer gewissen Zeitersparnis. Die Nachteile liegen in der Erziehung zur fragmentierten Form der Anamneseerhebung („Abfragung") und der manchmal zusammenhanglosen Aufführung von Einzelangaben und -befunden. In einigen, diagnostisch besonders perfektionierten Untersuchungsinstitutionen (z.B. DKD Wiesbaden) besteht darüber hinaus die Tendenz, die gesamte Anamnese in einen dokumentationsgerechten Fragebogen aufzulösen und die notwendigen Rückfragen an den Patienten auf ein (zeitsparendes) Minimum einzuschränken.

Der Zweck der Erhebung der Daten zur Vorgeschichte und zur Erkrankung kann auf beiden Wegen erfüllt werden. Für die weitere Vertrauensbildung aber ist es entscheidend, in welcher Weise der untersuchende Arzt die Befunddokumentation mit dem Patienten bespricht und das ERGÄNZENDE GESPRÄCH führt, oder in der offenen Weise im Verlauf des ÄRZTLICHEN GESPRÄCHS den Anforderungen der Basisanamnese gerecht wird.

Als Anregung zur weiteren Lektüre bezüglich dieser Form A der klinischen Basisanamnese kann die folgende Literatur angeführt werden:

Ältere Arbeiten:

Berg HH (1954) Die Untersuchung am Krankenbett. In: Boller R (Hrsg.) Der Magen und seine Krankheiten. Wien (zit. nach F. Hartmann)

Grund G, Siems W (1961) Die Anamnese. Leipzig

Neuere Lehrbücher:

Brandl A, Schultz MA (1978) Anamneseerhebung und Krankenuntersuchung. Mediscript. München

Dahmer J (1984) Anamnese und Befund. Die systematische ärztliche Untersuchung. Thieme, Stuttgart

Fritze E (1983) Lehrbuch der Anamneseerhebung und allgemeinen Krankenuntersuchung. Edition Medizin, Weinheim

Schettler G, Nüssel E (1983) Die Anamnese. In: Schettler G (Hrsg) Innere Medizin. Thieme, Stuttgart

- *erinnerung an die gute alte klinikanamnese.*

  ich habe noch ein ganzes buch voll handschriftlicher anamneseentwürfe, die wir abends diktieren mußten.

  hat der übergang zu den vorgedruckten anamnese- und befundbögen die diagnostik verbessert?

  es gibt keine untersuchung darüber.

  das bedürfnis nach perfektion und übersicht wird befriedigt – auch das nach schnellerer information?

- *in der dkd werden die anamnesebögen den patienten vor der untersuchung zugeschickt. (s. auch kap. XII).*

  allerdings bekommt der patient dann seinen persönlichen arzt zugewiesen, der ihn durch die wirrnis der diagnostik begleitet und das ergebnis zusammenfaßt.

- *gute teilstücke über die klinische anamnese finden sich auch in den lehrbüchern der fachgebiete, wie z.b. siegenthaler u. hegglin (1980) und schettler u. nüssel (1983).*

FORM B

DIE ERWEITERTE (VERTIEFTE) ANAMNESE
(EA, VA)

Wenn mit Hilfe der Basisanamnese bereits ein weiter Bereich der Erkennung von Krankheiten abgedeckt werden kann und die „FORM A" als die adäquate Form der Anamnese- und Befunderhebung für eine ganze Reihe von Erkrankungen angesehen werden kann, stellt sich die Frage nach den Indikationen für die ERWEITERUNG des Vorgehens.

Abgesehen von dem möglichen *persönlichen Interesse* des Untersuchers und der Teilnahme an dem Kranksein des Patienten und, ebenfalls abgesehen von den Motiven, die einer *wissenschaftlichen Problemstellung* entspringen, muß die Indikationsfrage nach den Grundsätzen der *ärztlich unbedingt notwendigen Maßnahmen* aufgenommen werden. Immer noch gilt, auch für die Art und den Umfang der ärztlichen Gesprächsführung, der oberste Grundsatz des ärztlichen Handelns „cite, certe et iucunde".* Die Abweichungen erfordern eine Begründung.

Für jede Diagnostik, nicht nur für die Gesprächsführung der Anamnese, ergibt sich die Notwendigkeit zu einer ERWEITERUNG DER MASSNAHMEN, wenn folgende Sachverhalte vorliegen:

a) Unklarheit über die *Art* der Erkrankung,
b) Unklarheit über die *Ätiologie* (Entstehung und Auslösung),
c) Unklarheit über die *Einstellung des Patienten* zu der Erkrankung (Krankheitsverarbeitung und „Compliance").

Beim Vorliegen einer oder mehrerer dieser Problemstellungen ist die Indikation zu einer Erweiterung sowohl der Anamnese als auch der sonstigen diagnostischen Maßnahmen gegeben. Das Vorgehen für den Bereich der ärztlichen Gesprächsführung kann sich in zwei Richtungen orientieren:

1. Die Erweiterung und Vertiefung der Fragestellungen leitet sich aus den in der FORM A der Basisanamnese vorgegebenen Gesichtspunkten ab (FORM B, 1) oder es wird

2. nach dem Vorschlag von Morgan u. Engel (1969) ein Vorgehen gewählt, das bereits vom Ansatz und Ablauf der Gesprächsführung (inklusive der assoziativen Technik der Gesprächsführung) die Möglichkeiten zur Erweiterung und Vertiefung einschließt (FORM B, 2).

---

* „Schnell, sicher und schonend (‚angenehm')".

- im zeichen des ärztlichen paradoxes ist es eigentlich wiederum eine gewisse selbstverständlichkeit, daß der untersucher gelernt hat, seine persönlichen motive von den interessen des patienten zu unterscheiden.

  bei der offenlegung einer wissenschaftlichen problemstellung ist es immer wieder erstaunlich, wie schnell, bereitwillig und kooperativ der patient darauf eingeht, wenn er sich einbezogen fühlt.

  was eine ‚ärztlich unbedingt notwendige maßnahme' im einzelnen wirklich ist, läßt sich oftmals nur schwer begründen. der hinweis auf die letzten wissenschaftlichen erkenntnisse bedeutet nur ein argument unter mehreren anderen, die das notwendige reflektiert haben müssen.

- noch ‚keine' indikation zur überweisung an den psychosomatischen oder psychotherapeutischen fachkollegen, bzw. auch einen anderen konsiliarius.

  es sind unklarheiten, probleme, die zunächst ‚in' den klinischen fachgebieten gelöst werden müssen.

- probleme verweisen auf ‚problemanalysen'.
  was unterscheidet ‚problemanalyse' von ‚konfliktanalyse', ‚situationsanalyse', ‚persönlichkeitsanalyse' und – ‚psycho-analyse'?

- wenn sich in der neuerdings so genannten ‚verhaltensmedizin' das wort anamnese so gut wie gar nicht mehr findet und durch ‚problemanalyse' oder ‚verhaltensanalyse' ersetzt wird, so wäre der wechsel der bezeichnungen, sofern nur das gleiche gemeint ist, nicht so gravierend. wenn aber damit ein neuer anspruch entsteht und zur durchsetzung dieses anspruches vorhandene selbstverständlichkeiten verleugnet werden, ergibt das wieder ein machtproblem, das dem arzt nicht gut ansteht.

- der konventionelle weg der erweiterung
  (immer geübt, wenn auch wenig reflektiert).

- der klinisch-psychosomatische weg, auch wenn die ganze fragwürdigkeit dieses begriffes für den ärztlichen alltag damit anklingt.

FORM B, 1

Die Vertiefung der klinischen Anamnese kann aus der ERWEITERUNG der FORM A der Basisanamnese hervorgehen, wenn sich das eingehendere Gespräch orientiert an 1) der Analyse der Entwicklung der Beschwerden und der sog. „auslösenden Situation", 2) an der genaueren Erkundigung nach den Umständen des persönlich-sozialen Befindens in Beruf, Familie und Gesellschaft und 3) der weitergehenden und „offenen" Befragung nach der Selbstdeutung des Krankheitsgeschehens durch den Patienten.

Die STICHWORTE können nur Hinweise geben. Sie müssen je nach Art der Erkrankung variiert oder ergänzt werden. Die Annäherung an die psychiatrische Anamneseerhebung oder Exploration wird ebenfalls deutlich. Für die erweiterte Gesprächsführung in den anderen medizinischen Fachdisziplinen gilt aber weiterhin ein möglichst „offenes" Verhalten und – trotz des Verfolgens bestimmter Leitlinien – die Bereitschaft, auch auf unerwartete Äußerungen des Patienten einzugehen.

Wenn im klinisch-stationären Bereich die Indikation zu einer erweiterten Anamnese nach dem Abschluß der bereits vorgenommenen Basisdiagnostik gestellt wird, muß dem Patienten die Notwendigkeit für die Neuaufnahme des Gespräches erläutert werden und die Bedingungen für eine möglichst ungestörte Gesprächsführung (evtl. durch Einbestellung in das Arztzimmer oder einen Gesprächsraum) hergestellt werden. In der allgemeinärztlichen oder fachärztlichen Praxis wird i. allg. ein zusätzlicher Termin vereinbart werden müssen – in einem zeitlich vorher festgelegten Rahmen (z.B. 20-min- oder 50-min-Gespräch). Für den Patienten ist die Unsicherheit über die zur Verfügung stehende Zeit eine oft unausgesprochen große Belastung.

Die inhaltliche Erweiterung der Anamnese ergibt darüber hinaus oft zusätzliche Hinweise für die somatische Diagnostik und kann, wenn sie rechtzeitig und gezielt eingesetzt wird, trotz des zunächst größeren Zeitaufwandes eine erhebliche Zeit- und Kostenersparnis bedeuten.

Das von Morgan u. Engel (1969, 1977) empfohlene Vorgehen bei der Anamneseerhebung (FORM B, 2) gründet sich auf eine dynamisch verstandene Verlaufsbeschreibung, die verschiedene Ausführlichkeiten zuläßt und deren Inhalte sich sekundär aus dem Ablauf ergeben. Es ist im äußeren formalen Rahmen anderen Vorgehensweisen bei der Anamneseerhebung sehr ähnlich, akzentuiert aber deutlicher die „einzelnen Schritte" der Gesprächsführung und beruht auf einem klinisch-psychosomatischen Denken, das sich um möglichst gleichzeitige (und gleichwertige) Beachtung der körperlichen und seelischen Symptomatik bemüht. Auch wenn es ursprünglich für den studentischen Unterricht entwickelt worden ist, lassen sich die Grundzüge doch im wesentlichen auf die Praxissituation und die klinische Aufnahmesituation übertragen (Schüffel u. Schonecke 1973; Herrmann u. Schüffel 1983).

- hinweise auf die gebührenordnung scheinen nicht in den kontextteil zu passen.

aber das dilemma der medizin, daß der apparativ-technische aufwand über jahrzehnte so hoch brechnet wurde, während die persönlichen leistungen unterbezahlt wurden, war wirklich ein schlimmes, korrumpierendes dilemma.

ob die ‚zuwendungsmedizin' mit einigen änderungen der bewertungsziffern besser gedeihen wird?
jedenfalls scheint sie sozial akzeptabel.

- adler u. hemmeler (1986), in der nachfolge von g.l. engel benutzen den terminus ‚interview'.

damit ist die nähe zum psychoanalytischen interview signalisiert und die unbefangenheit in der fragmentierung der klinischen situation überspielt.

entsprechend klingen auch die abschlußberichte. eine somatische diagnostik wird nicht mehr explizit erwähnt.

dennoch ist die bio-psycho-soziale gesamtanamnese gemeint.

FORM B, 1

ERWEITERTE ANAMNESE
(Merkblatt)
– Ergänzung zu *FORM A* –

ad 1: *Jetzige Beschwerden,*
Entwicklung und Verlauf, Auslösesituation:

Beginn der Beschwerden (genaue Angaben: Tag, Stunde, Umstände), mögliche Prodromalerscheinungen, Selbstdeutung, erste eigene Maßnahmen, Maßnahmen der Familie, zugezogener Berater, Ärzte.

Allmählicher Beginn, plötzlicher Beginn, rezidivierende Beschwerden, Dauer und evtl. beschreibbare Umstände, Belastungswert, Zusammenhangsdeutung des Patienten.

ad 3/4: *Persönlich-Soziales,*
Lebensumstände:

Beruf und Berufssituation. Berufszeiten, Berufskonflikte, Berufszufriedenheit, Verhältnis Beruf/Freizeit, Hobbies.

Familie und Familienzusammensetzung. Alter, Geburten, Geschwister, Kinder usw., Einstellung der Familienangehörigen untereinander, zum Patienten. Mögliche Konfliktlagen. Wohnungsverhältnisse, Schulden, Verpflichtungen.

Gesellschaftliche Aktivitäten, hauptamtlich, neben/ehrenamtlich, politische Tätigkeit usw., Konfliktlagen.

ad sonst.: *Krankheitserleben und -verhalten,*
(illness behavior, coping, compliance):

Gefühle und Gedanken beim Auftreten der ersten Beschwerden. Reaktionen. Verarbeitungen (coping). Einstellung bei früheren Erkrankungen, insbes. „banalen" Erkrankungen. Umgang mit Erkrankungen bei Familienangehörigen oder Freunden. Arztbesuche, Arztwechsel, Medikamenteneinnahme.

– *erweiterte situationsanalyse:*

durch das interesse an der auslösesituation verstärkte sich damals (1965) meine kritik an der psychoanalyse mitscherlichs; die arbeit über die „auslösesituation bei der herzneurose" wurde seinerzeit unter freundlichem bedauern von der redaktion der psyche abgelehnt. 1969 kam die situationsanalyse bei den herzinfarktpatienten dazu; die vertikalanalyse, die zeitlich (und örtlich) definiert werden mußte.

eine weitere wichtigkeit der auslösesituation zeigte sich für das verständnis der fragen „warum gerade jetzt?" „warum gerade hier?" (v. weizsäcker) bei internistischen alltagserkrankungen (herzinsuffizienz, lungenödem, hepatitis usw.)

– *erweiterte persönlichkeitsanalyse:*

die andere koordinate der klinischen betrachtung. wir nannten sie auch längsschnittbetrachtung oder horizontalanalyse.

für beide betrachtungs- und analyseformen gibt es das anschauliche modell des infarktprofiles. es ist aber kaum benutzt worden. wahrscheinlich, weil die untersuchungsstile in der epidemiologie und klinik nicht anschaulich, sondern statistisch sind.

– *erweiterte beachtung des krankheitsverhaltens:*

die wichtige strecke der sammlung von beobachtungen und direkten krankheitsbedingungen; die eigentliche, wissenschaftlich-ärztliche situation. hier sind die vier ebenen des methodenkreises (s. s. 144) besonders deutlich; das compliance-problem ist nur ein winziger teil dieser umgangs-forschung.

FORM B, 2

ERWEITERTE KLINISCHE ANAMNESE
nach G. L. Engel
(Merkblatt)

1. Schritt: Begrüßung und Vorstellung.

Der Arzt (Student) begrüßt den Patienten, stellt sich vor und definiert seine Rolle.

2. Schritt: Erkundigung nach dem jetzigen Befinden.

Der Arzt (Student) erkundigt sich nach dem jetzigen Befinden des Patienten und zeigt dadurch gleichzeitig eine aktive ärztliche Anteilnahme.

3. Schritt: Feststellen der Hauptbeschwerden („Landkarte").

Der Patient beschreibt die Beschwerden, die zur Krankenhauseinweisung oder zum Aufsuchen der Praxis geführt haben.

4. Schritt: Jetziges Leiden.

In (zunächst offener) Gesprächsform werden die derzeitigen Beschwerden besprochen. Dabei wird besonders auf die Reihenfolge und Gewichtung der von dem Patienten geäußerten Beschwerden geachtet. Die Merkmale werden charakterisiert und die möglichen Wechselbeziehungen bestimmt. Dabei werden die spontanen Äußerungen des Patienten über die begleitenden Lebensumstände, frühere Krankheiten, Gesundheitszustand der Familie und zwischenmenschliche Beziehungen registriert.

Für die Symptombeschreibung werden die sieben DIMENSIONEN der *Lokalisation, Qualität, Intensität* oder *Quantität, zeitlichen Zusammenhänge, Begleitumstände,* verstärkenden oder abschwächenden *Einflüsse* und *Begleitsymptome* beachtet.

5. Schritt: Frühere Erkrankungen.

Der Arzt (Student) knüpft an Hinweise auf frühere Erkrankungen an und versucht sich durch Rückfragen die früheren Beschwerden und Krankheitsvorgeschichte verständlich zu machen.

6. Schritt: Familienanamnese.

Der Arzt (Student) erkundigt sich gezielt nach den Familienmitgliedern, ihrem Gesundheitszustand und ihren Beziehungen zum Patienten.

7. Schritt: Persönliche Entwicklung des Patienten.

Der Patient wird gebeten, seine gegenwärtigen Lebensumstände zu schildern und etwas über seine persönliche Entwicklung in Familie, Beruf und Gesellschaft mitzuteilen.

8. Schritt: Systemübersicht.

Der Arzt (Student) leitet seine Befragung über zu einer systematischen Erkundung von Allgemeinbeschwerden und den verschiedenen Körperregionen.

9. Schritt: Beendigung, Stellungnahme.

Abschließend wird der Patient gefragt, ob er seinerseits noch etwas zur Ergänzung beifügen möchte bzw. noch Fragen habe, dann wird das weitere Vorgehen, einschließlich einer evtl. Stellungnahme besprochen und das Gespräch beendet.

- *die (namentliche) begrüßung wird bei uns noch oft vergessen. vielleicht – weil der hochschullehrer und auch der stationsarzt zu schnell meinen, daß sie doch bekannt seien.*

  das gilt vor allem für die institution. in der freien praxis (arztwahl) ersetzt das praxisschild die vorstellung.

- *die ‚gestaltung der günstigen situation' habe ich ausgelassen. sie wirkt etwas bemüht und infantilisierend. die erkundigung nach dem ‚jetzigen befinden' müßte sie einschließen.*

  danach läuft alles ab wie bei einer anderen anamnese. wo und wann findet die festlegung der zeitvorgabe statt?

- *bei adler der 9. schritt, als 8. schritt ist die soziale anamnese gesondert eingeschoben.*

- *der 10. schritt heißt dann: fragen/pläne. etwas prägnanter als: beendigung, stellungnahme. wir sagen auch: procedere.*

Die Schwerpunkte dieses Vorgehens liegen also, ähnlich wie bei den vorher beschriebenen Formen A und B, neben der Erhebung der klinischen Anamnese in der differenzierten Analyse der *Auslösesituation,* der Beachtung der *psychosozialen Umstände* und des subjektiven *Krankheitserlebens des Patienten* in Vergangenheit und Gegenwart.

Als *weiterführende Literatur* kann genannt werden:

Adler R, Hemmeler W (1986) Praxis und Theorie der Anamnese. Der Zugang zu den biologischen, psychischen und sozialen Aspekten des Kranken. G. Fischer, Stuttgart

Herrmann JM, Schüffel W (1983) Das ärztliche Interview. Ein Audiolehrgang (mit Kassette) Rocom, Basel

Morgan WL, Engel GL (1977) Der klinische Zugang zum Patienten. Anamnese und Körperuntersuchung. Eine Anleitung für Studenten und Ärzte. Huber, Bern

Schüffel W, Schonecke OW (1973) Die Anamneseerhebung als Gespräch. Therapiewoche 30: 2478–2484

- *beispiele füge ich nicht an.*

sie finden sich am ausführlichsten a) in dem audiolehrgang (der sogar dialekttranskribiert/transponiert ist) und b) im adlerschen buch.

wir haben dieses vorgehen selten benutzt.
und – genius oder antigenius loci? – auch in unseren anamnesegruppen wurde dieses vorgehen als zu schematisch empfunden.

es bleibt wohl wieder nur die ‚hinterkopf'prägung.

aus einer theoretischen sicht ist diese form der erweiterten anamnese wichtig und interessant, weil sie die psychosomatische umsetzung des psychoanalytischen vorgehens kennzeichnet.

elemente der assoziativen anamnese (f. deutsch 1939) sind erhalten, aber es ist nicht deutlich, ob und weshalb der nicht-psychoanalytisch ausgebildete student oder arzt durch diese anregungen didaktisch gewinnt.

die mitteilungen der kollegen über die eignung der lem-interviews lauten ziemlich ohne ausnahme so, daß es sehr mühsam gewesen war, passende standardinterviews überhaupt zu finden. die klinische realität ist eben ‚immer anders'.

FORM C

DIE BIOGRAPHISCHE ANAMNESE (BA)

Wenn die klinische Anamnese (FORM A) und die erweiterte Anamnese (FORM B) noch als Instrumente der allgemeinärztlichen und fachärztlichen Praxis angesehen werden können und in ihren Grundzügen von jedem Arzt beherrscht werden müssen, wird mit der BIOGRAPHISCHEN ANAMNESE (FORM C) eine Überschreitung der Grenzen in Richtung auf eine „biographische" oder „psychosomatische" Medizin vorgenommen. BIOGRAPHIE meint zunächst eine Lebens- und Erlebnisbeschreibung in primär individuellem Zusammenhang, auch wenn sie literarisch, historisch, politisch, theologisch oder philosophisch akzentuiert ist. Im medizinischen Bereich bedeutet sie die Einbeziehung der körperlich-seelischen Krisen, der Erkrankungen und Leiden in die Lebensgeschichte. Im Unterschied zu den vorher beschriebenen Formen der Anamnese und der durch sie gewonnenen KASUISTIK werden also mit Hilfe der biographischen Methodik nicht nur einzelne Konfliktfelder und pathogene Verhaltensweisen aufgedeckt, sondern es wird versucht, ein möglichst umfassendes Persönlichkeitsbild des Patienten zu gewinnen, um aus diesem die verschiedenen Anteile der Erkrankung zu verstehen. In die PSYCHIATRISCHE LEBENSBESCHREIBUNG, die der biographischen Betrachtungsweise sehr nahe steht, gehen darüber hinaus noch die vielfältigen, diagnostisch relevanten Merkmale der Symptombeschreibungen ein. Dadurch erklären sich die besonders EXPLORATIV ausgeprägten Momente der psychiatrischen Pathographie.

Die biographische Tradition ist uralt. Sie beginnt nicht erst bei den „vitae" der antiken Schriftsteller (Plutarch), sondern hat ihre Wurzeln in der Frühgeschichte und Mythologie. Immer hat den Menschen das Leben und Erleben des anderen Menschen interessiert. Die Leidens-geschichte ist ein Ausschnitt aus dieser Suche nach Teilnahme und Vergleich.

Für unsere Zeit wird – nach der langen Vorgeschichte vom Altertum bis über das Mittelalter – die Entwicklung seit dem Ausgang des 18. Jahrhunderts bedeutsam. Mit dem Aufkommen der sog. „medizinischen Anthropologien" (Schipperges 1972) und den umfassenden Fragen nach der „Natur" des Menschen bekamen auch die individuellen Schicksale in den Krankengeschichten einen neuen Wert. Biographien nahmen in der romantischen und nachromantischen Medizin einen wichtigen Raum ein. Danach trat die Bedeutung des individuellen Erlebens unter der Faszination durch die großen Entdeckungen der mechano-physiologischen Zusammenhänge in den Hintergrund und wurde erst wieder, etwa seit dem Beginn dieses Jahrhunderts, mit erneuter Aufmerksamkeit bedacht. In Heidelberg (L. v. Krehl), Berlin (F. Kraus), München (v. Bergmann) und

- *die psychiatrische lebensbeschreibung ist bei mir zu kurz gekommen. sie gilt im ärztlichen bereich zwar zu recht als ‚mutter der biographie', aber sie hat so viele differentialdiagnostische besonderheiten entwickelt, daß ich sie doch eher als sonderform eines klinischen faches verstehen möchte.*

alle anderen möglichkeiten der gesprächsführung mit dem patienten – von der mitteilung bis zum interview – überschreiten die klinischen fachgrenzen.

anderen Orten entwickelte sich, z. T. als Gegenbewegung gegen eine allzu naiv verstandene naturwissenschaftliche Medizin, die sog. „personale" Medizin, die sich im klinischen Alltag um die psycho-physischen Zusammenhänge des Krankseins bemühte und dazu vorwiegend mit biographischen Methoden arbeitete. In Heidelberg bildete sich durch die jahrzehntelange Zusammenarbeit von L. v. Krehl und V. v. Weizsäcker ein besonderer Schwerpunkt der BIOGRAPHISCHEN MEDIZIN, der von R. Siebeck aufgenommen (1949) und von P. Christian weiterentwickelt wurde. In der benachbarten psychiatrischen Klinik hatte Jaspers mit seiner „Allgemeinen Psychopathologie" (1923) ebenfalls die Bedeutung biographischer Darstellungen betont und in Tübingen (E. Kretschmer), Zürich (E. Bleuler), Konstanz (L. Binswanger) u. a. O. erreichte die medizinische Biographik besondere Höhepunkte mit daseinsanalytischen und pathographischen Studien.

Um so verwunderlicher ist es, wie nicht nur Clauser (1963), sondern auch Thomae (1977) feststellten, daß es bei der reichen und subtilen Erfahrung in der Erhebung und Darstellung der umfangreichen Krankengeschichten so gut wie keine wissenschaftstheoretisch, systematisch oder didaktisch begründete Darstellungen der biographischen Methodik gab.

Die Fähigkeit zur biographischen Befunderhebung wurde offenbar wie eine „mitgegebene", „selbstverständliche" Fähigkeit angesehen, die man mit einigem Geschick nur auszuüben habe. Das Instrument einer „normal"-offenen ärztlichen Empathie und die Bereitschaft zum verstehenden Miterleben schien auszureichen.
Inhaltlich galt die Orientierung im wesentlichen den manifesten Schilderungen des Patienten, die zwar kritisch nach Irrtumsmöglichkeiten betrachtet, oftmals aber wie naturwissenschaftlich objektivierbare Daten behandelt wurden.

Die ersten kritischen und umfassenden Darstellungen zur wissenschaftlichen Biographie stammten dann auch von psychologischen Autoren. C. Bühler veröffentlichte (1933) ihr bekannt gewordenes Buch „Der menschliche Lebenslauf" und J. Dollard führte (1935) die ersten Kriterien für die wissenschaftliche Untersuchung der Lebensgeschichte ein. „Verstehende" Psychologen wie H. M. Graumann (1976) und Persönlichkeitsforscher wie H. Thomae (1977) nahmen diese Leitlinien auf.

Zur Orientierung für die Praxis der biographischen Methodik sollen daher die Hauptpunkte für zwei Erhebungsmöglichkeiten nach FORM C angeführt werden:

1. Die an entwicklungspsychologischen Gesichtspunkten orientierte Darstellung des menschlichen Lebenslaufes, incl. seiner Erkrankungen.

2. Die von Clauser (1963) vorgeschlagene Methodik zur Erhebung der biographischen Anamnese in Selbst- und Fremdschilderung.

– mit dem terminus ‚biographische medizin' wird oftmals tatsächlich im wesentlichen die heidelberger medizin gemeint.
auch clauser sah das so.

nur: die heidelberger medizin war eigentlich schon seit siebecks zeiten über die biographie hinaus.

meine eigene erinnerung – nachdem ich das physikum bei hans schaefer und herrmann hoepke hinter mich gebracht und einen ersten kontakt mit der heidelberger klinik hatte.

1954 stand alles im zeichen des interregnums. weizsäcker veranstaltete mit mühe noch die mittwochabend-seminare in seinem hause. in der klinik begann der übergang von siebeck zu matthes. plügge war noch nicht berufen.

die internistische propädeutik wurde als einführung in die klinische pathophysiologie von mechelke gestaltet. es gab keine frau ansorge mehr, die „dem siebeck die anamnesen macht". es gab nur noch einige verunsicherte und verstreute biographiker im christianschen assistentenkreise (b. hase, h. thomä, r. rüdt-schauenburg, k. fink-eitel) und die sich zunehmend militant gebärdende gruppe um kütemeyer.

das bekenntnis zur biographie wurde hochstilisiert als weg zu einer menschlich-demokratischen medizin gegenüber der technisiert-naturwissenschaftlichen (und damit ‚latent nationalsozialistischen') medizin – eine kränkung für jeden redlichen arzt; insbesondere für eine so integre persönlichkeit wie k. matthes, der aus mancherlei gründen im dritten reich eher zu der gruppe der verfolgten gezählt hatte.

die besonnenen ‚biographiker' waren in der zwischenzeit längst psychoanalytiker geworden und damit einer gewissen naivität des rein lebensgeschichtlichen denkens entronnen (s. auch görres 1964).

allerdings zerstörte für manche kollegen die berufliche sozialisation als psychoanalytiker ihre unbefangene beziehung zur klinik. christian und bräutigam waren ausnahmen.

FORM C, 1

BIOGRAPHISCHE ANAMNESE
(Merkblatt)

1. *Symptomatik*

   Die Schilderung der Beschwerden und ihrer Entwicklung hat in jedem Fall, evtl. in Verbindung mit den klinischen Befunden (auch Überweisungsbefunden) am Anfang der Befragung und der schriftlichen Darstellung zu stehen (s. FORM A und B).

2. *Biographie*

   Die Erhebung der biographischen Anamnese kann in lockerer Reihenfolge erfolgen, aber das Ziel einer umfassenden Persönlichkeitsdarstellung sollte nicht aus dem Auge verloren werden.
   Dazu gehören u.a.: Umstände der Geburt, Schilderung der Eltern und Geschwister, anderer Anverwandter, Beziehungspersonen, frühe Kindheitsentwicklung, Kindergartenjahre, Schulzeit, Freundschaften, Lehre oder höhere Schulzeit, erste sexuelle Erfahrungen, Entwicklung von Hobbies und Fähigkeiten, Berufsentwicklung, Familiengründung, Aktivitäten in gesellschaftlichen Bezügen, finanzielle Situation, Konfliktlagen.

Die schriftliche Darstellung erfolgt, insbes. ad 2 dann in streng zeitlicher, aufeinanderbezogener Reihenfolge und enthält nach Möglichkeit viele Eigenzitate des Patienten.

- *die erste aufforderung zur ‚erhebung einer biographischen anamnese' erlebte ich in der ersten woche meiner ersten medizinalassistententätigkeit (1957):*

  mechelke, mein damaliger oberarzt, sagte nach der visite bei einem 19jährigen jungen mann, der mit hochrotem kopf und offensichtlich angstgepeinigt zwischen den schwerkranken patienten lag: „machen se da mal ne biographie".

  als ich fragte, wie und nach welchen gesichtspunkten, bekam ich nur zurück: „was, das wissen se nich mal? dann kümmern se sich mal um birkmeyer und winkler."

  nun war ich genau so schlau wie vorher und klemmte mich hinter den stationsarzt. der mußte aber ins labor und sagte nur: „gehen sie vielleicht mal zum dengler." auf dem weg ‚zum dengler' (welch wirrnis in der ersten woche klinik) begegnete ich fink-eitel, den ich als mitarbeiter von christian kannte. fink-eitel sagte: „so was können sie ruhig den christian fragen. aber ich gebe ihnen einen guten tip für diese klinik: fragen sie so wenig wie möglich. mit der biographie ist das ganz einfach. da unterhalten sie sich mit dem patienten nur etwas ausführlicher als sonst über seine vorgeschichte, seine familie und den beruf und sehen auch mal, was da für konflikte sein könnten. konflikte haben die fast alle. und mit birkmeyer und winkler: das ist die vegetative anamnese. das buch hat tatsächlich der dengler."

  als ich dann nachmittags meine erste biographie am krankenbett machen wollte, war der patient im labor. abends um 19.00 uhr kam er zurück mit verbundenem arm und dem hinweis, er habe eine klassische dynamisch-labile kreislaufregelung, wahrscheinlich kein phäochromozytom. er solle nach weiterer abklärung ins heilverfahren.

  am nächsten tag, nach dem phäochromozytomtest, habe ich die biographie dann doch noch gemacht. niemand fragte mehr danach.

  ich dachte immer, ich hätte dieses dokument meiner ersten biographischen aktivität (die anamnese eines herzphobikers, wie mir erst später klar wurde) noch bewahrt – aber es war nicht mehr aufzufinden.

FORM C, 2

BIOGRAPHISCHE ANAMNESE
– Selbstbericht –
(Anleitung nach G. Clauser 1963)

Die folgenden Anregungen sind für den Patienten gedacht, der einen Lebensbericht abfaßt.

Wenn die biographische Anamnese allerdings im Gespräch mit dem Arzt erhoben wird (evtl. in mehreren Sitzungen), sind die Merksätze auch als Anregung für den Arzt geeignet und können entsprechend verwendet werden.

ANLEITUNG ZUM LEBENSBERICHT FÜR DEN PATIENTEN

Beachten Sie im allgemeinen:

1. Schreiben Sie keinen üblichen „Lebenslauf", sondern einen „Erlebnisbericht" über Ihr Leben, also das, was Sie im guten und schlechten Sinne „mitgemacht" haben.
2. Sie müssen sich nicht unbedingt an die zeitliche Reihenfolge Ihrer Erinnerungen oder Ihrer Erlebnisse halten (vermerken Sie jeweils Jahreszahl oder Datum).
3. Schreiben Sie alles, wovon Sie glauben, daß es für Sie typisch ist, auch das, was Sie aus Erzählungen anderer über sich wissen.
4. Schreiben Sie alles, wovon Sie glauben, daß es für Ihre Entwicklung wesentlich oder richtungweisend war.
5. Erwähnen Sie darüber hinaus alles, was Ihnen beim Schreiben einfällt, auch dann, wenn Sie es für unwichtig halten.
6. Machen Sie Ihrem Herzen ehrlich Luft. Der Arzt weiß, daß Sie niemanden beschuldigen wollen, wenn Sie bekennen, wie andere auf Sie gewirkt haben.

Beachten Sie im einzelnen:

Die Familienatmosphäre, aus der Sie stammen.

Besonderheiten in der weiteren Familie (Krankheiten, Gewohnheiten, Eigenarten).

Ihr Verhältnis zu Vater und Mutter. (Worin schlagen Sie dem einen und worin dem anderen Elternteil nach?)

Das wievielte Kind sind Sie?

Das Verhältnis aller Geschwister untereinander und zu den Eltern. Ihre früheste Lebenserinnerung.

Den Verlauf Ihrer Kindheit. (Welche Spiele und Beschäftigungen liebten Sie?)

Welche Erwachsenen Einfluß auf Ihre Entwicklung hatten und wer Sie erzogen hat.

Den Verlauf Ihrer Schulzeit (Verhältnis zu Lehrern und Mitschülern, eigene Neigungen, Begabungen, Leistungen).

Ihre „Entwicklungsjahre". (Wurden Sie aufgeklärt? Von wem und wie?)

- g. clauser gehörte zu der gründergeneration nach dem zweiten weltkrieg. sein name ist mit der einrichtung der freiburger psychosomatik unter heilmeyer verbunden. er hat als erster das landhaus umkirch geleitet.

  dieser begabte mann, vielleicht einer der wenigen ‚echten' psychosomatiker unter den psychotherapeuten dieser generation, hatte in seiner faszination durch die möglichkeiten des aktiven wirkens das ärztliche paradox nicht beachtet. daran ist seine laufbahn gescheitert.

  andere sagen: wäre er analysiert gewesen, so hätte es nicht geschehen müssen, daß er wegen der vermischung persönlicher und therapeutischer interessen juristisch belangt worden wäre. er hätte vielleicht etwas weniger faszination ausgestrahlt, aber er wäre ein wegbereiter geblieben.

  die ähnlichkeiten zur heidelberger entwicklung, in der der unanalysierte anteil, z. b. der von kütemeyer und seiner mitarbeiter auf einer anderen ebene ebenso tragische konsequenzen hatte, drängen sich auf.

  beide hätten nichts dagegen gehabt, wenn man sie als biographiker bezeichnet hätte.

- die selbstabfassung von lebensläufen zur einleitung einer diagnostik oder therapie ist heute wieder üblicher geworden als in der phase der dominanz der orthodoxen analyse.

  auch die weiterbildungskandidaten für die zusatzbezeichnungen ‚psychotherapie' und ‚psychoanalyse' müssen eingangs einen ‚lebenslauf einreichen' (oft reicht allerdings der formale lebensbericht).

- einzelhinweise. beliebig zu ergänzen oder einzuschränken.

Krankheiten, Unfälle, Kur-, Sanatoriums- oder Krankenhausaufenthalte.

Ihre Versicherungs-Verhältnisse (Kranken-, Lebens-, Haftpflicht-, Risiko-, Sterbe-, Alters-Versicherungen, Pensionen und Renten).

Ihre Einstellung zu Essen und Trinken, Sport und Spiel, Geld und Besitz, Mode und Schmuck.

Ihre Stellung in der Gemeinschaft, in Parteien und Vereinen (aktives Mitglied, Anführer, Initiator, Funktionär, passives Mitglied, Mitläufer usw. – Freundschaften, Feindschaften).

Ihre Einstellung zum Beruf (Berufswahl, Berufsausbildung, Berurfswechsel, Berufspläne).

Ihre Einstellung zu Liebe, Ehe und Familie (Partnerwahl, Erotik, Eheleben, Kindererziehung).

Die Gestaltung Ihrer Freizeit.

Wie Sie Ihr Leben gestalten würden, wenn Sie gesund wären.

Lassen Sie sich durch vorstehende Richtlinien nicht festlegen oder einengen.

Schildern Sie den Verlauf Ihres Lebens!

- *der gedruckte text hat nur die funktion
 a) mut zu machen b) kristallisationspunkte für die eigenen überlegungen zu ergeben und c) gleichzeitig die dialektik von freiwilligkeit und zwang deutlich zu machen.*

Weitere biographische Analysen, wie sie im Rahmen der psychologischen Persönlichkeitsdiagnostik (Kessler 1982) oder spezieller Psychotherapieverfahren vorgenommen werden, orientieren sich an ähnlichen Grundmustern der Fremd- oder Selbstbeschreibung, akzentuieren aber ihre jeweiligen Besonderheiten.

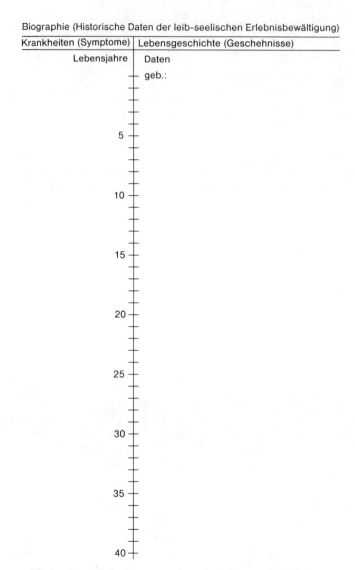

Abb. 5. Das „Pathobiogramm" nach G. Clauser (1963)

- das pathobiogramm ist ein sehr einfaches und schematisches hilfsmittel.

  ich verwende es in der variante der horizontalen darstellung (also von links – geburtsjahr – nach rechts hin offen und einer mittellinie als jahresskala):

  für die vorlesung in der gegenüberstellung von lebensereignissen und erkrankungen.

  für die wissenschaftliche fragestellung scheint mir eine dreieruntergliederung in somatische faktoren (unten), soziale faktoren (in der mitte) und psychische merkmale (oben) übersichtlicher.

  aus einem solchen konzept ist z.b. das ‚infarktprofil' mit der gegenüberstellung von persönlichkeitsanalyse und situationsanalyse entstanden (1967).

So zeigt der von Clauser (1963) zusätzlich zur biographischen Anamnese (C, 2) und zum PATHOBIOGRAMM (s. Abb. 5) entwickelte Fragebogen an die Mutter des Patienten über „Schwangerschaft, Geburt, Säuglingszeit und frühe Kindheit" das Interesse an der Frühgenese und eine entsprechende Gewichtung, während dagegen z. B. das Vorgehen nach einem „transaktionalen" Konzept (Berne 1961; Rogoll 1976) in den Fragen zum „Lebensskript" die personalen Interdependenzen betont.

Die in den letzten Jahren entwickelten und immer größeres Gewicht erlangenden „systemischen" Ansätze (v. Bertalanffy 1968; Miller 1978; Guntern 1982) richten noch stärkere Aufmerksamkeit auf die den Patienten umgebenden „Systemfelder", wie sie im familiären, beruflichen und gesellschaftlichen Bereich wirksam werden.

In den wissenschaftlichen Veröffentlichungen hat sich die Mitteilung biographischer Befunde in fraktionierter oder zusammenfassender Form unter der Kennzeichnung

„Aus der Biographie" oder
„Zur Biographie"

eingeführt. Die Auswertung und Einbeziehung von Befunden, die aus Fragebogenerhebungen statistisch ermittelt werden oder testpsychologischen Untersuchungen entnommen werden, erfolgt dann in einem weiteren, gesonderten Schritt (s. auch Kap. XII).

Insgesamt läßt sich zur Thematik der BIOGRAPHISCHEN ANAMNESE (C) sagen, daß das Ziel einer möglichst umfassenden und zutreffenden Deskription der Persönlichkeit vorwiegend aus dem phänomenologisch-hermeneutischen Verstehenszugang entwickelt wird, aber theoriegebundene Merkmale einschließt. Neurosenpsychologische Kenntnisse werden nicht ausdrücklich gefordert und sind, wenn überhaupt, eher als psychologisches Vor- oder Allgemeinwissen gegeben, nicht durch eine systematische Eigenerfahrung oder theoretische Unterrichtung. Sie schließen sich daher, trotz der vorher genannten „Grenzüberschreitung" von der fachärztlichen zur psychosomatischen Tätigkeit, an die diagnostischen Möglichkeiten aller Fachgebiete an.

Weiterführende Literatur

Clauser G (1963) Lehrbuch der biographischen Analyse. Stuttgart, Thieme

Kessler BH (1982) Biographische Diagnostik. In: Groffmann KJ, Michel L (Hrsg) Enzyklopädie der Psychologie, Bd II/3: Persönlichkeitsdiagnostik. Hogrefe, Göttingen

Schmidt LR, Kessler BH (1976) Anamnese. Methodische Probleme, Erhebungsstrategien und Schemata. Weinheim, Beltz

Siebeck R (1949/1983) Medizin in Bewegung. Stuttgart, Thieme

Weizsäcker V von (1957) Pathosophie. Vandenhoeck & Ruprecht, Göttingen

- die theoretischen bemühungen um das ‚systemische' erscheinen meinen mitarbeitern als die sinnvollste und konsequenteste weiterentwicklung der gestaltkreisansätze weizsäckers auf der einen seite und der biokybernetischen regelungstheorien auf der anderen seite.

  ich zögere manchmal, weil mir die – zum teil mit großem neuerungselan vorgetragenen – gedanken oftmals zu einfach erscheinen und in ihrer differenzierung weit hinter dem, was sie zu überwinden meinen, zurückbleiben.

  die einzige echte neuerung im therapeutischen bereich, besteht wohl in der diagnostischen und therapeutischen veränderung der aufmerksamkeitsrichtung, die die familientherapeutischen ansätze erforderlich gemacht haben.

- meine erste wissenschaftliche arbeit, die mit einem solchen abschnitt ‚aus der biographie' angereichert war, ging auf das konzept von christian zurück (‚zweiterkrankungen' 1964).

  ich weiß noch, wie gerne ich dieses ‚aus der biographie' benutzte, weil es die mitteilungsgelegenheit gab, ohne mit dem vollen psychoanalytischen anspruch belastet zu sein (ich war gerade praktikant geworden).

- die indikationsfrage (wann also biographische anamnese statt erweiterter anamnese usw.) habe ich nicht mehr aufgegriffen.

  sie scheint mir auch schwer beantwortbar, weil der fließende prozeß einer diagnostik den übergang bestimmt, bzw. die faktoren, die die möglichkeiten des zeitlichen aufwandes einschließen.

  aus diesem grunde mache ich gerne den unterschied zwischen einer ‚theoretischen' und einer ‚pragmatischen' form der indikation. die bedingungen müssen aus theoretischer sicht geklärt sein, ehe sie pragmatisch verändert werden.

- auch zur frage der kriterien für die güte einer biographischen darstellung habe ich nicht noch einmal die argumente der biographie-forscher zusammengestellt.

  die klärung der methodischen voraussetzungen im rahmen der wissenschaftstheoretischen grundlinien müßten dieses eigentlich überflüssig machen. aber vielleicht hätte eine wiederholung nützen können.

  vorerst verweise ich für diese frage noch einmal auf die bücher von schmidt (1976) und die darstellung von kessler (1982).

FORM D
DIE TIEFENPSYCHOLOGISCHE ANAMNESE
(TA)

Mit der Einführung tiefenpsychologischer Gesichtspunkte in die Anamnese ist einerseits eine Erweiterung des anthropologischen Interesses an der Person des Erkrankten gegeben, andererseits werden die fächerübergreifenden Bereiche der Psychotherapie und Psychosomatik einbezogen. Diese schließen die Kenntnis differenzierter entwicklungspsychologischer und psychodynamischer Zusammenhänge ein und setzen daher sowohl eine gewisse Eigenerfahrung (z.B. durch Lehranalyse oder anderweitige „Selbsterfahrungsprozesse") voraus als auch die Vertrautheit mit psychoanalytischen und psychosomatischen Modellbildungen. Die Weiterbildung für die Zusatzbezeichnung „Psychotherapie", die von den Ärzten aller Fachrichtungen erworben werden kann, stützt sich auf einen entsprechenden Weiterbildungskatalog und hat die sowohl diagnostische als auch therapeutische Vertiefung der Krankheitserkenntnis in einem fächerübergreifenden Sinne zum Ziel.

Die im folgenden aufgeführten Stichworte beziehen sich daher auf solche Konzepte und sollten ohne eine gewisse Kenntnis der Neurosenpsychologie und Psychotherapie nicht angewendet werden (s. Elhardt 1982).

Der Begriff TIEFENPSYCHOLOGIE ist – abgesehen von einigen ähnlichen Vorformulierungen in der romantischen Medizin (C.G. Carus 1829/30), E.v. Hartmann 1969) – erstmalig wieder von Freud (1913) aufgenommen und zur Charakterisierung der Psychoanalyse gegenüber anderen anderen akademischen Psychologien benutzt worden. In den 30er Jahren wurde er zunehmend als Sammelbegriff für psychoanalytische Schulen verschiedener Konvenienz verwendet und 1946, als es zur Neuformierung der Psychotherapie in Deutschland kam, als geeigneter Begriff für die Bezeichnung des Dachverbandes der analytischen Schulen, der „Deutschen Gesellschaft für Psychotherapie und Tiefenpsychologie" (DGPT). Die Gemeinsamkeiten der theoretischen Orientierung beziehen sich a) auf die Bedeutung der frühen Kindheit für die spätere Charakter- und Neurosenentwicklung, b) auf die ausdrückliche Berücksichtigung und Erforschung des Unbewußten und c) auf die Bedeutung der Übertragungs- und Gegenübertragungsprozesse für Diagnostik und Therapie.

Die Indikation zur Erhebung einer Anamnese unter tiefenpsychologischen Gesichtspunkten (Dührssen 1981) kann gestellt werden, wenn entweder aus der Art der Erkrankung des Patienten oder aus der Beobachtung seines Verhaltens die Notwendigkeit zu einer vertieften Psychodiagnostik oder evtl. Psychotherapie zu vermuten ist.

Für den klinischen Gebrauch, also z.B. die Überweisung an eine entsprechende Ambulanz oder den psychotherapeutisch-psychosomatischen Konsiliardienst, hat sich folgende Empfehlung bewährt:

- mit welcher erleichterung ich 1962 – zu beginn meiner auseinandersetzung mit der orthodoxen psychoanalyse – den terminus ‚tiefenpsychologie' aufgenommen habe, kann ich heute nur noch schwer deutlich machen.

  die wahrheitsansprüche der verschiedenen gruppierungen (z.b. die auseinandersetzung thomäs, 1963/64, mit der psychoanalyse von schultz-hencke) und die für den interessiert lernenden offensichtlichen absurditäten der ideologisierten freudapotheose ließen sich damit überbrücken und z.t. auch verbindungen zu c.g.jung herstellen.

  die große – heute fast vergessene, aber für die kommende entwicklung kaum zu überschätzende leistung von wilhelm bitter mit der gründung der DGPT jenseits der grabenkämpfe, hat mich ebenfalls sehr beeindruckt.

  nebenbei – und das scheint mir in diesem zusammenhang auch nicht ganz zufällig – kam diese leistung von einem ‚berufenen dilettanten'. den gruppennarzißmus der psychoanalytiker hat wiederum erst thomä – nachdem er ihm jahrelang verfallen war – in seiner neuesten wende (1985) aufzuheben versucht. schwidder hatte so etwas im sinne gehabt (1959), aber er wurde durch seine schultz-hencke-treue diffamiert.

- erfolgreichere wortführer einer unideologischen tiefenpsychologie waren riemann (1961) und elhardt (1982). mitscherlich dachte in der wissenschaft zu politisch. er war, ärztlich-psychosomatisch gesehen, nicht mehr unbefangen genug.

EINFACHE KLINISCHE INDIKATIONSREGEL

Die INDIKATION zu einer vertieften psychotherapeutischen oder psychosomatischen Untersuchung liegt vor, wenn

a) der Patient über einen psychischen Leidensdruck klagt, den er ohne ärztliche Hilfe nicht bewältigen kann, oder

b) der behandelnde Arzt die Beobachtung macht, daß der Patient mit dem sog. „einfachen Ratschlag" nicht zurecht kommt.

Ein „Nichtzurechtkommen" mit dem EINFACHEN ÄRZTLICHEN RATSCHLAG liegt vor, wenn der Arzt einmal oder mehrfach rational-wissenschaftlich begründete Vorschläge zur Diagnostik und Therapie gemacht hat und der Patient sie – trotz äußerlich gezeigter Bereitwilligkeit – nicht realisieren kann.

Das Ziel der tiefenpsychologischen Untersuchung besteht damit einerseits in der Beantwortung der aufgeworfenen Fragestellung zur Indikation der Psychotherapie und andererseits in der möglichst umfassenden Erhellung der Ätiologie und Pathogenese der Erkrankung.

Die hier mitgeteilte Anleitung zur Erhebung der TIEFENPSYCHOLOGISCHEN ANAMNESE basiert im wesentlichen auf den ersten Erfahrungen des Berliner Psychotherapeutischen Institutes der AOK (Schultz-Hencke, Kemper, Baumeyer, Dührssen), den Weiterentwicklungen im Niedersächsischen Landeskrankenhaus für Psychogene Erkrankungen Tiefenbrunn/Göttingen (Kühnel, Schwidder, Zauner) sowie den Erfahrungen der Psychosomatischen Abteilung der Universität Freiburg, Landhaus Umkirch (Enke, Studt, Hau). Sie ist als Anleitung für Weiterbildungskandidaten der Zusatzausbildung „Psychotherapie" und „Psychoanalyse" entwickelt worden, kann aber auch zur Orientierung über den Problemkreis der tiefenpsychologischen Diagnostik in einem weiteren Sinne dienen. Die Zusammenstellung der einzelnen Gesichtspunkte in der Anleitung erfolgt nach den Empfehlungen für die spätere schriftliche Zusammenfassung und ist daher *nicht identisch mit einer Empfehlung zum Ablauf der Gesprächsführung*. Für diese gelten die gleichen Prinzipien, wie sie in Kap. VI für die „offene" Gesprächsführung beschrieben worden sind und sich stark an die Merkmale der assoziativen Anamnese nach F. Deutsch (1939) anlehnen. Dieses Vorgehen schließt i. allg. die Notwendigkeit zu einer mehrmaligen Sitzung für die Anamneseerhebung ein.

Wenn die Möglichkeit zu mehrmaligen Sitzungen abzusehen ist, empfiehlt sich für den ersten Patientenkontakt ein möglichst offenes Vorgehen, in der zweiten Sitzung eine stärkere Strukturierung nach inhaltlichen Gesichtspunkten und in einer evtl. dritten Sitzung die ausdrückliche Nachfrage nach „Lücken" der Erlebnisschilderung oder fraglichen Punkten. Die Empfehlung des weiteren therapeutischen Procedere muß je nach der Ausdehnung der anamnestischen Erhebung in der ersten, zweiten oder dritten Sitzung gegeben werden.

- das nicht-zurecht-kommen mit dem ‚einfachen ratschlag' macht gelegentlich hilflos. in einer fortbildungsveranstaltung sagte ein kollege: „wenn wir dem folgen würden, müßten wir ja über 50% unserer patienten zu ihnen schicken."
  ob schicken oder nicht-schicken (d. h. selber machen) – das ist nicht das problem.
  es ist die erkenntnis, um wieviel bedeutsamer die psychologische medizin sein müßte gegenüber den vielen spezialentwicklungen, deren wichtigkeit unmittelbar evident erscheint.

- der ‚einfache ratschlag' scheint ein guter maßstab zur abschätzung der neurotischen anteile eines patienten zu sein, d. h. für die stärke seines bewußten oder unbewußten widerstandes gegen eine einsicht, die ihm eigentlich plausibel ist, die er aber trotzdem nicht verwirklichen kann.

- wenn das doch deutlich werden könnte:
  daß das lebendige gespräch etwas anderes ist als die didaktische unterweisung.
  letztere ist die lästige pflicht des dozenten. erstere hat etwas mit dem arztsein zu tun.
  so, wünschte ich mir, könnte der leser auch die schwer geborenen formen A, B, C, D, E dieser Anleitung lesen.
  vielleicht ist er, der leser, in der zwischenzeit genügend dafür sensibilisiert worden, um die spannweite des lebendigen zwischen struktur und individualität zu erfassen.
  vielleicht fühlt er sich zunächst auch nur hilflos zwischen den vermeintlichen ansprüchen der ‚regel' und der wirklichkeit des geschehens.
  dann hilft der schöne, die ‚über-ich'-analyse einleitende satz (von uns bezeichnet als die regel 13): ‚im zweifelsfall – natürlich'.

Für die spezielle Diagnostik somato-psychischer oder psychosomatischer Erkrankungen sind einige Variationen und Zusatzinformationen zur Beschwerdenstruktur und Beschwerdenentwicklung erforderlich, die hier aber – da sie die einzelnen Fachgebiete betreffen – nicht im einzelnen aufgeführt werden können.

Eine gekürzte, gestraffte Form der TA dient den Krankenkassen als Auftragsmuster für die Genehmigung psychotherapeutischer Leistungen durch das sog. GUTACHTERVERFAHREN (s. S. 234).

*aber bitte: ‚nur' im zweifelsfall.
und ‚natürlich' heißt natürlich: unter einschluß aller eigenen fehler und
mängel. das heißt weiter:
möglichst unter einschluß der analyse der gegenübertragung.*

FORM D

TIEFENPSYCHOLOGISCHE ANAMNESE (TA)
(Merkblatt)

DIAGNOSE (evtl. vorl.)

Stat./Amb.
Aufnahmedatum

Hausarzt/F. A.

NAME, Vorname
Geburtsdatum (Alter)
Straße
Wohnort
Tel.

Beruf
Familienstand

Kostenträger

*Erster Eindruck**

Kurze, stichwortartige Beschreibung des ersten Eindruckes. Befinden, Haltung, Motorik, Äußerung, Aussehen, Kleidung usw.

Evtl. auch „ersten Satz" (oder „erste Äußerung") des Patienten notieren.

I. Beschwerden/Symptomatik

1) Was hat Sie zu uns geführt? Warum sind Sie hier? Worunter leiden Sie, weswegen haben Sie den Arzt aufgesucht, weswegen gerade uns?

   (Spontane Äußerungen abwarten! Versuchen, ein Bild von den subjektiv quälendsten Symptomen zu erhalten. Symptome genau beschreiben lassen und möglichst in direkter Rede, in der vom Patienten angegebenen Reihenfolge fixieren.)

2) Welche Symptomatik, die der Patient spontan nicht berichtet, ist zu beobachten (Tic, Tremor, Sprachstörungen usw.)?

3) Zusätzlich fragen nach:
   a) Wahrnehmungsstörungen
   b) Stimmungslage
   c) Zwangsvorstellungen, -impulse, -handlungen
   d) Angst (allgemeine, diffuse, vor Bestimmtem usw.)
   e) Tagträumen
   f) Merkfähigkeit, Gedächtnis (Neu-, Alt-Gedächtnis)
   g) körperlichen Störungen (Appetit, Stuhl, Schlaf, Gewicht, Magen-Darm-Symptome usw.)
   h) auffälligem Verhalten, Fehlleistungen
   i) Menarche, Menopause, Dysmenorrhoen, Potenzstörungen, venerische Erkrankungen
   k) Medikamenteneinnahme

4) Welche Befunde und Diagnosen liegen vor, sind noch zu veranlassen?

   Frühere Erkrankungen, Krankenhaus- und Kuraufenthalte, Operationen.

---

* Erweiterung durch den Verfasser.

– meine erste tiefenpsychologische anamnese habe ich unter der
väterlich-brüderlichen anleitung von wolfgang zander gemacht.
ich bin ihm noch heute dankbar dafür, daß er mich nicht (wie sonst in
tiefenbrunn üblich) ‚alleine' machen ließ, sondern mir vorher das merkblatt
gab.

das war 1960. ich fuhr damals als assistent in einer orthopädischen
privatklinik abends mit dem motorroller zur weiterbildung nach tiefenbrunn.

ich glaube, diese erste anamnese habe ich als nr. 1 in meinen annalen
bewahrt. es war eine patientin aus dem ‚gartenhaus'.

der unterschied zwischen dem einfachen ärztlichen gespräch, der
anamnestischen erkundigung, auch in erweiterter form, und der
tiefenpsychologisch-biographischen analyse ist mir in diesem ersten
3stündigen gespräch mit der patientin sehr schnell klargeworden. –
weiterhin kam auch die einsicht, daß es tatsächlich einer gewissen übung
oder fertigkeit bedarf, um aus der fülle des erfahrenen ‚materials' brauchbare
leitlinien zu papier zu bringen. die anamnesen waren aufsätze.

schwidder machte die zweitsicht. ich verstand seine analytischen akribien
nicht ganz, aber er imponierte mir durch seine genauigkeit, und ich hatte den
eindruck, daß er ‚irgendwie' die patientin besser verstand.

II. Auslösende Situation

1) Beginn der Beschwerden/Symptomatik (möglichst genau, Lebensalter und Jahr für jedes Symptom). Evtl. Einkreisen des zeitlichen Beginns durch Fragen nach Schwellensituationen. Beginn der Symptomatik allmählich, plötzlich, rezidivierend. Überdauerte die Symptomatik die Pubertät?

2) Wie war die damalige Lebenssituation? Innere und äußere Situation des Patienten. Auslösende Konfliktsituation. „Locker drängen". Bei plötzlichem Beginn der Symptomatik kann bis zu etwa einem halben Jahr etwas Schicksalhaftes vorausgegangen sein. Evtl. Fremdschilderung.

   a) Familie und Beziehungspersonen (Ist jemand gestorben, erkrankt, neu in die Familie gekommen oder in Beziehung zu dem Patienten getreten? Verlobung, Heirat, Kinder, sonstige Veränderungen, Sexualität).

   b) Berufssituation (Veränderungen, Pläne, Fehlschläge, Wünsche).

   c) Besitzverhältnisse (Erbschaft, Änderung des Einkommens, Ansprüche, Verpflichtungen, Schulden).

   d) Besondere Erlebnisse (Krieg, Gefangenschaft, Flucht, politische Schwierigkeiten), allgemeine gesellschaftliche Aktivitäten, Haupt- und Nebenämter.

Charakteristisch ist hier auch, was der Patient vergißt, spontan nicht äußert, wobei er sich auffällig oder abartig verhielt. Wenn die Erfragung der Versuchungs- und Versagungssituation gelingt, ist eine Beziehung zwischen Erleben, Fehlverhalten und Symptomatik herzustellen.

III. Persönlichkeitsstruktur

Anschließend an die Erfragung der auslösenden Situation und die Entwicklung der Beschwerden ist es erforderlich, sich ein Bild von der prämorbiden Persönlichkeit zu machen.

1) Persönlichkeitsbeschreibung: Erscheinung und Verhalten, Stimmungslage, Konzentration, Mitteilungsbereitschaft.

2) Erlebnis- und Verhaltensweisen.
   Wie lebt und verhält sich der Patient? Wie hat er damals gelebt und sich verhalten? Was *sagt* der Patient, und was „sagt" er, indem – *wie* er es sagt? Was „fehlt" in seiner Schilderung im Hinblick auf vollständiges Erleben und Verhalten? (Wörtliche Wiedergaben!)

   a) allgemeines Lebensgefühl, Wünsche, Pläne, Hoffnungen, Religiosität
   b) mitmenschlicher Kontakt, Einordnung, Geselligkeit
   c) dem Besitz gegenüber (im weitesten Sinn)
   d) im Bereich des Geltungs- und Aggressionsstrebens
   e) in bezug auf Liebesfähigkeit und Sexualität.

   Was hat sich gegenüber heute geändert? (Verschlechterung, Besserung, Reaktion auf die Symptomatik?)

3) Zur Persönlichkeitsstruktur (Beurteilung der) ist außer den tiefenpsychologischen Gesichtspunkten (ad 2) unerläßlich:

   a) Berücksichtigung der Konstitution, evtl. familiäre Belastung
   b) äußeres Aussehen des Patienten (Größe, Gebrechen, schön, häßlich, durchschnittlich usw.)
   c) Intelligenz
   d) besondere geistige oder handwerkliche, praktische Begabungen oder Mängel
   e) Beruf (Ausbildung, Wissen, Können) soziale und familiäre Situation, finanzielle und Wohnsituation, Freizeit, Rente

- *die würdigung der auslösenden situation, nicht nur für die schlüssel/schloß-situation der psychogenen symptomatik, sondern auch für die psychophysiologische analyse ist im wesentlichen das verdienst der berliner und tiefenbrunner schule.*

  meine eigene spätere unterscheidung von persönlichkeitsanalyse und situationsanalyse (1971) ist ohne diese grundlegende anregung nicht denkbar.

- *in der darstellung zur persönlichkeitsstruktur vermischen sich beobachtungen des arztes, angaben des patienten und hypothesen aus psychoanalytischer sicht zur sog. psychodynamik.*

  die anleitung mit den angaben zu den einzelnen merkmalen, auf die zu achten wäre, erscheint mir nach wie vor etwas pingelig. sie ist aber zum erlernen sehr viel nützlicher als die bloßen überschriften des merkblattes für das interview.

4) Testfragen und Testuntersuchungen: Intelligenz, Befindlichkeit, Berücksichtigung psychometrischer Teste, 3 Wünsche, Lieblingsgericht, „das Liebste" usw., evtl. Versuchsinterpretation.
Initialtraum, häufig wiederholte Träume.

IV. Genese

Genese bezieht sich weniger auf die Symptomatik als auf die Entwicklung der Persönlichkeitsstruktur. Wie ist gerade diese Persönlichkeitsstruktur zustandegekommen, auf deren Boden sich die Symptomatik gebildet hat? Anzustreben ist ein möglichst genaues Bild von den Lebensumständen und Beziehungspersonen in der frühen Kindheit, und wie der Patient damals erlebt, sich verhalten und weiterentwickelt hat.

1) Aus welchem sozialen Milieu stammt der Patient? (Berufs- und Ehesituation der Eltern, soziales „Niveau" des Vaters und der Mutter. Wer hat Vermögen in die Familie gebracht, wer bestimmt den Lebensstil, Wohnung, Hausangestellte usw.?)

2) Charakteristik der Eltern (Vater und Mutter getrennt aufführen, Alter angeben). Andere Beziehungspersonen (Großeltern usw.). Grundsätzliches wie die Persönlichkeitsstruktur des Patienten erfragen. Wer hat in der Ehe dominiert? Welche geistigen Beziehungspersonen waren vorhanden? Erziehungsprinzipien. Worauf legten Vater und Mutter Wert?

3) Stellung in der Geschwisterreihe und Beziehung zu den Geschwistern.
(Geschlecht der Geschwister, Altersunterschied zu ihnen, Reaktion auf Geburt neuer Geschwister. Erlebnisse mit Geschwistern, evtl. Familienanekdoten, spätere Beziehung zu den Geschwistern usw.)

4) Was ist über die Geburt, evtl. den Schwangerschaftsverlauf bekannt? (Erwünschtes – unerwünschtes Kind, seelische Reaktion und Gesundheitszustand der Mutter vor, während und nach der Geburt. Damalige Lebens- und soziale Situation der Eltern, evtl. damalige allgemeine politische und wirtschaftliche Lage usw.)

5) Haben in früher Kindheit Auffälligkeiten bestanden? (Primordialsymptomatik wie: Daumenlutschen, Nägelkauen, Eßstörungen, Sprachstörungen, Erbrechen, Einkoten, Pavor nocturnus, Anfälle, Haareausreißen, Marotten usw., auch frühkindliche Erkrankungen wie Hautausschläge, Ernährungsstörungen, Rachitis, Tbc, nach Krankenhausaufenthalten fragen!)

6) Verlauf der Kindheit:
   a) Nach frühester Erinnerung fragen *(möglichst wörtlich in direkter Rede wiedergeben. Oft entstellt oder Deckerinnerungen, die für die Problematik des Patienten jedoch von großer Wichtigkeit sind.)*
   b) Was ist aus den Berichten von Angehörigen bekannt? (Stillzeit, Sauberkeitsgewöhnung, motorische Entwicklung, Trotzphasen, Sprachentwicklung, Fragealter)
   b) Schilderung des Patienten nach eigenen Erinnerungen. Vorschulzeit, Spiele und Spielfähigkeit, Einzelgänger, Rädelsführer usw. Lebhaftes oder stilles Kind. Guter oder schlechter Esser. Verträglich, unverträglich, schüchtern oder aggressiv im Umgang? Störer? Schulzeit, Art der Schule und des Schulabschlusses, Leistungen, Lieblingsfächer, Stieffächer.

7) Späterer Lebensweg (Pubertät, Erleben der Menarche, masturbatorische, homoerotische Phase, erster Sexualverkehr, sexuelle Entwicklung)
Berufsausbildung, Ehe und Entwicklung bis zum Beginn der Symptomatik.

Zum Abschluß der Anamnese: Frage an den Patienten – Was meinen Sie dazu?

- „genese" ist ein anderer name für biographie. hier zeigt sich die verbindung zu weizsäcker und der biographischen medizin. gleichzeitig wird deutlich, um wieviel naiver die form der biographik ohne den systematischen hintergrund der tiefenpsychologie ist.

  die unterscheidung in der würdigung des manifesten inhaltes und der latenten (trieb)dynamik hat den anthropologischen medizinern immer schwierigkeiten gemacht. sie sind dem manifesten inhalt oft aufgesessen.

  gegenüber der psychoanalyse hatte weizsäcker eine richtige wahrnehmung. aber er war zuviel philosoph und kliniker, um wirklich psychotherapeut sein zu wollen oder zu können.

  daran knüpft auch die kritik von fritz hartmann an: alles konnte auch nicht ein weizsäcker.

  weizsäcker war mehr der anwender seiner ideen, wenn er dem patienten gegenüberstand. und – häufig paßten diese (fälle und probleme 1949).

  war das nicht zuletzt auch ein prüfstein für die güte seiner ideen?

- auf die bedeutung der fremdanamnese und der verschiedenen formen der familienanamnese müßte ich hier eigentlich auch eingehen; in tabelle 2 auf s. 188 bin ich darauf eingegangen. es müßten dann aber sehr viele aspekte der gruppendynamischen und familientherapeutischen voraussetzungen ebenfalls besprochen werden, so daß ich mich dieser aufgabe hier nicht stelle, sondem auf die entsprechenden bücher verweise.

  nebenbei ist es meine stille hoffnung, daß die reflexion der elemente der gesprächsführung und der inhalt der tiefenpsychologischen diagnostik auch die sichersten voraussetzungen für die gruppen- und familienanalyse schafft.

V. Zusammenfassung

1) Einweisungsdiagnose

2) Somatische Befunde. Welche Befunde und Diagnosen liegen vor, sind noch zu veranlassen?

3) Tiefenpsychologische Befunde: Alter des Patienten, Symptomatik, deren Dauer und neurosenpsychologischer Hintergrund. Welche Charakterstruktur liegt vor?

4) Prognostische Kriterien: Alter, Chronifizierung, Leidensdruck und Art des Leidensgefühls, Schwere der auslösenden Situation, soziale Situation, Ideologien, Ich-Stärke, Antwort auf Versuchsinterpretation usw.)

   a) prognostisch günstige Faktoren,
   b) prognostisch ungünstige Faktoren.

5) Therapievorschlag oder -plan: theoretische und pragmatische Indikation. Procedere.

- *die zusammenfassung hat nicht nur eine funktion für die erstellung der diagnose oder die information des behandelnden kollegen, des zweitsichters usw., sondern sie könnte auch einen selbständigen didaktischen wert haben.*

die aufforderung zur verdichtung der vielfalt und zur entwicklung eines oder mehrerer leitgedanken, -sätze, -worte bedeutet die aufforderung zu einer zusätzlichen intellektuellen anstrengung; gleichzeitig lehrt sie die wahrnehmung in der verfremdung durch die abstraktion.

das schwerste, das es gibt:

was du erkannt hast, sag es knapp und sag es klar.

entwickele ein konzept für die therapie des patienten und unterscheide dieses konzept nach den wünschenswerten anteilen der indikation und den realisierbaren.

lerne die ‚theoretische' indikation von der ‚pragmatischen' unterscheiden. dies wird dir – zum troste sei es gesagt – bei der gerechten beurteilung deines behandlungserfolges von nutzen sein.

Diese Aufzählungen und Vorschläge zur inhaltlichen Gesprächsführung und schriftlichen Gestaltung der tiefenpsychologischen Anamnese sind, in gleicher Weise wie die vorangegangenen Vorschläge zur Erhebung der Anamnese nach den FORMEN A bis C, weder vollständig noch verbindlich für den Einzelfall. Sie sollen lediglich die Schwerpunkte der Art und des Inhaltes der Gesprächsführung aufzeigen und dem Lernenden Hinweise für die (auch aus Weiterbildungsgründen geforderte) schriftliche Darstellung geben. Die sog. „Zweitsicht" eines Supervisors basiert auf diesen Unterlagen und ergänzt bzw. korrigiert die erhobenen Befunde.

Eine weitere Bedeutung bekommt diese Anleitung für die Abfassung tiefenpsychologischer Gutachten, die bei *juristischen* Auseinandersetzungen angefordert werden können.

Eine gekürzte Form der biographisch-tiefenpsychologischen Anamnese mit Angaben über 1. den Patienten (Chiffre-Nr.); 2. die bisherige Behandlung und die wünschenswerte weitere Behandlung; 3. Spontanangaben des Patienten zur Symptomatik; 4. Anamnese: a) Familie, b) körperliche, c) psychische, d) soziale Entwicklung); 5. Befunde zum Zeitpunkt der Antragstellung: a) psychisch, b) körperlich); 6. Psychodynamik der neurotischen Entwicklung; 7. Diagnose; 8. Behandlungsplan und 9. Prognose der Psychotherapie hat für die Genehmigung psychotherapeutischer Leistungen (GOÄ 860–864 bzw. EBM 860–878) durch die *Krankenkassen* im Rahmen des sog. GUTACHTERVERFAHRENS eine große Bedeutung erhalten.

Zur Einführung und theoretischen Weiterbildung in der tiefenpsychologischen Diagnostik kann auf folgende Veröffentlichungen verwiesen werden:

Dührssen A (1981) Die biographische Anamnese unter tiefenpsychologischem Aspekt. Vandenhoeck & Ruprecht, Göttingen

Elhardt S (1982) Tiefenpsychologie. Kohlhammer, Stuttgart

– die verdienste der berliner arbeitsgruppe und der mitarbeiter aus der DGPT, die die wesentlichen vorbereitungen zur einführung des sog. ‚gutachterverfahrens' für die genehmigung psychotherapeutischer behandlungsleistungen getragen haben, können in ihrer lokalen und grundsätzlichen bedeutung gar nicht hoch genug eingeschätzt werden.

entgegen aller ideologischen abwertung, die diese gruppe aus orthodoxer sicht über zwei jahrzehnte erfahren hatte, haben diese kollegen ihren psychoanalytisch-ärztlichen und sozialpolitischen auftrag in der wahrnehmung des machbaren mit phantasie und konsequenz realisiert, so daß dieses modell heute in der welt ziemlich einzigartig dasteht. und – merkwürdigerweise – befriedigt es fast alle: patienten, behandler und kostenträger. die einzigen räsonnierer sind die kollegen, die sich, ausgehend von ihrer sonstigen berufspraxis, nicht zur schriftlichen begründung ihres tuns verstehen können, die patienten, die eine neurotische anspruchshaltung haben und die psychoanalytiker, die die reine lehre – wiederum einmal – verraten sehen.

VIII. DAS INTERVIEW

Interview (engl.) – Zusammenkunft, Unterredung, Befragung

Im deutschen Sprachbereich hat sich das Wort „Interview" für die verschiedensten Formen der Gesprächsführung eingebürgert. Ein Interview ist nicht nur die mediengerechte Zulassung einer Befragung von prominenten Persönlichkeiten des künstlerischen oder politischen Lebens, sondern auch die Bezeichnung für eine fachgerechte Darstellung allgemeiner und wissenschaftlicher Themen in Gesprächsform, also die Mitteilungsform, in der „Gespräche", „Erkundigungen", „Unterhaltungen", „Befragungen" und „Dialoge" bestimmte Formen der Interaktion von Gesprächspartnern einschließen, die durch *definierte Asymmetrien* (Interviewer und Interviewte) charakterisiert sind.

Die Asymmetrie in der Rollenverteilung der Gesprächspartner findet sich dann auch in der ärztlichen Form der Gesprächsführung. Ob die sensiblere Bildung des englischen Sprachgefühles, die in der Etymologie des Wortes „Interview" als *„Zwischen-Sicht"* zum Ausdruck kommt, der Anlaß für die sich immer weiter verbreitende Beliebtheit der Wortverwendung ist, oder die mehr oder weniger gedankenlose Assimilierung angloamerikanischer termini technici, läßt sich schwer entscheiden. Jedenfalls möchte sogar ein Autor wie Schraml in seiner Einleitung über das „klinische Gespräch in der Diagnostik" (1970) gerne auf die – in seiner Sicht unnötig tiefsinnigen und leichter mißverständlichen – Bezeichnungen wie „Gespräch", „Befragung" oder sogar „Anamnese" zugunsten eines übergreifenden sachlicheren „medical interviewing" verzichten.

Für die begriffliche Klärung und die Festlegung von möglichst eindeutigen Verständigungen im wissenschaftlichen Bereich, insbesondere dem einer allgemeinärztlichen Propädeutik, scheint es aber sinnvoller, mit den in den vorigen Kapiteln beschriebenen Inhalten und Definitionen auch verschiedene Benennungen zu verbinden. Aus diesem Grunde werden wir im folgenden auf die weitreichendere Verwendung des Wortes „Interview" (für Gespräch) verzichten und den Terminus ausschließlich auf die psychoanalytische Form des Erstgespräches (FORM E), das sog. „Erstinterview" (Argelander 1966, 1968) beziehen.

Die Besonderheiten der psychoanalytischen Gesprächsführung, die sich in einigen Merkmalen von anderen psychotherapeutischen Gesprächsführungen unterscheidet, machen es notwendig, eine kurze Charakterisierung anzuführen und darüber hinaus auch die Frage der Anwendungsmöglichkeiten zu besprechen.

Cremerius beschreibt in einer kürzlich erschienenen, sehr gedrängten Darstellung (1984) den „systematischen Ort des psychoanalytischen Gespräches" nicht nur für die psycho-

- *hier würde ich gerne beispiele meiner sammlung einbringen, z.b.: francoise sagan interviewt brigit bardot (stern 1976).*

- *rückgriff auf das gespräch (s. kap. VI).*

- *eigentlich könnte das interview-kapitel für eine propädeutik ausgelassen werden.*
  ich möchte aber nicht darauf verzichten, weil die ursprüngliche thematik dieses leitfadens lautete: gespräch, anamnese, interview.

  vielleicht ist es auch für den basisarzt ganz nützlich, darüber informiert zu sein, was geschieht, wenn er seinen patienten zum psychoanalytiker schickt.

- *das ‚erstinterview' also wirklich als das genuine instrument der psychoanalytischen diagnostik?*

- *die form der psychoanalytischen gesprächsführung ist nicht an inhalt und zeit gebunden.*
  sobald es um inhalte und formen der reproduzierung (darstellung) geht, gibt es nur noch wenige unterschiede zur tiefenpsychologischen anamnese.

analytische Theoriebildung, sondern auch in Abhebung zu anderen Gesprächstechniken wie folgt:
1) Der Gegenstand des Gesprächs ist das Unbewußte. 2) Der Patient setzt dem Verstehen des Unbewußten Widerstand entgegen. 3) Das Gespräch hat eine emotionale Funktion. 4) Das Gespräch hat eine Beziehungsperson (das Gespräch findet zwischen Beziehungspersonen statt). 5) Zur Beziehungsperson des Gespräches entsteht eine emotionale Beziehung. 6) Das Gespräch ist ein Instrument der (psychischen) Wahrheitssuche („Erkenne Dich selbst"). Darüber hinaus beschreibt er die Unterscheidungen des analytischen Dialoges von anderen „uns vertrauten" Gesprächsformen unter besonderer Betonung der Asymmetrie der Beziehung, der Grundregel und des Abstinenzprinzips und führt einige Gesichtspunkte zur Pragmatik der psychoanalytischen Gesprächsführung an.

In dem Abriß dieser Darstellung wird die Vertrautheit mit der Begrifflichkeit der Psychoanalyse weitgehend vorausgesetzt. Zur Verdeutlichung der bereits in Kap. VII unter dem Hinweis auf die Darstellung der „Tiefenpsychologie" nach Elhardt (1982) gebrachten Hinweise sollen einige dieser Termini erwähnt werden.

Als Nachschlagehilfe für den Leser ist am geeignetsten das „Vokabular der Psychoanalyse" von Laplanche u. Pontalis (1972).

In der psychoanalytischen Theorie dienen neben den Bezeichnungen UNBEWUSSTES (Ubw), VORBEWUSSTES (Vbw) und BEWUSSTES (Bw) die Begriffe der sog. „zweiten Theorie (Freud 1920, 1923; s. auch A. E. Meyer 1969) mit den neuen Formulierungen ES, ICH und ÜBER-ICH zur Charakterisierung der PSYCHISCHEN PROVINZEN. Die Trieblehre (Lebens- und Todestrieb) und die Lehre von der frühkindlichen Sexualität mit den entsprechenden Stufen der LIBIDOENTWICKLUNG sind durch die Erweiterungen der ICH-Psychologie, der NARZISSMUS-Theorien und der Lehre von den OBJEKTBEZIEHUNGEN modifiziert worden.

Für die Gesprächsführung sowohl des Erstinterviews als auch des psychoanalytischen Behandlungsdialoges sind die Begriffe des WIDERSTANDES, der ÜBERTRAGUNG und GEGENÜBERTRAGUNG, der ABWEHR- oder ANPASSUNGSMECHANISMEN, des ARBEITSBÜNDNISSES, der GRUNDREGEL und des ABSTINENZPRINZIPES von Bedeutung.

Die ausführlichste und mit reichen kasuistischen Beispielen belegte Darstellung des psychoanalytischen Erstinterviews ist von Argelander und seiner Frankfurter Arbeitsgruppe (1966, 1967/68) vorgelegt worden. In späteren Veröffentlichungen erweitert er allerdings das zunächst für die psychoanalytische Situation gedachte Konzept auf „Psychotherapie" in dem die Analyse überschreitenden Sinne (1970) und in den nachfolgenden Arbeiten ausdrücklich auch auf die psychoanalytische „Beratung" (1982, 1985). Demgegenüber weisen andere prominente psychoanalytische Autoren dem Erstgespräch eine eher untergeordnete Bedeutung in ihren technischen Unterweisungen zu (Greenson 1973) und vertrauen bei der Auswahl ihrer Patienten entweder auf einen „ersten Eindruck" (s. Kap. IX, S. 256), ein kurzes orientierendes Gespräch oder – in Zweifelsfällen – die sog. „Probebehandlungen" von ca. 20 Sitzungen.

Die Entwicklung zu einer breiteren Anwendung schließt auch die Frage nach der *Indikation* des Erstinterviews und der *Zielsetzung* der Gesprächsführung

aber diese sind symptomatisch für die psychoanalytische szene:

im streit der schulen um die anerkennung als echte, richtige psychoanalytiker (also: ‚im engeren sinne') gelten die anleitungen zur erhebung einer anamnese, gleich welcher provenienz, als unanalytisch. das psychodynamisch geführte gespräch/interview wird als die korrekte form zur feststellung und beantwortung der frage angesehen, ob und in welcher weise der patient ‚für die psychoanalytische behandlung geeignet' ist.

die auseinandersetzung um die wahre, richtige, die eigentliche psychoanalyse deutet sich damit an: ein leidiges kapitel.

in jüngster zeit sind die troubadure der orthodoxie stiller geworden. einige haben die rolle verändert und sind zum balladengesang übergegangen. andere haben die wissenschaftliche konfession gewechselt. sie alle – hängen sie mit ihrem herzen immer noch am verlorenen vater?

der ärgerliche und müßige streit um den anspruch auf das erbteil hat mich seinerzeit (1960) in das liberale, allerdings weniger estimierte lager getrieben: am münchner institut herrschte noch der geist von wilhelm bitter: freudianer und jungianer wechselten in friedlicher reihenfolge die seminare. die psychoanalyse von riemann und elhardt gab den raum für eigenständige gedanken und förderte den gegenseitigen austausch.

in göttingen herrschte eine strengere klinische disziplin; die machtfrage war nicht ganz gelöst (gegenüber der IPV), aber es gab eine echte psychosomatik (zauner). die schärfung der psychoanalytischen aufmerksamkeit war die oberste domäne: es bedeutete kein problem, wenn es galt, sie auf neue therapieformen (z.b. gruppentherapie) anzuwenden.

als ich 1962 endgültig nach heidelberg zurückkam, konnte ich mit diesem rüstzeug die anfechtungen der abwerbung zur ‚richtigen' psychoanalyse in einer kreativen schwebe halten – 4 jahre lang als ‚ständiger gast' in den seminaren der mitscherlichschen klinik.

fast alles, was heute von den ehemaligen teilnehmern dieser seminare gesagt oder veröffentlicht wird, hätte damals einen aufstand des psychoanalytischen über-ichs hervorgerufen. die rückgewinnung des vermeintlichen internationalen vertrauens und die anpassung an die lehrmeinungen der IPV stand im vordergrund und überschattete die unbefangenheit in den beobachtungsfeldern des klinischen alltages.

aus theoretischer sicht begann eine gewisse förderung von michael balint; in der praxis verzerrte sich die ausbildung zu immer länger dauernden analysen.

- *aus dieser zeit (1962–1965) stammen auch die entwürfe des erstinterviews (argelander) und die formulierungen der auf den nachfolgenden seiten abgedruckten anleitung (form E).*

ein. Wenn im klassischen Setting durch das erste Gespräch zunächst nur die „Eignung" des Patienten für das Standardverfahren oder ein von ihm abgeleitetes Verfahren geprüft werden sollte, also ein primär METHODENZENTRIERTES Vorgehen ganz im Vordergrund stand, so hat sich allmählich – unter dem Eindruck der breiteren Wirkungsmöglichkeiten anderer Psychotherapieschulen und unter dem Einfluß von M. Balint (1957) – eine Entwicklung zum PATIENTENZENTRIERTEN Vorgehen auch für die psychoanalytische Diagnostik ergeben. Mit der Benennung definierter PARAMETER wurden Modifikationen eingeführt, die den äußeren Ablauf des Gespräches häufig kaum noch von anderen Formen der ärztlich-psychotherapeutischen Gesprächsführung unterscheiden lassen, die aber in der theoretischen (metapsychologischen) Begründung erheblich differieren.

Etwas vereinfacht läßt sich zu der Frage nach der Indikation eines psychoanalytischen Erstgespräches folgendes sagen:

Die Anwendung in der klassischen psychoanalytischen Situation ist von der Vorinformation und Vorbereitung entsprechend „geeigneter" Patienten abhängig. Dazu gehören im wesentlichen die konfliktreaktiven Störungen, sog. Psycho- und Organneurosen, psychovegetative und psychosomatische Erkrankungen mit ausreichendem psychischen Krankheitsbewußtsein, sowie bestimmte Formen der Borderline-Störungen und einzelne Erkrankungen aus dem psychotischen Formenkreis.

Diese Anwendung setzt weiterhin eine Standardsituation im äußeren Rahmen des Settings voraus und kann, neben der ersten Kontaktbildung und der Abklärung des ARBEITS-BÜNDNISSES, bereits die ersten Schritte zu einer therapeutischen Intervention enthalten.

In der modifizierten Form (von Balint bis Argelander) läßt es sich als psychoanalytisch fundiertes Erstgespräch – nach allerdings ebenfalls meist erforderlicher entsprechender Vorbereitung durch die vorbehandelnden Kollegen – bei fast jeder Erkrankung zu einer weiterführenden Abklärung anwenden. Im Unterschied zum o. g. Vorgehen steht nicht so sehr die „Eignung" zu einem psychotherapeutischen Verfahren im Vordergrund, sondern der Versuch eines möglichst adäquaten Verstehens und der Erarbeitung eines, wie immer gearteten, Therapieplanes. Bei Patienten mit einem vorwiegend körperlich geäußerten „Krankheitsangebot" oder einer somatischen Erkrankung kann dieses als Leitschiene des Gespräches benutzt werden, bei Patienten mit vorwiegend seelischem oder sozialem Leidensdruck gilt dieser als „Einstieg" in die Gesprächssituation, deren Merkmale Cremerius (s. o.) geschildert hat. Das SZENISCHE VERSTEHEN (Argelander 1970), spielt dabei eine erhebliche Rolle. WIDERSTANDSDEUTUNGEN werden nur innerhalb der TOLERANZ-GRENZE (Heigl 1972) als VERSUCHSDEUTUNGEN gegeben, und das ABSTINENZPRINZIP bezieht sich nicht auf ein möglichst „stummes" Zuhören des Interviewers, sondern auf die möglichst subtile Reflexion der GEGENÜBERTRAGUNGSREAKTIONEN (s. wiederum Cremerius 1984)

Aus diesen unterschiedlichen Funktionen des psychoanalytischen Erstgespräches ist es zu erklären, weshalb in den Anleitungen zur Durchführung von ERST-INTERVIEWS, wie sie zu Ausbildungszwecken an den verschiedenen Instituten und Kliniken entwickelt worden sind (s. Form E), eine Reihe von Gesprächselementen und Verhaltensanweisungen anzutreffen sind, die theoretisch als „unanalytisch" angesehen werden, aber im klinischen Alltag zur Orientierung, Datensammlung und Entscheidungsfindung unabdingbar sind (s. auch Vogt 1979). Je breiter und weniger vorselektiert die Patientengruppe einer Institution ist, desto offener und modifikationsbereiter müssen die Gesprächsmöglichkeiten gehal-

sie wurden zwar immer wieder überarbeitet und durch die
interviewforschung gelockert oder gestrafft, aber suchten sich in ihrer inneren
tendenz deutlich von den biographischen und tiefenpsychologischen
anamnesen abzusetzen. 1967 übernahm sie auch bräutigam als
diagnostisches instrument für seine klinik.

damit beginnt nun das problem:
in welcher situation und für welche patienten ist das psychoanalytische
interview die adäquate methode?

- in meiner klinischen tätigkeit habe ich nur wenige patienten gesehen, die
ohne eine gewisse vorbereitung vor den toren (durch andere kollegen) für
die durchführung eines korrekten interviews ‚geeignet' waren. je
unmittelbarer am problem, je versorgungsgerechter wir zu arbeiten suchten,
desto seltener wurden die interviews – sie blieben den
behandlungspatienten reserviert und galten als didaktische lehrstücke.

die verbindung zur klinik und zur symptomatik der erkrankung ergab sich
eher durch die elemente der tiefenpsychologischen anamnese. sie erlaubte
eine genaue situationsanalyse und stellte sowohl den beschwerdekatalog
wie die psychodynamik der inneren entwicklung in einen ärztlichen kontext.

in den psychoanalytischen behandlungen allerdings häuften sich dann die
aha-erlebnisse: diese hätten – rückblickend gesehen – oftmals das interview
überflüssig gemacht. das ergebnis war die wende zum kürzeren oder
längeren gespräch in der diagnostischen situation, dem <u>gespräch</u>, das, kürzer
oder länger, psychodynamisch oder szenisch verstanden, der
<u>beziehungsanalyse</u> diente (argelander). der produktiven phantasie waren
dabei keine grenzen gesetzt.

viele einzelne erlebnisse aus behandlungen, aus kontrollstunden und
kasuistiken liegen am wege. bis zu meinem abschlußexamen vor dem
göttinger institut 1970, das nach der habilitation lag, hatte ich acht
herzneurotiker analysiert und gut zwei dutzend längerer und kürzerer
behandlungen neben meiner stationsarzttätigkeit durchgeführt.
mit dem kontrollfall einer ulkuspatientin bereiste ich die kasuistiken
mehrerer institute und erforschte meinerseits mehrere supervisoren.
das alles vollzog sich auf dem hintergrund der deutschen geltungskonflikte.

ich muß gestehen, daß ich auch heute noch nicht ganz meinen ärger
unterdrücken kann, wenn mir ein differenziertes und theoretisch
wohlformuliertes analytisches urteil auf einer solchen hintergrundsblindheit
angeboten wird. verstiegenheiten sind nicht mehr analysierbar. einer unserer
kollegen in der klinik – er war ausbildungskandidat am institut – behauptete
einmal in voller gutgläubiger naivität, er müsse wohl das richtigere urteil
(über eine patientin) haben, weil er DM 30000,- in seine ausbildung investiert
habe.

ten werden. Die pragmatische Nähe zum ÄRZTLICHEN GESPRÄCH (s. Kap. VI), zu den verschiedenen Formen der ANAMNESE, insbesondere der BIOGRAPHISCHEN und TIEFENPSYCHOLOGISCHEN ANAMNESE (s. Kap. VII) ist offensichtlich und läßt manchmal die Notwendigkeit zu Unterscheidungen überhaupt zweifelhaft erscheinen. Dennoch ist es für die Orientierung und Benennung der verschiedenen Schwerpunktbildungen nützlich, den primär METHODISCH begründeten Gesichtspunkten nachzugehen und diese in die Didaktik einer möglichst umfassenden Wahrnehmungsschulung einzubeziehen.

hüte dich vor denen, die geopfert haben . . . (nietzsche).

ist das ein abgesang?

die internationale szene würde das zur zeit nahelegen. aber die worte von cremerius waren viel härter. er hat sie allerdings erst sehr spät, nach seinem abgang aus dem amt, formuliert. es ist schon etwas erstaunlich, weil er viele jahre hindurch anders geredet hatte.

weshalb stimmen mich diese wendungen nicht zuversichtlich?

auch die thomäschen erkenntnisse berühren mich eher bitter. welche analytische untugend hat <u>mich</u> – am leitfaden von weizsäcker? – einst so parsifalähnlich durch den psychoanalytischen venusberg der anfechtungen geführt?

helmut stolze (und der ‚geist' von lindau) sind, so denke ich heute, durch ihre schlichte, bemühte und immer unvoreingenommene offene menschlichkeit mehr daran beteiligt, als es sich direkt nachweisen läßt. diese haltung hat mich oftmals mehr begleitet, als die klugen einfälle der um abstinenz bemühten, geschliffen und gescheit redenden analytiker. sogar schwidders zuwendung war nicht ganz überzeugend.

– *vielleicht hat auch die tägliche arbeit in der klinik und die lust am einfachen arztsein viele der abstrusitäten abgefangen.*

jedenfalls stehe ich heute in gleicher weise zu meiner großen bewunderung zum freudschen stile, wie ich gleichzeitig sagen kann, daß ich von schultz-hencke das meiste gelernt habe, c.g. jung in zweifelnder faszination akzeptiere und die anthropologischen psychotherapeuten i. allg. für geistvolle menschen, aber schlechte analytiker halte.

FORM E
INTERVIEW (I)

(Merkblatt)

Ambulanzarzt   Amb.-Nr.:
Name des Patienten, Familienstand   Untersg.:
Geb. am (. . . . . . . J.), Religion   Diktat:
Wohnort, Straße   Arztbrief:
Beruf, Krankenkasse   Konferenz:

A. *Überweisung:*

Welcher Arzt hat überwiesen, weshalb wurde Pat. behandelt, mit welcher Methode?

B. 1) *Äußere Erscheinung und Auftreten des Patienten:*

  2) *Beschwerden*
      a) gegenwärtiger Zustand
      b) Vorgeschichte, unter Einschluß auch anderer relevanter Erkrankungen

  3) *Emotionale Einstellung des Patienten zu seinen Beschwerden:*

  4) *Warum kommt der Patient gerade jetzt zu uns?*

C. *Für die Diagnose wichtige Lebensdaten des Patienten:*

Unter C. sollen dann die für den Krankheitszustand des Patienten als wichtig erachteten Konflikte und Lebensumstände abgehandelt werden.
Kurze Familien- und Lebensgeschichte.

D. 1) *Die Vorstellung des Patienten von sich selbst*

  2) *Vorstellungen des Patienten von anderen wichtigen Beziehungspersonen*

E. *Wie entwickelt sich die Arzt-Patient-Beziehung?*

  1) *Wie behandelt der Patient den Arzt?*
     Dabei irgendwelche Änderungen? Läßt sich daraus auf Verhaltensgewohnheiten oder auf sein Verhältnis zur Krankheit schließen?

  2) *Wie behandelt der Arzt den Patienten?*

     Irgendwelche Änderungen während des Interviews?

     a) War der Arzt an den Problemen des Patienten interessiert?

     b) Hatte er das Gefühl, etwas für ihn tun zu können?

     c) Spürte er am Patienten irgendwelche menschliche Qualitäten, die er trotz aller seiner Fehler schätzte?

– *ad A bis J:*
sind kommentare noch erforderlich?

das interview dauert mindestens 50 min, meistens länger und erfordert gelegentlich noch einen zweiten termin. die ordnung der inhalte erfolgt nachträglich und stützt sich auf mehr oder minder gut leserliche notizen.

die videodokumentation verfremdet erheblich (wenigstens die ersten minuten) und das tonband wird meistens erst zu spät eingeschaltet.

außerdem ist das abhören immer mühsam.

in der bemühung um eine schlichte phänomenologie und eine stimmige hermeneutik liegt dann meistens mehr wirklichkeit als in dem kunstvoll mit abstraktionen durchsetzen elaborat.

manchmal genügt ein ‚erster eindruck'.
aber das ist noch nicht wissenschaftlich überprüft.

F. *Wichtige Augenblicke im Interview:*

Hier handelt es sich um die Entwicklung der Ereignisse innerhalb des Interviews, also um Ergebnisse von Übertragung und Gegenübertragung.

1) Überraschende Mitteilungen oder Gefühlsäußerungen, Fehlleistungen etc. Deutlich werdende Aussparungen von Lebensepochen oder Personen seiner Umwelt und ähnliches.

2) Welche Deutungen wurden im Laufe des Interviews gegeben und welche Reaktionen kamen von seiten des Patienten?

G. *Ergebnisse und Beurteilung:*

1) *Wie äußert sich die Störung im Leben des Patienten?*

Aufzählung der Symptome, die das Interview gezeigt hat, einschließlich dessen, was der Interviewer vorläufig nur erst vage ahnt.

2) *Vermutliche Bedeutung der Störung*

3) *Therapeutische Folgerungen:*
   a) Eignung für Kurztherapie (Fokal-Psychotherapie) mit Begründung
   b) Evtl. Gegengründe
   c) Eignung für Psychoanalyse; Begründung
   d) Ablehnung jeder Form von Psychotherapie; Begründung. Welche andere Behandlung kommt in Frage?

4) *Nächste Ziele:*

Was hält der Arzt für das wesentlichste Symptom, das er zuerst angehen will? Wie könnte sich dessen Behandlung evtl. auch auf weitere Symptome auswirken? Vorstellungen über Dauer und Häufigkeit der Behandlung.

H. *Vorgestellt:*

I. *Vorläufige Diagnose:*

J. *Therapieplan:*

Was wurde mit dem Patienten vereinbart? Soll er wiederkommen, wird er benachrichtigt, wird sein Hausarzt benachrichtigt? Bezahlung? Testuntersuchung?

- *‚eignung für die psychoanalyse': es läßt sich nicht ausrotten.*

    man bedenke: der patient ist ‚geeignet für eine röntgenuntersuchung', ‚geeignet für eine billroth-II-resektion'.

    woher kommt soviel unärztliche verkennung?

Die Grundform dieser Anleitung ist in der Psychosomatischen Universitätsklinik Heidelberg von Mitscherlich und seiner Arbeitsgruppe (1949–1967) entwickelt und später von Bräutigam und Mitarbeitern (ab 1967) benutzt und modifiziert worden. Die Erstinterviews der psychoanalytischen Weiterbildungskandidaten (z.B. des Institutes für Psychoanalyse und Psychotherapie e.V. Heidelberg/ Mannheim) werden nach einer solchen Aufstellung schriftlich festgehalten und mit nachfolgender „Zweitsicht" (s. Punkt H.) besprochen. Die Anwendung setzt einen gewissen Standard an theoretischen Kenntnissen (s.o.), sowie eigener Selbsterfahrung in Einzel- oder Gruppenanalyse voraus.

Die Eignung des psychoanalytischen Erstinterviews zu Forschungs- und Dokumentationszwecken bedarf wegen der veränderten Motivationslage und Interaktionsstruktur der Situation gesonderter Überlegungen (s. Kap.XII). Ebenso muß die Veränderung der Ausgangssituation für die Gesprächsführung bei der Einführung vor- oder nachgeschalteter test-psychologischer Verfahren oder bei der Anwendung von Tonband- oder Videoaufnahmen besonders berücksichtigt werden. Die Erweiterung des psychoanalytischen Dialoges aus der Zweiersituation in die Familien- oder Gruppensituation stellt einen weiteren, die Methodik im engeren Sinne übergreifenden Schritt dar.

Weiterführende Literatur

Argelander H (1970) Das Erstinterview in der Psychotherapie. Wiss. Buchgesellschaft, Darmstadt

Cremerius J (1984) Das psychoanalytische Gespräch. In: Stierlin K, Warning R (Hrsg) Das Gespräch. Poetik und Hermeneutik, Bd XI. Fink, München, S 171–182

Greenson RR (1973) Technik und Praxis der Psychoanalyse, Bd I. Stuttgart, Klett

Laplanche J, Pontalis JB (1972) Das Vokabular der Psychoanalyse. Suhrkamp, Frankfurt

Thomä H, Kächele H (1985) Lehrbuch der psychoanalytischen Therapie, 1. Grundlagen. Springer, Berlin Heidelberg New York Tokyo

- *neuerdings (1986) muß man léon wurmser dazurechnen. thomä u. kächele haben ihr zweisprachiges werk 1986 angezeigt – 20 jahre nach heidelberg.*

  statt bipersonalität (von frau th. 1949 miterforscht) heißt es – amerikanisch –, ‚dyade', in einer sehr simplen beschreibung. der blick der deutschen nach dem anderen kontinent hat wieder einmal den provinziellen anachronismus des sog. ‚internationalen' enthüllt.

  wer lehrt: richtig hinsehen und richtig denken?

IX. DIE KÖRPERLICHE UNTERSUCHUNG

σῶμα (griech.) – bei Homer: stets der Leichnam, später auch: der lebendige Körper von Mensch und Tier = Leib. Seit Plato auch Bezeichnung für das Ganze, die Gesamtheit einer Sache, Substanz.

corpus (lat.) – der Körper, die materielle Substanz im Gegensatz zu animus und anima; auch der belebte Körper, sowie das Gesamte, Gesamtwerk, Gerüst, Gebäude.

Die KÖRPERLICHE UNTERSUCHUNG hat in der ärztlichen Diagnostik ihren festen Platz. Die Verständigung über die Modi und Reichweite sowie die einzelnen Techniken der Untersuchung, ist i. allg. nicht schwierig. Gemeint ist der Übergang und Unterschied von der ersten verbalen Kontaktaufnahme zum Patienten, der kürzeren oder ausgedehnteren anamnestischen Befragung, zur eigentlichen Untersuchung des „Körpers", des „Leibes" oder der „Organe" (als „sedes morborum"), also der Art und Weise und Lokalisation von Mißbefinden, Beschwerden und Schmerzen.

Die Bezeichnung KÖRPERLICHE UNTERSUCHUNG hat eine in fast allen medizinischen Bereichen und in den Lehrbüchern festgeschriebene Tradition (s. Hegglin u. Siegenthaler 1963, 1980; Anschütz 1975; Fritze 1983 u.a.m.). Selbst eine so differenzierende und die psychophysischen Phänomene berücksichtigende Einführung in die klinischen Untersuchungsmethoden wie die von Morgan u. Engel (1969) wählt als Untertitel: die Gegenüberstellung von ANAMNESE und KÖRPERLICHE UNTERSUCHUNG. Gross (1969) allerdings spricht im Rahmen der „klassischen Methoden" der Diagnostik von „unmittelbaren Untersuchungsmethoden".

Solche Wortverwendungen lassen Hinweise darauf zu, daß im deutschen medizinischen Sprachgebrauch die Bedeutung von „körperlich" weitgehend synonym zu „leiblich" oder „organisch" (somatisch) benutzt wird. Der passendere Begriff der „leiblichen Untersuchung", wenn er die des Patienten und nicht die des unbelebten menschlichen Körpers meint, erscheint in der medizinischen Konvention so gut wie nie – offenbar, weil auch mit dem Begriff „Leib" nicht nur die phänomenale Einheit des Befindens zu erfassen wäre, sondern weil ihm möglicherweise etwas unnötig „Pathetisches" oder „Feierliches" anhaftet, wie es Schraml (1970) schon für die Verwendung des Wortes „Gespräch" festgestellt hatte.

Zur besseren Verständigung im Rahmen der Propädeutik wäre es zweckmäßig, einige Festlegungen vorzunehmen wie:

Körper – unbelebte, materielle Substanz: das „Objekt" der Anatomie und Pathologie
Leib   – der belebte Körper, das „Objekt" der klinischen Untersuchung, auch bei Störungen des Bewußtseins

aber:
KÖRPERLICHE UNTERSUCHUNG muß wohl weiterhin – aus Gründen der Übereinstimmung mit der Konvention der medizinischen Terminologie (die kaum zu reformieren sein wird) – trotz der o.g. Definitionen als Terminus für den Bereich der unmittelbaren klinischen Untersuchungsverfahren verwendet werden.

- der ‚sprung' vom seelischen ins körperliche: ist er zu groß, ein rätsel?

  die gelehrten pflegen das leib-seele-problem. es hat abendländische tradition.

  das zitat vom ‚sprung' wird allerdings umgekehrt häufiger benutzt (s. deutsch 1953).

- sedes morborum: morgagni – räumlichkeit der krankheit?

- für den handelnden arzt ist der körper, besser der leib, zunächst der krankheitsträger.

  die aufmerksamkeit auf den leib und das organ wird sehr schnell mit ‚naturwissenschaftlichem vorgehen' verwechselt.

  es zeigt sich immer mehr, wieviel mißverständnisse sich vermeiden lassen, wenn man die gegenüberstellung von ‚natur' und ‚geist' aufhebt.

  der kategorienfehler hat sich eingenistet wie ein unverrückbares engramm. da die wissenschaft immer etwas anankastisch sein muß, ist ein solches engramm nur schwer zu korrigieren.

  anders ist es, wenn ich den ‚sprung' als die folge einer änderung der aufmerksamkeitsrichtung ansehe.

  natürlich: wenn ich den waldboden absuche und plötzlich vogelgezwitscher höre, kann ich zu einem kategorienfehler verführt werden.
  und ebenso: wenn ich perkutiere und dann dem patienten in die augen sehe, vollziehe ich einen methodenwechsel.

- es ist ein deutliches ungleichgewicht, wenn ich in diesem kapitel die anleitungen der klinischen untersuchungskurse übergehe.

Das philosophisch tiefgründige und die gesamte abendländische Geistesgeschichte durchziehende Thema des LEIB-SEELE-Problems soll hier nicht aufgegriffen werden. Die verschiedenen Lösungsversuche, die die vorherige Unterscheidung voraussetzen und mit den Schwerpunkten der MATERIALISTISCHEN oder IDEALISTISCHEN, der WECHSELWIRKUNGS-THEORIEN, des PARALLELISMUS oder der PSYCHOPHYSISCHEN IDENTITÄTSLEHREN zu kennzeichnen sind, werden insbesondere in der neueren analytischen Philosophie (Wittgenstein 1921/1963) zunehmend als „Scheinprobleme" durch KATEGORIENFEHLER angesprochen. Darüber hinaus scheint es für die Unbefangenheit der ärztlichen Aufmerksamkeit wesentlich günstiger zu sein, zunächst von der phänomenalen Einheit des Verhaltens auszugehen und erst in weiteren Schritten die Unterscheidungen vorzunehmen, die die Problemfelder trennen und dann zu der Frage nach den jeweils adäquaten Methoden der Erkenntnis führen (s. Kap. IV).

Wann beginnt die KÖRPERLICHE UNTERSUCHUNG?

Bereits bei der Begrüßung ist in der AUSGANGSSITUATION der Arzt-Patienten-Beziehung der ERSTE EINDRUCK eine komplexe Mischung von den verschiedenartigsten Wahrnehmungen zum verbalen und averbalen Verhalten. Der erste Blickkontakt, der Händedruck, die Wahrnehmung der Erscheinung des Patienten, der Haltung und Bewegungen ist ein Geschehen, das für die Analyse sehr verschiedene Untersuchungsebenen erfordert und Vorentscheidungen enthält, deren Bedeutung erst nachträglich methodisch reflektiert werden kann.

Für jede Wahrnehmung und jede Untersuchung gilt die Regel, daß die Zentrierung der Aufmerksamkeit auf ein bestimmtes Objekt oder in eine bestimmte Richtung mit der Vernachlässigung anderer möglicher Wahrnehmungsfelder verbunden sein muß. Wenn dieser Vorgang aber nicht nur als – vielleicht bedauernswerte – Unvermeidlichkeit hingenommen wird, sondern als Grundbedingung des Erkenntnisvorganges in die systematische Reflexion einbezogen wird, so ergeben sich – wie es mit besonderer Konsequenz V. v. Weizsäcker in seiner Gestaltkreislehre gezeigt hat – auch im Prozeß der GEGENSEITIGEN VERBORGENHEIT der WAHRNEHMUNGSPROZESSE keine unüberwindbaren AUSSCHLUSSVERHÄLTNISSE (ANTINOMIEN), sondern Probleme einer SUKZESSIVEN SIMULTANEITÄT (Hahn 1980) oder KOMPLEMENTARITÄT (C. F. v. Weizsäcker 1956; Fahrenberg 1979).

Die phänomenale Einheit des ERSTEN EINDRUCKS muß also zunächst auch für die KÖRPERLICHE UNTERSUCHUNG festgehalten werden und kann, evtl. unter Anwendung der phänomenologischen Reduktionsregeln, deskriptiv erfaßt werden. Die nachfolgende differenzierende und vertiefende Untersuchung fordert aber die Notwendigkeit zur Aufgliederung und Fragmentierung dieser anfänglichen GANZHEIT mit der methodisch bedingten Gewichtung einer bestimmten Aufmerksamkeitsrichtung.

Als erster Schritt der Untersuchungssituation waren die verschiedenen Aspekte der GESPRÄCHSFÜHRUNG besprochen worden. Der zweite Schritt im klinischen Alltag besteht dann in der Aufforderung und Bitte an den Patienten, sich für die KÖRPERLICHE UNTERSUCHUNG im engeren Sinne bereitzuhalten.

engel u. schmale haben sie noch gebracht, mit viel liebe und aufmerksamkeit.

ich muß sie delegieren, nicht nur, weil sie zu umfangreich wären, sondern auch weil ich denke, daß die tradition in der weitergabe dieser kenntnisse und fertigkeiten so ausgefeilt ist, daß sich diese teile nicht mehr übertreffen lassen.

die reflexion darüber wird allerdings zu wenig angeregt und auch zu wenig gepflegt.

sie kostet zeit. aber sie kann jene unglückselige form der selbstverständlichkeit verhindern, die die ärztliche untersuchung der fertigkeit des technikers so nahebringt.

- *ich würde tatsächlich lieber sagen: leibliche untersuchung. aber das klingt ‚irgendwie überladen'.*

- *die bedeutung und relevanz des ‚ersten eindruckes' für die klinische untersuchung ist leider noch nie genauer erforscht worden.*

  vielleicht liegt nur in ihm eine anmutung von ‚ganzheit'.

- *das drehtür-prinzip v. v. weizsäckers ist hier nur ein sehr einfaches bild, das die kohärenz des sich scheinbar ausschließenden verdeutlichen soll. gleichzeitig wird das ergänzungsverhältnis von wahrnehmen und bewegen gezeigt.*

  ein mißverständnis kommt auf, wenn man dieses prinzip primär auf das verhältnis von ‚natur' und ‚geist' bezieht. weizsäcker selber ist nicht ganz unschuldig daran; er hat die methodenfrage immer nur denkerisch gestellt.

  vielleicht ist das ein spezifisches problem der philosophen. ein solcher gedanke kam mir kürzlich bei einem – sonst glänzenden – vortrag (bieri). die korrekturbereiten philosophen nennen sich dann phänomenologen.

  was determiniert <u>meine</u> aufmerksamkeitsrichtung?

  begabung, frühe kindheit – alles zusammen?
  wenn <u>ich</u> es liebe, zu beobachten, und mich im anschaulichen denken bewege, muß es nicht auch für einen anderen so sein. vielleicht bewegt <u>er</u> sich in der welt der töne?

  sicher ist es erlaubt, für eine ‚liebe' zu werben. aber es ist ein unterschied, ob ich sie für die <u>meinige</u> halte oder für die schlechthin gegebene <u>beste</u> <u>überhaupt</u>. wenn das pendel zur letzteren schlägt, ist der weg zur ideologie nicht weit. und die ideologie ist der urfeind der erkenntnis. sie klammert aus und möchte vernichten; die demokratische welt kann – wenigstens im prinzip – das ‚jeweils andere' ertragen und manchmal vielleicht sogar als das ergänzende lieben.

Die KÖRPERLICHE UNTERSUCHUNG ist für unser Verständnis wie selbstverständlich mit der Aufforderung zur ENTKLEIDUNG an den Patienten verbunden. Diese Konvention hat eine lange, oft heftig umstrittene wechselhafte Vorgeschichte und ist – auch heute noch – eine keineswegs in allen Kulturbereichen gleicherweise akzeptierte Notwendigkeit. Auf der einen Seite ist es zwar unter gewissen Einschränkungen auch möglich, den bekleideten Patienten „körperlich" zu untersuchen, auf der anderen Seite aber hat der Modus der Be-Kleidung und Ent-Kleidung einen so hohen Stellenwert im psycho-soziologischen Kontext einer Gesellschaft, daß die Untersuchung ohne die immanente Reflexion dieser Bedeutung den Kern von Verkennungen und Verfehlungen der ÄRZTLICHEN SITUATION in sich tragen kann.

Der hohe Grad an Selbstverständlichkeit in der Bereitschaft der Patienten unseres Kulturkreises, sich ganz oder teilweise zu entkleiden, darf also nicht zu der Täuschung führen, Probleme der HEMMUNG, des SCHAMGEFÜHLS und der BESCHÄMUNGSANGST (s. auch Scheler 1913; Wurmser 1986), der unvollständigen oder MANGELNDEN EINSICHT in die Notwendigkeit dieses Vorgangs seien durch die Konvention überwunden. In diesem Zusammenhang spielt das Taktgefühl des Arztes, die Art und Weise der Aufforderung zur Entkleidung, die räumlichen Umstände und das evtl. begleitende Gespräch (oder Schweigen) eine wichtige Rolle für die weitere Vertrauensbildung und den Fortgang der Untersuchungssituation.

Der teilweise oder ganz unbekleidete Patient ist also der „Gegenstand", das „Objekt" der KÖRPERLICHEN UNTERSUCHUNG. Die Asymmetrie in der BIPERSONALITÄT (Christian 1949) der Partnerbeziehung ist noch ausgeprägter als in der Eröffnungsphase der Gesprächssituation. Jetzt ist der Arzt derjenige, dessen Vorstellungen und Wissen den Ablauf des Untersuchungsvorganges bestimmen; das Verhalten des Patienten ist abwartend-reaktiv, geduldig oder ungeduldig mitgehend, evtl. eingeengt durch die Erwartung der Milderung von Beschwerden und Schmerzen. Dennoch ist das EINIGENDE WERTZIEL (Christian), die Erkennung und Behandlung der Erkrankung, das verbindende Element für die Einwilligung in diese Entstellung der GEGENSEITIGKEIT und ihrer besonderen Akzente.

Die SITUATION DES KRANKEN ist gegeben –

was bestimmt das VERHALTEN DES ARZTES bei der KÖRPERLICHEN UNTERSUCHUNG?

1. Der BEHANDLUNGSAUFTRAG des Patienten hat sich durch das initiale GESPRÄCH ergeben. Die Wahrnehmung des Arztes hat infolgedessen eine bestimmte ZIELRICHTUNG. Sie darf aber – das hat sich schon bei der Besprechung der Kap. V–VII gezeigt – zur Erkenntnis der Situation des Kranken nicht ausschließlich auf diese eingeschränkt sein. Das heißt: trotz der möglicherweise sehr eindeutigen Verbalisierung der ANFRAGE und des MANIFESTEN BEHANDLUNGSAUFTRAGES des Patienten gehört es zur ärztlichen Aufmerksamkeit, den ebenfalls möglichen LATENTEN Anteil der PROBLEMLAGE mitzubedenken und in seiner Bedeutung nicht nur für die Gesprächsführung, sondern auch für die unmittelbare Krankenuntersuchung abzuschätzen.

- die geschichte der entkleidung setzt die geschichte der bekleidung voraus.

    kleid, kleidung, schutz, geltung, aussehen, ansehen – hülle und ent-hüllung.

    zwei wege führen zum verstehen: ich versuche mir zu vergegenwärtigen, wie mir zumute ist, zumute war, wenn ich mich entkleidet habe (wann, wo, wie?) und –
    ich gehe bei den ethnologen in die schule.

    beides vertieft mein gefühl der annäherung. aber der beste schutz in der ärztlichen sprechstunde liegt in einer unpathetischen selbstverständlichkeit.

- scham und schamgefühl sind die großen themen von scheler gewesen (warum?).
    beschämungsangst ist ein psychoanalytischer terminus. léon wurmser hat ein „schambuch" geschrieben.

- die asymmetrie in der beziehung wird bei der körperlichen untersuchung noch deutlicher als im gespräch.

    in der einwilligung zur reaktivität liegt bereits die versuchung für die narzißtische regression: ich, mein zustand ist wichtig, wenn ich untersucht werde, ausschließlich <u>mein</u> zustand.

    diese gegenseitigkeit schließt partnerschaftlichkeit aus; sie ist eine groß-klein-beziehung auf zeit.

    die komplementäre versuchssituation des arztes ist daher die versuchung zur altruistischen progression. auch sie klammert das „selbst" des anderen aus.

    ein „halbgott in weiß" ist die folge.

- der ‚behandlungsauftrag' ist manchmal nur ein diagnostischer und interpretativer auftrag, ein benennungsauftrag (s. melanom).

    balint spricht daher besser von ‚angebot' des patienten. allerdings steckt in diesem angebot immer die anfrage.

Ein 45jähriger Patient kam mit diffusen Klagen über Oberbauchbeschwerden in die Sprechstunde. Bei der Untersuchung entkleidete er sich hastig und wartete ängstlich auf die Stellungnahme des Arztes, ob dieser einen auf dem Rücken des Patienten befindlichen Nävus wahrnehmen und als Melanom ansprechen würde.

Pat. M. (s. Kap. III–VII, sowie Anhang S. 349) forderte vom Untersucher eine Unterstützung (Bescheinigung) für ein Heilverfahren. Sein latenter Behandlungsauftrag aber war die verzweifelte Anfrage nach Hilfe in seiner suizidalen Situation.

2. Das WISSEN, die KENNTNISSE und die FERTIGKEITEN – im weitesten Sinne also die ERFAHRUNG des Arztes – bestimmen den Gang der Untersuchung. Dazu gehören auch die UMSTÄNDE DER UMGEBUNG, in der die Untersuchung stattfindet, also ein möglicher Unfallort, die Umgebung bei einem Hausbesuch, der Umfang und die Einrichtung der ärztlichen Praxis, die Einrichtungen des Krankenhauses. Durch diese werden die Möglichkeiten des Vorgehens weitgehend mitbestimmt, also auch z. B. in welchem Umfang die Methoden der UNMITTELBAREN KÖRPERLICHEN UNTERSUCHUNG eingesetzt oder evtl. apparativ ersetzt werden können.

Die Frage nach der Relevanz und Aussagefähigkeit dieser im folgenden zu beschreibenden Methoden kann hier nicht im einzelnen besprochen werden. Sie ist das Thema der LEHRBÜCHER DER KLINISCHEN UNTERSUCHUNGSVERFAHREN (s. Morgan u. Engel 1977; Anschütz 1975; Fritze 1983 u. a. m.) und hat in den verschiedenen Fachgebieten verschiedenes Gewicht (siehe z. B. gynäkologische Untersuchung bei Kepp u. Staemmler 1977; neurologische Untersuchung bei Wartenberg 1954 u. a.). Für die anthropologische Reflexion, d. h. also die Frage nach der Bedeutung und dem Stellenwert der unmittelbaren körperlichen Untersuchung in der Arzt-Patient-Beziehung, kann nur die Orientierung an den GRUNDZÜGEN der Untersuchung weiterführen.

Welche HILFSMITTEL stehen dem Arzt bei der UNMITTELBAREN KÖRPERLICHEN UNTERSUCHUNG zur Verfügung, welche FERTIGKEITEN werden von ihm verlangt?

Wenn in dieser Phase der Krankenuntersuchung zunächst auf alle, auch die einfachen, apparativen Hilfsmittel verzichtet wird, um die Bedeutung und Möglichkeiten der UNMITTELBAREN VERFAHREN besser würdigen zu können, so bildet sich in dieser Reduktion nicht einfach ein (möglicher) realer Untersuchungsgang ab, sondern eine Modellsituation, die auf die Reflexion der MODALITÄTEN und des Stellenwertes der FERTIGKEITEN zielt, die durch die Ausbildung und Übung der UNMITTELBAREN SINNLICHEN WAHRNEHMUNGSMÖGLICHKEITEN des Arztes möglich werden.

Die klassische Einteilung der SINNESQUALITÄTEN in die fünf Sinne des GESICHTS (Optik), des GEHÖRS (Akustik), des TASTSINNS (Haptik), des GESCHMACKS und GERUCHS (Olfaktorik), sowie der beiden akzidentellen Wahrnehmungssinne des GLEICHGEWICHTS (Vestibularik) und des WÄRMESINNS (Thermik) werden zwar in der modernen Sinnesphysiologie (Hensel 1979; Scheuerle 1984) zunehmend unter anderen Einteilungsprinzipien und Oberbegriffen gesehen (NAH- und FERNSINNE, LEIBSINNE, ZEITSINNE, RAUMSINNE) und auch in ihren Interaktionsmustern neu zusammengefaßt (GEMEINSINN, . . .), für die Orientierung zur ärztlichen Untersuchung aber reichen die alten Einteilungen aus, zumal nur drei von ihnen, der GESICHTS-, GEHÖR- und TASTSINN eine größere Bedeutung für die unmittelbare Krankenuntersuchung gewonnen haben. Die anderen Sinnesqualitäten werden für die Diagnostik akzidentell eingesetzt: der WÄRMESINN (mit dem TASTSINN) und der GERUCHS- und GESCHMACKSSINN. Der GLEICHGEWICHTSSINN ist ausschließlich Objekt der Untersuchung.

- kenntnisse und fertigkeiten: lassen sie sich noch unter dem alten wort ‚techne' (schipperges, gadamer) subsumieren?

- die lehrmittel für die klinische unterweisung sind heute so durchgearbeitet und auch anziehend-didaktisch gestaltet, daß sich erneute darstellungen erübrigen.

  es gibt bücher, in die sich hineinzuversenken, fast schon allein ein ästhetisches vergnügen ist.

  die attraktivität des körperlichen kommt auch aus dieser möglichkeit zur gestaltung im unmittelbar räumlich sichtbaren.

  so wie gute diapositive zwar noch keinen schlechten vortrag retten, aber einen mittelguten in einen sehr guten verändern können.

- was heißt hier ‚unmittelbar'?

  ohne mittel, ohn-mittelbar.
  ohne vermittlung, direkt.

  aber direktes gibt es nicht, auch nicht in der sinnlichen warhnehmung. alles ist ver-mittelt.

  es soll wohl nur heißen: ohne die vermittlung durch einen starren, mechanischen apparat.

  die methoden der unmittelbaren sinnlichen wahrnehmung gründen zwar in der phänomenologie („was nehme ich wahr", was kann ich wie beschreiben?"), schließen aber die ergebnisse der physiologischen forschung (sinnesphysiologie) ein, die sich nur empirisch-analytisch verstehen lassen.

  sie bilden ein netzwerk, zusammen vielleicht mit einem eigenständigen denk-sinn (aristoteles)?

Die vier klassischen Untersuchungsverfahren, die sich aus der unmittelbaren sinnlichen Wahrnehmung entwickeln lassen, sind also die INSPEKTION (Gesichtssinn), die PALPATION (Tast- und Wärmesinn), die AUSKULTATION (Gehörsinn) und die PERKUSSION (Tastsinn und Gehörsinn). Sie sollen hier nur in ihrer ärztlich-anthropologischen Bedeutung kurz umrissen werden. Die Einzelheiten müssen praktisch erlernt werden und können in den Lehrbüchern der klinischen Diagnostik ausführlich nachgelesen werden.

INSPEKTION

inspicere (lat.) – auf etwas hinsehen, in etwas hineinblicken, ansehen, beobachten.

Unter INSPEKTION kann im ärztlichen Bereich a) die allgemeine, ungezielte, „frei-flottierende" Beobachtung des Patienten und seiner Verhaltensweisen verstanden werden, sowie b) die gerichtete oder „gezielte" Beobachtung seiner Erscheinungs- und Verhaltensweisen und der einzelnen Körperregionen.

Die INSPEKTION ist i. allg. die erste und „selbstverständlichste" Form der Wahrnehmung bei jeder Kontaktaufnahme. Sie ist von der Wachheit und dem Ausbildungsgrad des Gesichtssinnes abhängig und bezieht sich auf die drei Modalitäten dieses Sinnes, den Farben- und Hell-dunkel-Sinn, den Bewegungssinn und den Gleichgewichts-(Formen-)Sinn. Die Inspektion hat deswegen einen so hohen Stellenwert bei jeder Art der Patientenuntersuchung, weil der Gesichtssinn für etwa 70% aller Menschen als die führende Sinnesqualität angesehen wird und optische Signale in allen Kulturkreisen eine außerordentlich große Bedeutung haben.

Der Gesichtssinn kann, wie alle anderen Sinne, entwickelt und ausgebildet werden. Die genetisch bedingte Determinierung im Sinne einer „Begabung" ist die Grundlage, die die Differenzierungsmöglichkeit erleichtert oder erschwert. Die Wahrnehmung von Farben und Formen, ihrer „Tönungen", Kontraste, ihrer Zusammenhänge und Bewegungen, die Unterscheidung der statischen Details sowie ihrer Größen- und Formenbeziehungen untereinander werden durch die einzelnen Organe des Gesichtssinnes (Optik des Auges, Beschaffenheit der Netzhaut und des Muskelapparates des Auges) vermittelt und in den zentralen Gehirnteilen verknüpft und gespeichert. In den verschiedenen entwicklungsphysiologischen und entwicklungspsychologischen Phasen können sie verschiedene Bedeutung haben; in einer „eidetischen" Phase der Kindheit sind z. B. bildgerechte Wahrnehmungs- und Gedächtnisleistungen möglich, die in späteren Entwicklungsphasen verloren gehen oder speziell „geübt" werden müssen.

Der Seh- und Zeichenunterricht an den Schulen leistet dazu einen gewissen Beitrag. Allerdings in den letzten Jahrzehnten nicht mehr so konsequent und

– *noch einmal zurück zum ‚ersten eindruck'.*
er ist sicherer nach a).
aber auch die wahrnehmungskategorien müssen ad b) geübt sein.
sonst gibt es auf die frage nach der beschreibung nur verlegene antworten.
globaleindrücke lassen sich nur schwer in worte umsetzen.

vereinfacht wird die beschreibung, wenn man auch die klassischen anleitungen berücksichtigt:

aussehen (des patienten), bewegen, auftreten, gesprächsverhalten, sonst ‚auffallendes' (z.b. eine absonderliche kopfbedeckung), allgemeinzustand (AZ), ernährungszustand (EZ), hautfarbe, haltung und bewegung usw.

solche hinweise sind notwendig, damit ich nicht nur sehe, was ich eigentlich schon weiß.

– *wie übe ich, als arzt, meinen gesichtssinn?*

das größte hindernis ist die vormeinung, es sei dazu ‚begabung' erforderlich. im kreis der künstlerfreunde haben wir früher darüber gestritten, was und wieviel der begabung zuzuschreiben sei.

merkwürdigerweise gab es sehr schnell eine einigung darüber, daß die begabung für die sehenden und darstellenden künste eigentlich nur <u>eine</u> voraussetzung haben, nämlich die, daß eine flächige oder räumliche proportion sicher erkannt und wiedergegeben werden kann.

alles andere schien temperament, frühe einflüsse, interessen, eindruck und anleitung, fleiß und motivation.

nach dieser erkenntnis müßten viel mehr menschen zum formalen erkennen und wiedergeben begabt sein, als es die öffentliche meinung annimmt.

die graphische oder darstellende wiedergabe ist nur eine weise der schärfung des gesichtssinnes.

grundlegend wie noch im vergangenen Jahrhundert, als das „Zeichnen nach der Natur" zum selbstverständlichen Bildungsgut gehörte. Durch die optische Reizüberflutung der Gegenwart und die Begünstigung von „dynamischen" Betrachtungsweisen (schnelle Bewegungsabläufe) gehen bestimmte Beobachtungsanteile verloren, die auch für die ärztliche Wahrnehmung von größter Wichtigkeit sind. Sie müssen daher gesondert benannt und geübt werden. Die Beschreibung des Aussehens und der Erscheinung eines Patienten, z. B. seiner Gesichts-, Lippen- und Hautfarbe, bestimmter Merkmalskonfigurationen (Faltenbildungen, Augenstellungen usw.), Formen und Abweichungen des Körperbaus, Eigenarten in den Bewegungsabläufen, schlechthin die Erkennung und Beschreibung von „Haltung und Bewegung" erfordern eine geduldige und subtile Schulung, ebenso wie z. B. die Erlernung der anamnestischen Befragung. Optische Merkmale sind in vielen Fällen wegweisend für die Diagnostik; sie bedingen den ersten Eindruck, dessen Überprüfung eine große klinische Relevanz hat.

PALPATION

palpare (lat.) − streicheln, klopfen

Die PALPATION ist die diagnostische Anwendung des Tastsinnes, der bei der Krankenuntersuchung fast immer mit der INSPEKTION und der Anwendung des WÄRMESINNES verbunden ist. Sinnesphysiologisch setzt sich der TASTSINN, der in den Hautorganen lokalisiert ist, aus druckempfindlichen Mechanorezeptoren, Rezeptoren für die Tiefensensibilität (Propriorezeption) mit Unterscheidungsmöglichkeiten für den Stellungssinn, den Bewegungssinn und den Kraftsinn zusammen, sowie aus den Rezeptoren für Schmerzempfindlichkeit. Diese wirken zusammen mit den Thermorezeptoren des Wärmesinnes.

Beim Palpieren einer Körperoberfläche können also neben den Temperaturunterschieden Unterschiede in der Oberflächenbeschaffenheit (Glattheit, Rauhheit), Verdichtungen und Auflockerungen (Resistenzen, Konsistenzen, Lageveränderungen und Verformungen und Stellungsanomalitäten erfaßt werden.
Die vorsichtige BERÜHRUNG oder das feste Zugreifen verändern Beobachtungsmöglichkeiten und sind gleichzeitig KOMMUNIKATIONSSIGNALE im Beziehungskontext. Da der TASTSINN im Unterschied zum GESICHTSSINN ein ausgesprochener NAHSINN ist, d.h. die Bedeutungshaftigkeit von NÄHE vermittelt oder verhindert, ist die Wahrnehmung für die Bedeutungshaftigkeit der NÄHE in den diagnostischen Vorgang eingebunden und muß neben den diagnostischen Differenzierungen mitreflektiert werden.

Die Er-übung dieser Sinnesqualität kann für den Mediziner, wenn er nicht eigene Erfahrungen und Voraussetzungen durch Bastel- oder handwerkliche, evtl. künstlerische Fähigkeiten mitbringt, durch Modellierkurse anhand beliebigen Materials (am einfachsten zu rechtfertigen sind Modellkurse für Knochen

zeichnen bedeutet die auflösung ins detail und die erneute zusammenfügung nach dem prinzip des inneren (ästhetischen) sinnes, also gleichzeitig ein nachvollziehen und ein neu-vollziehen.

beides schafft wirklichkeiten: das erkannte und das neu-geschaffene.

– *palpieren, tasten –*
modellierkurs für knochen in herdecke, dem mekka einer ‚neuen medizin'?

ein etwas rührender versuch, diesen sinn zu schärfen. warum gerade an knochen, die man nicht sieht? natürlich ist es gut, das stützgewebe zu kennen. aber das erkennen des zu ertastenden geht von der oberfläche aus.

und Körperteile im anatomischen Unterricht) oder in beschäftigungstherapeutischen Seminaren erfolgen. Das Erlernen der speziellen Fertigkeiten bei der Krankenuntersuchung wird dadurch erleichtert und kann dem Patienten der Untersuchungskurse manche unangenehme Erfahrung oder unnötige „blaue" Flecken ersparen. Palpiert werden neben der Untersuchung des Kopfes vor allem Stellungsanomalien (z.B. bei Knochenbrüchen oder Zerrungen), die Lage und Größe von Lymphknoten, die Größe der Leber und der Milz, sowie pathologische Resistenzen sowohl in den Abdominalorganen und Thoraxorganen als auch an den Körperoberflächen.

Diese enge Kontaktaufnahme mit dem „Leib" des Patienten schließt eine besondere Vertrauensbeziehung ein und die gleichzeitige Überspringung von Hemmungs- und Widerstandsschranken, die in anderen Konstellationen Nähe- und Fernebedürfnisse bis zur erotischen Anziehung regulieren. Die Versuchungssituation zu einer Vertiefung der Intimität sowohl in der Mitteilungsweise wie in den körperlichen Reaktionen ist besonders ausgeprägt und muß in den Grenzen der Möglichkeiten mitreflektiert und, in gewisser Weise, auch mit-gelernt werden (s. Übertragung u. Gegenübertragung, Kap.VIII). Die besondere Beziehung, die z.B. Krankengymnastinnen und Masseure zu ihren Patienten durch die Anwendung der therapeutischen Palpationen (Massage) gewinnen, findet hier ihre notwendige und klärende Reflexionsbasis. Die intensive Verbindung von diagnostischen Maßnahmen und therapeutischer Wirkung hat jeder Arzt erfahren, der die körperliche Untersuchung mit einer gründlichen Palpation der erkrankten Körperregionen einleitet.

AUSKULTATION

auscultare (lat.) – auris: das Ohr, colere: hegen, pflegen
– mit Aufmerksamkeit zuhören, anhören.

Das ZUHÖREN beginnt nicht erst mit der unmittelbaren körperlichen Untersuchung. Ohne die Vermittlung des Hörorganes gibt es keine verbale Mitteilung, kein Gespräch, keine Anamnese. Neben dieser allgemeinen Kommunikationsfunktion des Gehörsinnes aber sind es spezielle Möglichkeiten der auditiven Wahrnehmung, die als AUSKULTATION in der Medizin zu einem weiteren Hilfsmittel der direkten Krankenuntersuchung geworden sind.

Schon den alten Ärzten waren viele pathologische Geräusch- und Schallphänomene des menschlichen Körpers bekannt. So deutet z.B. die Bezeichnung „succussio hippocratis" darauf hin, daß dieser das charakteristische Schallphänomen des „Plätschern" eines Pleuraergusses kannte. Auch andere Veränderungen der Atem- oder der Abdominalgeräusche dürften bekannt gewesen sein. Obgleich diese alle bei entsprechender Aufmerksamkeit ohne eine spezielle Schulung festzustellen sind, so bedeutete die Entwicklung der Auskultation mit ihren

– ohne die reflexion der sinnlichkeit in der berührung ist das problem des körperkontaktes nicht sinnvoll abzuhandeln. das trifft auch für die sog. ‚körpertherapien' zu.

wenn eine unsicherheit in der handhabung der ‚übertragung' besteht, die vielleicht durch das modell der frühen körperbeziehung (mutter-kind) und das spätere der sexuellen aufmerksamkeit (also der libido-theorie) bedingt ist, läßt sich auch das ärztliche paradox nicht ohne kränkung des patienten realisieren.

der berührende arzt, die berührende krankenschwester, krankengymnastin oder masseuse/masseur müssen hier im stil der gleichschwebenden aufmerksamkeit zugewandte abstinenz realisieren – sonst sind sie schnell in einem schwer durchschaubaren beziehungsgefüge verstrickt.

– der arzt und die musik, ein weites thema. ich selber kann dazu nicht sehr viel beitragen.

ich höre gerne musik und benutze auch die wahrnehmung der stimme zur diagnose, halte mich aber nicht für ‚akustisch begabt'.

sicherlich gilt das gleiche, was von der erlernung und übung des gesichtssinnes gesagt worden ist, auch für den hörsinn.

systematischen Hinweisen und Erklärungsversuchen doch eine wichtige diagnostische Ergänzung.

Die sinnesphysiologischen Differenzierungen des Hörsinnes nach verschiedenen *Modalitäten,* also Schall- und Tonqualitäten (Frequenzen, Intensitäten usw.), Laut- und Klangqualitäten (s. auch Scheuerle 1984), lassen ähnliche Unterscheidungen für die Auskultation der verschiedenen Körperteile und Körperregionen zu. Schon mit bloßem Ohr können Herz-Töne und Herz-Geräusche unterschieden werden. Die Beschreibung normaler und pathologischer Atemformen, forcierter, spastischer oder dyspnoischer Atmung, Rasselgeräuschen in der Lunge, Bronchialatmen usw., von Magen-, Darm- und anderen Abdominalgeräuschen, sogar einzelner Gefäßgeräusche, ist ohne zusätzliche Hilfsmittel möglich. Allerdings verbesserte sich mit der Einführung des Stethoskopes (Laennec 1819) die diagnostische Reichweite ganz erheblich. Durch das einfache Holzinstrument wurden nicht nur die Geräusch- und Schallqualitäten verstärkt, sondern es wurden jetzt auch Auskultationsstellen zugänglich, die mit bloßem Ohr früher nicht oder nicht so gut erreicht werden konnten.

Das Problem des unmittelbaren Kontaktes des Arztes zum Patienten beim Auflegen des Ohres auf den Brustkorb oder die Bauchdecken hatte zweifellos seine eigenen Schwierigkeiten. Die größere Hemmschwelle auf der einen Seite (auch für den Arzt, Geruchsschwelle!), der unmittelbarere und selbstverständlichere Körperkontakt auf der anderen Seite waren in die andere Art des „Umganges" und ihrer Konventionen eingebettet. Die Distanz ist heute größer, die Untersuchung „hygienischer" und auch korrekter: die Erfindung des Schlauchstethoskopes schließlich hat die Auskultation zu einem Verfahren werden lassen, das ohne „einfache apparative Hilfsmittel" (s. S. 270) nicht mehr denkbar ist und gleichzeitig eine zunehmende Wichtigkeit für die unmittelbare Krankenuntersuchung gewonnen hat.

PERKUSSION

percutere (lat.) – durchstoßen, durchbohren, heftig berühren

Die PERKUSSION als viertes Verfahren wird im klinischen Untersuchungsablauf zwar fast immer unmittelbar an die PALPATION angeschlossen, gehört aber ebenfalls zu den akustischen Untersuchungsverfahren. Sie ist eine Technik, die nicht einfach aus der Schärfung der sinnlichen Aufmerksamkeit entwickelt worden ist, sondern einen gezielten palpativen Eingriff (Klopftechnik) voraussetzt. Ihre Anwendung wurde erst möglich, als die Bedeutung der Veränderung des Klopfschalles in leeren und angefüllten Räumen, d. h. der verschiedenen Dichten und Konsistenzen von Geweben und Körperteilen erkannt wurde. Aus dem Vergleich der Ähnlichkeiten und Verschiedenheiten, der Abgrenzungen und Über-

- ich habe heute noch eine erinnerung daran, wie mir – im alter von etwa 4 oder 5 jahren – der hausarzt, der kinderarzt der familie, der ‚onkel doktor r.', sein bloßes ohr auf die brust legte, um auszukultieren. seine nähe, sein atem, seine bartstoppeln sind mir noch ganz gegenwärtig.

  später hat er auch einmal ein holzstethoskop benutzt. das war von der technik her interessanter. an diese untersuchung habe ich aber keine direkte erinnerung mehr.

- die ‚hand des arztes'
  ein thema für den unterricht und die ästhetik. ich glaube, es gibt ein buch darüber.

gänge konnten jetzt Rückschlüsse über die Organbeschaffenheit und Größen gemacht werden (Auenbrugger 1761).

Die PERKUSSION stellt also eine Anwendung des TAST- und BEWEGUNGSSINNES, zusammen mit dem GEHÖRSINN dar. Die Unterscheidung der vier wichtigsten Qualitäten des Perkussionsschalles finden sich in Anwendung auf die verschiedenen Organbereiche in jedem Lehrbuch der klinischen Untersuchungsverfahren. Auch wenn sie an dieser Stelle wiederum nicht in allen Einzelheiten besprochen werden können, sollen sie in ihrer polaren Struktur doch kurz genannt werden: laut (große Amplitude) – leise (kleine Amplitude), lang (langsam abklingend) – kurz (schnell abklingend), tief (niedere Frequenzen) – hoch (hohe Frequenzen), tympanitisch (regelmäßige Schwingungen) – nicht tympanitisch (unregelmäßige Schwingungen), kurz: der Gegensatz des eher „sonoren" Lungenschalls gegenüber dem „gedämpften" Schenkelschall (nach Holldack 1959).

In den praktischen Ablauf der EINFACHEN, UNMITTELBAREN KÖRPERLICHEN KRANKENUNTERSUCHUNG („eingehende, das gewöhnliche Maß übersteigende Beratung – ggf. einschließlich Untersuchung" – nach GOÄ 1 oder 1 B) gehen die Möglichkeiten der DIREKTEN und INDIREKTEN Verfahren ineinander über und ergänzen sich zum Ablauf einer Art „Standarduntersuchung".

Zu dieser sind die folgenden ergänzenden „einfachen" instrumentalen Hilfsmittel erforderlich:

für die INSPEKTION: Taschenlampe, Holzspatel, Augen- und Ohrenspiegel; zur PALPATION: Gummihandschuhe oder Fingerlinge, Reflexhammer, Sicherheitsnadel, Bandmaß; für die AUSKULTATION und PERKUSSION: Stethoskop, Stimmgabel, Blutdruckapparat und Stauschlauch.

Diese Hilfsmittel gehören heute zur Grundausstattung des Arztes. Sie bedeuten eine Erleichterung und Erweiterung für die direkte Krankenuntersuchung und werden je nach zu untersuchender Körperregion verschieden angewendet.

Die zusätzliche Ausstattung für die Notfallversorgung ergibt sich aus der Versorgungsaufgabe. Für den Notfallkoffer sind außer dem obengenannten Instrumentarium vorgesehen: Fieberthermometer, Intubationsbesteck mit Guedel-Tubus, Nasenkatheter, Infusionsbestecke und ein entsprechender Satz von Spritzen mit Kanülen, Braunülen usw., sowie Mullbinden, elastische Binden, Heftpflaster, sterile Röhrchen usw.

Wenn kein lebensbedrohlicher Notfall vorliegt, beginnt die KÖRPERLICHE (STANDARD)-UNTERSUCHUNG i. allg. bei der KOPFREGION (Inspektion und Palpation gehen ineinander über) und erstreckt sich über die HALSREGION (inkl. der Auskultation der Gefäße) zur Untersuchung der THORAXORGANE, der ABDOMINALORGANE, der GENITALIEN zu den OBEREN und UNTEREN EXTREMITÄTEN. Für dieses Vorgehen und

- die deklassierende bewertung der ‚eingehenden krankenuntersuchung' im abrechnungswesen ist eine logische folge der hochschätzung der apparativen medizin. bislang waren die heilpraktiker und homöopathen nutznießer dieser verkennung.

  ob sich die feinheit und würde der einfachen unmittelbaren krankenuntersuchung allein durch die einführung neuer gebührenzifferordnungen wieder herstellen läßt, ist mehr als fraglich. aber die aufwertung durch finanzielle anerkennung ist ein kleiner schritt zur ermutigung.

- wer sich erstmals das einfache ärztliche rüstzeug für seinen arztkoffer oder die praxis zusammengestellt hat, wird den besonderen reiz der beziehung gerade zu diesen einfachen hilfsmitteln kennen.

  symbole sind die neurologennadel, die taschenlampe und das stethoskop.

- ich fühle mich in versuchung, abbildungen bringen zu wollen: gleichzeitig erscheint mir das wie eine grenzüberschreitung.

  dieses buch ist eben kein anleitungsbuch, kein lernbuch, das konkretes wissen und können vermittelt; es ist ein gedankenbuch, ein meditationsbuch, ein buch, aus dem vielleicht einzelne sätze wirksam werden könnten.

  wie stelle ich mir den ‚guten' leser vor? entweder wie jemanden, der noch alles wissen möchte und deshalb über vieles hinweglesen kann, oder wie jemanden, der eigentlich schon alles kennt und sich den luxus gönnt, die eigenen erfahrungen zu überprüfen?

die Beachtung vieler einzelner diagnostisch wichtiger Details gibt es eine Fülle guter und eingehender Anleitungen (s. Literaturangaben auf S. 274). Die Dokumentation erfolgt entweder in „offener" Form (d.h. in der Reihenfolge der Beobachtung) oder nach bestimmten Schemata, in die die normalen und abweichenden Befunde einzutragen sind.

Der Untersuchungsgang, beginnend an der KOPFREGION und endend an den EXTREMITÄTEN, drückt eine bestimmte Beziehung zum KÖRPERGEFÜHL oder KÖRPERSCHEMA aus. Auch bei der Anleitung zu den Entspannungsübungen des autogenen Trainings wird diese Reihenfolge gewählt. Es scheint so zu sein, daß der Kopf als Zentrum und Ausgangspunkt für die diagnostische Aufmerksamkeit auch symbolisch als zentrale Stelle behandelt und die Äußerungen der Peripherie als „Ausstrahlungen" betrachtet werden. Die entwicklungsphysiologische Parallele (Größe des Kopfes im Verhältnis zum Rumpf beim Embryonen und Kleinkind) unterstützt die Berechtigung dieses Rituals. Als Überprüfung läßt sich ein Untersuchungsvorgang denken, der bei den (unteren Extremitäten beginnt und am Kopf endet.

Die gesamte KÖRPERLICHE UNTERSUCHUNG ist nur dann zufriedenstellend vorzunehmen, wenn die aktive Anleitung des untersuchenden Arztes durch die reaktive aktive Mitarbeit des Patienten erleichtert und unterstützt wird. Ein WIDERSTAND, der bei der körperlichen Untersuchung genauso auftreten kann wie bei der psychischen Untersuchung, hat seine Bedeutung in der Krankengeschichte des Patienten und darf nicht einfach aus Gründen der „Untersuchungsräson" gebrochen werden. Schamgefühl und Entblößungsängste gehören ebenfalls in diesen Bereich, der nur durch das Nachfragen des Untersuchers und die Akzeptierung der Person des Patienten befriedigend gelöst werden kann. Der Verzicht auf ein Untersuchungsdetail oder ein entsprechender Aufschub kann u.U. von größerer Bedeutung für die Wirksamkeit der ärztlichen Maßnahme sein als die schematisch-rigorose Durchführung eines Regelprogrammes.

Eine weitere Bedeutung in der Interaktion der körperlichen Untersuchungsschritte bekommt die Beziehung, die der Untersucher nicht nur zu seinem Gegenüber, dem Patienten, sondern auch zu seinem Untersuchungsinstrumentarium hat. „Der Patient merkt alles" (Regel Nr. 1) – d.h. also, wenn er beim Untersucher einen nachlässigen und widerwilligen Umgang mit dem Instrumentarium, oder sogar einen ungeschickten, bemerkt, teilt sich dies sofort der Untersuchungssituation mit und beeinflußt die Bereitwilligkeit des Patienten, sich anzuvertrauen. Die Beziehung zum Instrumentarium, das hilft, erleichtert, begleitet und gepflegt sein will, wird als Ausdruck der „Objekt"-beziehungsfähigkeit des Arztes gewertet und entsprechend – bewußt oder unbewußt – verarbeitet.

Die „Liebe", die „Aufmerksamkeit" dem Instrument und dem Apparat gegenüber ist ein weites Thema, das als Vorgriff zum nachfolgenden Kapitel angesehen werden muß. Unabhängig aber von den speziellen Fragen nach der Pflege, Sauberkeit, Vollständigkeit und Funktionsfähigkeit der „Hilfsmittel" aber gehört es zur Reflexion der Grundbedin-

darum – weizsäcker-zitat –: werdet feiner, nicht gröber. werdet empfindlicher, nicht unempfindlicher!' (der kranke mensch, 1951).

- *untersuchungsgang und körperschema; körperschema des arztes oder des patienten?*
  ein neues thema von übertragung und gegenübertragung.

- *wahrnehmen des widerstandes.*
  erkennen und behandeln ...? umgehen ist besser.
  umgehen, übergehen, angehen.

  heute sagt man statt: „... gehen': „... fahren'.

- *meine ‚regeln', die zum größten teil aus der anfangszeit unserer klinisch-psychosomatischen tätigkeit stammen, sind bislang weder gesammelt noch veröffentlicht.*

  deshalb verwechsele ich sie selber ständig, z.b.:

  regel 13: ‚im zweifelsfall – natürlich' oder
  regel 1: ‚patient merkt alles'.

  die nummern könnten auch 16 oder 7, 5 oder 18 sein. der inhalt allerdings ist beständig.

- *die einfachen hilfsmittel, gewissermaßen als verlängerung der hand, verbesserung des auges, des gehörs, sind noch verhältnismäßig leicht zu durchschauen, zu bedienen, zu handhaben.*

gungen der Untersuchung, diese Merkmale ebenso wie die Merkmale der Umgebung (Untersuchungsort, Praxis, Klinik) zu bedenken wie den Ausbildungsstand des Untersuchenden.

Die Ausrichtung der KÖRPERLICHEN GRUNDUNTERSUCHUNG hat für die einzelnen Fachgebiete ihre eigenen Schwerpunkte. Allgemeinärztliche und internistische Untersuchungen sind sehr ähnlich, aber zum Untersuchungsrepertoire des praktischen Arztes gehören darüber hinaus die Beherrschung der Methoden der kleinen Chirurgie, Dermatologie, Neurologie und Gynäkologie, sowie der HNO und der Zahnklinik. Die internistische Untersuchung stützt sich stärker auf die ergänzenden apparativen Untersuchungen und die Diagnostik der Laborparameter. Sie sollen im nachfolgenden Kapitel eingehender besprochen werden. Das Grundmuster aber der „eingehenden körperlichen Untersuchung" kann nach den Anleitungen der klinischen Untersuchungskurse als gegeben angenommen werden und läßt sich in den Krankenblättern je nach den entsprechenden Erfordernissen auf verschiedene Weise dokumentieren (s. Kap. XII). Die Vorgaben solcher Untersuchungsbögen oder Krankenblattdokumentationen können, ebenso wie die mitgeteilten Anleitungen zur Gesprächsführung und Anamneseerhebung, immer nur als Anregung für das Grundmuster der jeweiligen Untersuchung angesehen werden und lassen die Möglichkeit für viele Variationen offen. Jede Praxis, jede Klinik arbeitet mit gewissen Schwerpunkten ihres Interesses und wird danach ihre Dokumentation ausrichten. Die fachspezifischen Schwerpunkte, z. B. in der Chirurgie, Gynäkologie, Neurologie, Dermatologie, Psychiatrie usw., bedingen darüber hinaus fachspezifische Merkmale. Diese können hier nicht ausreichend befriedigend dargestellt und genannt werden. Das anschließende Literaturverzeichnis bemüht sich um entsprechende Hinweise.

Allgemeine Untersuchungsmethoden:

Anschütz F (1975) Die körperliche Untersuchung. Springer, Berlin Heidelberg New York
Fritze E (Hrsg) (1983) Lehrbuch der Anamneseerhebung und allgemeinen Krankenuntersuchung. Edition Medizin, Weinheim
Holldack K (1959) Lehrbuch der Auskultation und Perkussion. Thieme, Stuttgart
Morgan WL, Engel GL (1977) Der klinische Zugang zum Patienten. Anamnese und Körperuntersuchung. Eine Anleitung für Studenten und Ärzte. Huber, Bern

Spezielle Untersuchungsmethoden:

Türmer M (1976) Klinische Untersuchungsbögen fürs Staatsexamen. Jungjohann, Heidelberg
Wartenberg R (1954) Neurologische Untersuchungsmethoden in der Sprechstunde. Thieme, Stuttgart

sie vermitteln das gefühl, nicht ganz hilflos zu sein; eine waffe gegen den feind der krankheit zu besitzen, ein gefühl von vermögen und einfluß, von potenz. gleichzeitig sind sie hochestimierte abzeichen.

in der tat: wie die waffen eines kriegers.

je vielfältiger und komplizierter das handwerkszeug gestaltet wird, desto mehr wächst die gefahr, daß die beziehung zum werkstück darüber verloren geht. aber das ist bereits die überleitung zum nächsten kapitel: arzt und technik.

X. DIE APPARATIVE UNTERSUCHUNG

apparare (lat.) – bereiten, zu-bereiten, bereit-stellen

Das Kennzeichen der modernen Medizin ist die Untersuchung und Behandlung des Patienten mit einem hohen Aufwand an Hilfsmitteln, die als „Apparate" – über die verbale Kommunikation und die unmittelbare Krankenuntersuchung hinausgehend – einerseits den Möglichkeiten der modernen Technik entstammen, andererseits speziell zur Bewältigung medizinischer Probleme entwickelt worden sind. Die Beschreibung und Unterweisung im Gebrauch dieser Apparate macht einen großen Teil des medizinischen Unterrichts aus.

Die anthropologische Suche nach der angemessenen Einstellung von Arzt und Patient zur apparativen Untersuchung ist nicht ohne weitgehendere Überlegung zur Bedeutung von „Werkzeug" und „Technik" für den Menschen möglich.
Der Gattungsbegriff des „Menschen" ist bereits an die Verwendung von Werkzeug gebunden. Die biologische (paläontologische) Anthropologie definiert die Menschenähnlichkeit der Anthropoiden geradezu nach der Verwendung von Werkzeug und Feuer. Menschheit ohne Technik gibt es also nicht und dementsprechend auch keine Medizin ohne Technik.
Was aber bedeutet „Technik", „Apparat", „Instrument" für den einzelnen und die Wissenschaft? Die Etymologie des alten griechischen Wortes „τέχνη" weist bereits auf die Vielgestaltigkeit der Anwendungsbereiche hin: „techne" ist nicht nur das Handwerk, Geschick, Geschicklichkeit (Fertigkeit), sondern auch Kunst, Kunstgriff, Fertigkeit, „Schlauheit" bis zum „Kunstwerk" und „Lehrgebäude". Gadamer (1967) hat in seiner „Apologie der Heilkunst" einen ausführlichen Umriß dieser tieferen und fundamentalen Bedeutung des Begriffes „techne" für die antike Kultur i.allg. und die Handwerkskunst der Medizin im speziellen gebracht: „Der griechische Begriff von techne ... meint nicht die praktische Anwendung eines theoretischen Wissens, sondern eine eigene Form des praktischen Wissens. Techne ist jenes Wissen, das ein bestimmtes, seiner selbst sicheres Können im Zusammenhang eines Herstellens ausmacht" (S. 211).
„τέχνη ιατρική" ist also – ob als Nachahmung der Natur verstanden oder über sie hinausgehend (Gehlen 1958) – der Inbegriff ärztlichen Wissens und Könnens, nicht nur die Anwendung des aus anderen Fertigkeits- und Wissensbereichen Entliehenen. „μηχανή" (griech.) als Werkzeug, Maschine, Mittel, Art und Weise, Erfindung – und „instrumentum" (lat.) als Gerätschaft, Ausstattung, Werkzeuge sind demnach der „techne" untergeordnet und durch sie bedingt.
Auf einer solchen Grundlage nimmt auch F. Hartmann (1984) aus der Sicht einer ärztlichen Anthropologie die Frage „Arzt – Medizin – Technik" wieder auf und versucht die Bestimmung einer medizintypologischen Technologie. Er unterscheidet „Medizin als Technik", „Technik der Medizin" und „Technik in der Medizin". Mit dem Hinweis auf Heidegger, dessen Bild der Technik (und des Ad-parates) zu einer Deutung des Bereitgestellten, des Ge-stelles führt, und auf die Anthropologie von A. Gehlen (1958), der das Ziel der Technik als das eines Organersatzes, einer Organverstärkung und einer Organentlastung verstand, grenzt er ein neuzeitliches, in seiner Sicht bedenkliches *technomorphes* Verhalten von dem für die ärztliche Wissenschaft wünschenswerten *technonomen* Denken und Handeln ab und gibt damit die Grundlagen für die Einstellung zur Anwendung der verschiedenartigen Ausprägungen der Medizin-Technik. Er geht bei die-

- ein kennzeichen des modernen lebens überhaupt. eine selbstverständlichkeit, die eben deshalb von der wissenschaft ‚in frage' gestellt werden sollte?

 die ärztliche wissenschaft ist durch ihre einbindung in die unmittelbare handlung noch stärker als andere wissenschaften in gefahr, die konventionalität des gewohnten oder scheinbar bewährten, erprobten nicht mehr in frage zu stellen.

- vielleicht ist dies das wichtigste kapitel für die klärung der eigenen ärztlichen haltung gegenüber den konventionalitäten der gegenwartsmedizin.

 wenn ich meinen weg zurückverfolge?
 ich war ein spieler und ein bastler, ein sammler und ein hersteller des eigenen handwerkszeuges.

 meine ersten apparate waren spielzeuge, spielautos, pfeil und bogen, ein stein, ein stock, eine schaufel. dann ein fahrrad, ein ofen, ein motorroller.

 als medizinstudent und als junger arzt wurde ich von der technik überschwemmt – ich konnte mich nur mit wenigem wirklich vertraut machen. am sichersten fühlte ich mich als anästhesist: das intubationsbesteck beherrschte ich bis zur schraube, und die anatomie des pharynx/larynx gab nur gelegentlich rätsel auf.

 das ekg-gerät später war mir schon nicht mehr ganz zugänglich: ich konnte es nicht selber reparieren. und so ging es weiter: wenn ich tage und wochen darauf verwendet hätte, hätte ich es sicher auch ‚beherrscht' – es wäre mir in allen seinen tücken vertraut geworden. aber ich wollte nicht mehr. ich hatte ‚keine zeit' mehr dafür. es lag für mich zu sehr am rande. die verstrickungen von krankheit und schicksal, von unglück und verschuldung, die entstehung und der verlauf des leidens interessierten mich mehr als die technische verrichtung; das sind dann weggabelungen.

 noch heute sehe ich mit stillem neid auf die apparatekenner und wünsche mir gelegentlich die wiederauferstehung meines basteltriebes an einem solchen gerät: aber die kraft reicht nicht mehr, und der wert eines gespräches, einer seite text, einer zeichnung berührt mich mehr als die technische faszination.

- technomorph: sich von der technik bestimmen lassen. technonom: eine art kooperation mit dem apparat.

sen Überlegungen noch über die Deutung der Technologie der Apparate-Medizin hinaus und versteht auch Techniken, wie sie im psychologischen Bereich benutzt werden, mit eben denselben Gefahrenmomenten belastet, nämlich sich technomorph, d. h. scheinbar rational-kausal automatisiert (Beobachterunabhängigkeit) oder routiniert zu entwickeln gegenüber einer ärztlich-adäquaten, technonomen Einstellungsweise, die sich sinnvoll-menschlich in die ärztliche Situation einbringt.

Die Strömungen oder Richtungen in der Medizin, die sich darüber hinaus in einer betonten Frontstellung gegen die „mechanistisch-technologische Apparatemedizin" abzusetzen versuchen, und als „traditionelle", „nicht-apparative", „naturgemäße" oder „alternative" Medizin bezeichnet werden, betonen zwar ihr Interesse für die „natürlichen", „biologisch-dynamischen", „naturheilkundlichen" Verfahren – in Grenzen auch für die psychologischen Methoden –, sind aber de facto im ärztlichen Alltag ebenso an die Anwendung eines umfangreichen Instrumentariums gebunden, so daß diese Abgrenzung oft eigentümlich gekünstelt anmutet und offenbar mehr gruppendynamischen, marktpsychologischen oder ideologischen Motivationen entspricht als Überlegungen, die zum Vorteil des Patienten angestellt werden.

Die große Anziehungskraft der sog. Außenseiterverfahren und Heilpraktikerbehandlungen, bis zu den Heils-lehren religiöser Sekten, läßt sich nicht nur als eine schicksalhafte Beigabe an die Irrationalität des Menschen verstehen, sondern bedeutet auch die Aufdeckung einer bestimmten Unfähigkeit der wissenschaftlichen Medizin, sich mit eben diesen Phänomenen in einer angemessenen, klärenden und „heilenden" Weise auseinanderzusetzen. Solange die latenten Bedürfnisse des Kranken seine „Kränkbarkeit" und die Notwendigkeit des Prinzips „Hoffnung" nicht als Zentralfrage der ärztlichen Situation angesehen werden und dementsprechende Aufmerksamkeit erfahren, wird der ärztliche Berufsstand in der Peripherie des Heil-Machens (mit allen technischen Möglichkeiten) angesiedelt bleiben und wird mit einer entsprechenden Affektbesetzung zu rechnen haben, die zwischen illusionärer Erwartung und resignierter aggressiver Enttäuschung hin- und herpendelt.

Es muß also festgehalten werden: Eine nicht-technische oder nicht-apparative Medizin gibt es nicht. Das Werkzeug, das Hand-werkszeug, die „techne" des Arztes ist sein wesentlichster Begleiter. Die Einbettung aber der instrumentellen oder apparativen Anteile der Untersuchung und Behandlung in die ärztliche Situation stellen das Kernproblem dar, dem sich jede Fachdisziplin in der ihr eigenen Weise zu stellen hat. An ihr – so meinte E. Liek in seinen Schriften der 20er Jahre (1923, 1927) entscheidet es sich, ob der berufsmäßige Helfer sich als „Arzt" oder „Mediziner" verstehen kann. Das Problem der Abstimmung des Allgemeinen auf das Besondere, die Anwendung der Regel, des Gesetzes auf die Situation und ihre Einmaligkeit stellt sich hier als Thema für das personale Wissenschaftsverständnis. Ohne die Er-kundung (Wyss 1976) der Situation sowie der Erlebnisweise des einzelnen – also die Frage, was ein Vorschlag oder eine Maßnahme für den Patienten bedeutet (s. auch v. Uexküll 1986) – sind die Möglichkeiten der technisch-apparativen Untersuchung fehlindiziert und können an dem Wesentlichen der Fragestellung des Patienten vorbeigehen.

vielleicht sind diese beiden begriffe wirklich geeignet, um mindestens einmal täglich (oder dreimal?) zu meditieren:

wievielen bestimmungen des apparates folge ich? und: wo ist er mein gehilfe?

- *die psychologie des ‚grünen' in der medizin ist an dieser stelle ein wichtiges thema:*

  die mischung von prägnanz einer unmittelbaren wahrnehmung, einer un- oder gegenkonventionellen selbstdarstellung, die ödipalen trotzreaktionen, hilfs-über-ich-bildungen und ideologien meinen immer etwas richtiges, haben aber den zwang der bewährung noch nicht durchlaufen.

  wenn es nur gelingen könnte, diese dialektik auch im umgang mit dem apparat aufrechtzuerhalten!

  merkwürdigerweise ist das traditionelle dabei plötzlich ein bundesgenosse, das chinesisch-traditionelle in der medizin ebenso wie das deutsch-romantische.

  auch rudolf steiner (herdecke, schily) könnte man hier erwähnen.

- *erwin liek: die grundparadoxie des modernen arztseins.*

  es sind nicht nur die sozialapparate und staatsmechanismen: es ist auch die hilflosigkeit der auflehnung in einer vertechnisierten welt, die gegensätzlichkeit der werte unmittelbarer hilfeleistung gegenüber den werten einer hochdifferenzierten, fast verselbständigten apparatewissenschaft.

F. Hartmann (1984) hat den Versuch gemacht, die verschiedenen Anwendungsformen der „Technik in der Medizin" nach der *Unmittelbarkeit der Anschaulichkeit und Verstehensmöglichkeit für den Patienten* zu untergliedern. Er schlägt eine Einteilung in drei Gruppen vor: 1) die sog. „szenischen" Techniken, die „unmittelbar am Kranken angewandt werden im Erfahrungs- und Erlebnisfeld seiner Sinnesorgane ...", 2) die „Hintergrundstechniken", „an denen der Kranke nicht unmittelbar teilnimmt ..." und 3) eine Zwischengruppe, die „Techniken einnimmt, deren Erhebungsvorgang der Kranke zwar beobachten und verstehen kann, deren Bearbeitungs- und Auswertungsverfahren seiner Beteiligung jedoch entzogen sind ...".

Wenn man diesen Vorschlag aufgreift und den Stellenwert der technisch-apparativen Verfahren nach Art eines Polaritätsprofiles zwischen „Nähe" und „Ferne" für den Patienten anzuordnen versucht, so ist die Bestimmung zwar oftmals schwierig weil die meisten technischen Verrichtungen eher auf einer breiten Mitte des Kontinuums liegen, aber sie erlaubt doch eine genauere Reflexion der Bedeutung für das Erleben des Patienten und damit eine Festlegung der möglichen diagnostischen und therapeutischen Anteile.

1. SZENISCHE TECHNIKEN

Die einfachsten instrumentellen Techniken gehören zur unmittelbaren Krankenuntersuchung und sind z. T. bereits in Kap. IX beschrieben worden: das Stethoskop, der Reflexhammer, die Taschenlampe usw. sind Hilfsmittel der unmittelbaren körperlichen Untersuchung. Ihr Aussehen, ihre Form, ihre Anwendungsmöglichkeiten sind dem Patienten i. allg. so vertraut, daß er ihre Nicht-verwendung u. U. als Unachtsamkeit oder mangelnde Sorgfalt empfindet, selbst wenn keine strenge Indikation zu ihrer Anwendung besteht. Auch die Blutdruckmessung gehört zum Ritual der einfachen apparativen Techniken; sie wird kaum ausgelassen. Die Form und das Aussehen des Quecksilber- oder Federmanometers, die Manschette, der Ballon erregen Aufmerksamkeit und Interesse, die Selbstwahrnehmung des Korottkoffschen Phänomens und die Unterscheidungen des „oberen" und „unteren" Wertes der Messung veranlassen Nachfragen. So läßt sich bereits aus dieser ersten einfachen „Interaktion" Arzt – Apparat – Patient ein gewisser Indikator für das Krankheitsverhalten des Patienten gewinnen, eine Abschätzung seines Leidensdruckes, seiner Ängstlichkeit, Empfindlichkeit oder seiner eher kontraphobischen oder dissimulierenden Tendenz zur Bagatellisierung. Untersuchungsraum, Untersuchungsliege – die Einrichtung des Praxisraumes mit Modernität oder Altertümlichkeiten – bestimmen insgesamt die „szenische" Athmosphäre, die dem Patienten ein erstes Vertrauen ermöglicht oder erstes Befremden erzeugt.

- *und für den arzt?*
  man könnte eine ähnliche anordnung treffen:

  1) die techniken der unmittelbaren ärztlichkeit,
  2) die techniken der nicht-unmittelbar patientenbezogenen ärztlichen hilfswissenschaften,
  3) die zwischengruppe.

  wo siedelt der arzt den schwerpunkt seines interesses und seines arbeitseinsatzes an?
  wiederum: neigung – begabung – gelegenheit?

- hier greift auch das szenische verstehen von argelander. szene – skene: bühne?

  das kriterium der unmittelbaren, mit hilfe der sinnlichen wahrnehmung gewonnenen einsicht.

- die psychologie der blutdruckmessung ist noch nicht geschrieben. jeder arzt kennt sie, jeder arzt benutzt sie – aber niemand hat sie auch nur annähernd so genau untersucht, wie man z.b. jedes urinsediment untersucht.

  bei wenigen ärztlichen untersuchungen ist die mischung von objektivität und subjektivität, situationsgebundenheit und erwartung, mitarbeit oder ablehnung so groß wie bei der blutdruckmessung, die verläufe zeigen es.

Der Übergang zu den weiteren „Verfremdungen" ergibt sich, wenn die aus der unmittelbaren Untersuchung sich ergebenden diagnostischen Maßnahmen besprochen und festgelegt werden. Die „Blutuntersuchung" ist noch die selbstverständlichste Maßnahme, wobei die Venenpunktion den ersten Kontakt mit Kanüle und Spritze bedeutet und einen weiteren indirekten Indikator für Kooperationsbereitschaft, Wehleidigkeit oder Selbstherrschung im Krankheitsverhalten (illness behavior). Die Nachfrage nach der Blutmenge, die entnommen werden muß, ist häufig; die Bestimmungen können während der Entnahme – zur Ablenkung oder Nachfrage – erläutert werden. Gelegentlich wird auch die Blutsenkung (BKS) unmittelbar noch vor den Augen des Patienten auf das Röhrchen aufgezogen.

Damit allerdings ist das Repertoire der „einfachen szenischen Techniken" in der Allgemeinpraxis im wesentlichen erschöpft.

Anders stellt sich die Situation dar, wenn eine akute Notsituation vorliegt, und der Übergang von einer möglichst kurzen diagnostischen Phase zur therapeutischen Aktion ein entsprechendes Eingreifen verlangt. Unter solchen Umständen ist die Örtlichkeit, die Person des Arztes und die Gediegenheit der apparativen Ausstattung gegenüber der Erleichterung durch die unmittelbare Hilfeleistung von geringerer oder fast keiner Bedeutung für den Patienten.

2. ZWISCHENGRUPPE DER APPARATIVEN TECHNIKEN

Als teilweise „szenisch" und teilweise den „Hintergrundstechniken" zugehörig müssen die meisten der diagnostischen und therapeutischen Apparaturen angesehen werden. Aus der kaum noch überschaubaren breiten Vielfalt der Medizintechnik in den verschiedenen Fachgebieten können hier nur einige Beispiele genannt werden. Wir werden versuchen, an ihnen einige der Grundzüge einer technonomen Einstellung von Arzt und Patient zu entwickeln.

Die derzeit noch häufigsten Zusatzuntersuchungen für die Allgemeinmedizin und die internistische Praxis bestehen in der Ableitung des EKG's, in der Vornahme einer Röntgenuntersuchung oder einer Sonographie. Das Wissen und die Kenntnis um diese Verfahren ist in der Bevölkerung ebenfalls so weit verbreitet, daß sich eine spezielle Aufklärung durch den Arzt meistens erübrigt. Beim EKG kann der Patient den Verlauf der Ableitungen mitverfolgen; die Interpretation – auch von „Unregelmäßigkeiten" in der Pulsfrequenz – ist ihm allerdings nicht möglich. Der Arzt muß den Befund in einer den Umständen angemessenen Weise kommentieren und die endgültige Auswertung einem späteren Zeitpunkt überlassen. Für die Röntgenuntersuchung ist das Wissen um das „Warten" und die „Dunkelheit" meistens vorgegeben. Die Durchleuchtung oder

- *vielleicht eine ähnliche situation bei der blutentnahme oder beim spritzen.*

  ein alter ordinarius, der als patient auf der privatstation liegt, äußert zu einem jungen kollegen, der zur blutentnahme ins zimmer kommt: wissen sie, herr kollege, machen sie sich nichts draus: bei mir hat noch jeder gezittert.

das erzielte Bild sind nicht unmittelbar sichtbar, es sei denn, ein Bildschirmwandler ermöglicht die unmittelbare Betrachtung. Auch hier bezieht sich der Kommentar des Untersuchers auf eine vorläufige Feststellung; die Mitarbeit des Patienten ist auf die Befolgung von Anordnungen des Arztes beschränkt. Je differenzierter die Untersuchung ist, desto mehr ist auch das generelle Krankheitsverhalten des Patienten von Bedeutung.

Eine wichtige Erweiterung der kardiologischen und röntgenologischen Untersuchung bedeutet z.B. die *Koronarangiographie*. Diese Untersuchung ist wegen der Gründlichkeit der Aufklärungspflicht, der unbestimmten Vorerwartung des Patienten bezüglich des Herzkatheters („Schlauch im Herzen"), der generellen oder spezifischen Angstentwicklung und der großen Bedeutung der Ergebnisse der Untersuchung von besonderem Interesse.

Die Indikation zur Untersuchung wird in mehreren Voruntersuchungen gestellt. Der Patient muß sich auf eine „Warteliste" setzen lassen und wird dann, je nach Dringlichkeit mehr oder weniger bald einbestellt. Die Risikoaufklärung am Abend vor dem Eingriff umfaßt eine lange Liste von möglichen Zwischenfällen – die Kunst, sie möglichst wenig ängstigend, aber zutreffend darzustellen, muß besonders gelernt werden. Die Aufklärung über die Art des Vorgehens schließt eine längere Besprechung der einzelnen Abschnitte der Untersuchung ein. Dem Patienten kann dabei versprochen werden, die Verteilung des Kontrastmittels in seinen Koronargefäßen selber zu beobachten. Er sieht, wie in Blitzesschnelle weiße Fäden über ein dunkles Bild ziehen, auf dem sich das schlagende Herz erkennen läßt, und wie die Deutungen des Füllungszustandes oder des Abbruches einzelner Gefäße den Untersucher schon während des Eingriffs beschäftigt. Dann rollt ein Film ab, der die einzelnen Aufnahmen dokumentiert, und die Untersuchung wird – mit einem vorläufigen Hinweis auf den Untersuchungsbefund, der zu einem späteren Zeitpunkt „noch genauer ausgewertet werden muß" – beendet.

In einer gewissen Benommenheit, die z.T. durch die sedierende Prämedikation bedingt ist, einem straffen Druckverband über der rechten Leistenbeuge und einer gewissen Grundinformation über den Zustand seiner Herzkranzgefäße findet sich der Patient dann in seinem Bett auf der Station wieder.

Ein solcher Untersuchungsablauf läßt am deutlichsten die einzelnen Phasen von technonomer Einstellung gegenüber einem rein routinemäßig vorgenommenen Eingriff am „Objekt" deutlich werden. Die Demonstration des unmittelbaren Befundes wird dabei zu einem wichtigen Erlebnis, auch wenn Einzelheiten nicht mitvollzogen werden können. Die Nähe zur Überwältigung durch das Staunen über die technische Möglichkeit, zur suggestiven Beeinflussung und magisch-irrationalen Verarbeitung ergibt sich auch für den „modernen" Menschen. Die Einstellung zur Wahrnehmung der eigenen Körperbefindlichkeit wird durch den Akt der apparativen Untersuchung stark mitgeprägt.

Weitere technische Untersuchungsverfahren in Praxis und Klinik, die von ähnlichen Grundzügen der Einstellungsmerkmale begleitet werden, sind die erweiterten Verfahren der Herz- und Kreislaufdiagnostik, der Pulmonologie, Gastroenterologie und Nephrologie. Es gehören dazu die Echokardiographie, die verschiedenen Kreislaufbelastungsuntersuchungen (EKG mit Belastung, Langzeit-EKG, Belastungsszintigraphie), sowie die telemetrischen Methoden einer

- *bonmot aus der klinik (heidelberg 1984):*
 kardiologe: wissen sie, herr xy, sie haben einen schönen beruf. wenn ich emeritiert bin, werde ich auch psychosomatiker.
 psychosomatiker: aber herr yx, sie wissen doch, wie ich sie beneide. <u>sie</u> sehen doch wenigstens noch, was sie tun. wenn <u>ich</u> emeritiert bin, dann komme ich zu ihnen zum katheterschieben.

längerfristigen Kontrolle von Blutdruck, Pulsfrequenz, Atmung und Oszillogramm. Die Lungenfunktionsproben setzen eine besondere Bereitschaft zur Mitarbeit des Patienten voraus, und die nephrologischen Untersuchungen bewegen sich in unmittelbarer Nähe der längerfristigen therapeutischen Interventionen.

Ein besonderes Thema stellt die Verarbeitung des Patienten der Apparaturen und Umgebungsfaktoren der *Intensiv- und Überwachungsstationen* dar. Auch wenn die Aufnahme im wesentlichen diagnostische Funktionen hat, ist diese Umgebung ein besonderes Problem der Auseinandersetzung. Klapp (1984) hat dazu wichtige Beobachtungen und psychologisch begründete Einsichten beigetragen.

3. HINTERGRUNDSTECHNIKEN

Zu dieser Gruppe gehören die apparativen Verfahren, die jenseits der Beobachtungs- und Teilnahmemöglichkeit des Patienten in speziellen Untersuchungseinheiten entwickelt und ausgewertet werden. Bei diesen Verfahren steht der Bezug zur ärztlichen Handlung z.T. völlig in Frage. Für die Verläßlichkeit der Auswertung garantiert nicht mehr eine ärztliche oder medizinische Fertigkeit, sondern das technische „know-how", das Wissen, das manipulative Geschick und die genaue Kenntnis der apparativen Möglichkeiten.

Die speziellen Auswertungen der hochdifferenzierten Apparaturen müssen in gesonderten Räumen, unter gesonderten Bedingungen, u.U. sogar weitab von Praxis und Krankenhaus vorgenommen werden. Es sind dies nicht nur die bereits in der Zwischengruppe genannten Verfahren, wie kardiologische und röntgenologische Spezialbefunde, sondern vor allem auch weite Bereiche der biochemischen Laboruntersuchungen, der Histologie und Elektronenmikroskopie, der Mikrobiologie und Immunologie, sowie fast alle Verfahren der biophysikalischen, physiologischen und chemisch-pharmakologischen Grundlagenforschung, inkl. der dazugehörigen Methodologie und Biostatistik.

Nehmen wir als einfaches Beispiel die Laboruntersuchungen der Blutentnahme. Die Entscheidung über die Art und Anzahl der vorzunehmenden Untersuchungen fällt auf dem Begleitzettel. Das gesamte Folgegeschehen beruht dann auf der Organisation, Perfektion und Verläßlichkeit von Hintergrundstechniken. Unter der Voraussetzung, daß die Blutmenge/Serummenge fachgerecht konserviert wurde, kann sie in die ganze Welt verschickt werden. Eine Kontrolle darüber, was untersucht werden darf/soll, ist faktisch nicht mehr möglich. Im klinischen Alltag stellt sich der Ablauf hunderttausendfach unproblematisch: die Bestimmungen der einfachen klinischen Laborparameter sind organisatorisch und apparativ so festgelegt, daß die Zwischenschritte im Hintergrund weder vom behandelnden Arzt noch vom Patienten genau gewußt werden müssen. Na, K, Chlor, Fe, Cu und andere Spurenelemente, die Enzyme CK, LDH, GOT, die Blutzuckerwerte, Harnstoff und Harnsäure, die Eiweißfraktionen unterliegen standardisierten Unter-

- *die psychologie der intensiv- und überwachungsmedizin ist ein besonderes thema.*

    hier greifen bewußtes und unbewußtes (bewußtloses) erleben, ausgeliefert-sein und vertrauen, bedrohung und rettung, apparat und menschliche zuwendung in einer besonderen weise ineinander und erzeugen eine eigene welt, die es früher nicht gegeben hat.

    chance und zweifel?
    der PTCA-behandelte infarktpatient und der dezerebrierte reanimierte?

suchungsgängen, und die Rückmeldung der Meßinformation (mit den Angaben der Normalwerte) kann höchstens durch die Zusatzinformation (z.B.: „in letzter Zeit liegen die Fe-Werte alle etwas niedrig") modifiziert werden.

Der Patient und der Arzt werden also mit Ergebnissen und Daten konfrontiert, deren Auswerteprozeß nicht mehr voll nachzuvollziehen ist und für deren Verläßlichkeit die Methode und das Team der Auswerter einstehen muß. Die Interpretation der gewonnenen Daten erfordert dann wiederum einen gesonderten Prozeß, zu dem der Arzt ausgebildet sein sollte, dessen Relevanz aber oft schwierig zu übersehen ist und umfassende Fragen interdisziplinärer Problemstellungen aufwerfen kann.

Aus dieser Entwicklungslinie ergeben sich Überlegungen, ob es überhaupt nötig und wünschenswert sein kann, die Hintergrundstechniken noch durch ärztliche oder medizinische Fachkräfte betreuen zu lassen. Die Anforderungen an das Spezialwissen geht oft so weit, daß eine Berufssozialisation als Physiker, Biochemiker, Pharmakologe oder Diplom-Ingenieur wesentlich günstigere Voraussetzungen erwarten läßt als eine medizinische Ausbildung. Damit muß innerhalb der Medizin ein neuer Berufsstand angesiedelt werden, der für seine Herkunft und Methodologie einen eigenen Wissenschaftskodex beanspruchen kann, der aber – wo er seine Anwendungen einbringt – seinen Status als ärztliche Hilfswissenschaft besonders benennen muß und – wie alle anderen ärztlichen Handlungen – dem grundlegenden PARADOX unterworfen ist.

Die Einzelheiten der Anwendung und Wartung der technisch-apparativen Verfahren können demnach für die Analyse der ärztlichen Situation eine Beurteilung nach *szenischen Merkmalen* oder *Hintergrundsmerkmalen* erfahren. Sie sind nicht statisch-festgelegt zu verstehen, sondern werden je nach der Verschiedenheit der Ausgangssituation eine verschiedene Gewichtung erhalten. Die Analyse der Situation, inkl. der Bedeutung der technischen Ausstattung, erfordert vom Arzt eine ebenso möglichst vorurteilslose wie wache Aufmerksamkeit, wie dieses für den ERSTEN EINDRUCK, die BESCHWERDENSCHILDERUNG und die ANAMNESENERHEBUNG gefordert worden war.

Wieviel sachlich bedingte Notwendigkeit bestimmt die Verordnung der apparativen Diagnostik? Wieviel Suggestivität geht in die Verordnung ein? Wieviel Selbstkritik, Sachkritik und Einfühlung in die Situation des Kranken muß in der Entscheidung enthalten sein?

In neuerer Zeit werden das Sicherheitsbedürfnis des Arztes (gegenüber der juristischen Sachlage), die Einhaltung der als verbindlich festgelegten „Kunstregeln", die Notwendigkeit, auch im aussichtslosen Falle das „Menschenmögliche" getan zu haben, zu großen Schwierigkeiten und u.U. beträchtlichen Hindernissen gegenüber der sonst einfachen und klar übersichtlichen Entschei-

– *das thema arzt und computer würde ein weiteres kapitel füllen.
ein teil dieses kapitels wäre der mensch-maschine-dialog.
und: ersetzbare, künstliche intelligenz.*

*nicht so sehr die frage: ist es möglich?
vielmehr die frage: ist es wünschenswert?
was fördert, was behindert mein leben?*

wie und womit möchte ich leben?

– *was früher die vorbehalte des arztes gegen das theologisch-dogmatische denken gegenüber der unmittelbaren anschaulichen naturerfahrung bestimmte, sind heute die vorbehalte des arztes gegen die faszination des technisch-machbaren gegenüber der wahrnehmung einfacher menschlicher werte.*

dung. Auch die subtile Analyse der Veränderungen, denen sowohl der Arzt wie der Patient unterworfen ist, wenn er ständig in einem Bereich der technomorphen Dominanz tätig sein muß, erfordert Aufmerksamkeit und Bedenken. Die Schwierigkeit des modernen Menschen, sich in einem komplizierten Organismus aufeinander abgestimmter Einzel- und Gruppenfunktionen mit seinem Eigen- oder Selbstgefühl zurechtfinden zu müssen – alle diese Probleme durchziehen die Medizin der Gegenwart in jeder Situation und in jeder Fachdisziplin. Die Klärung der Frage „Was ist die ärztliche ‚techne'?", „Wie bestimme, lerne, lehre ich diese Fähigkeit?" und „Welche Variante dieses Geschickes ist für welche Subdisziplin die angemessenste und erfolgreichste Fähigkeit?" führt zu den Grundüberlegungen über das Bild des Arztes zurück und gehört zu den schwierigsten Entscheidungen, denen der angehende oder der tätige Arzt unterworfen ist.

– *eine weitere variante: die schwierigkeit, in der post-moderne ein guter arzt zu sein.*

– *keine neuen ideen.*
  alles alte tugenden und uralte rezepte.
  warum sind sie so schwer zu vermitteln?

XI. DIE BEHANDLUNG

Die Behandlung der Beschwerden, der Erkrankung, des Leidens des Patienten ist die Aufgabe und das Ziel der ärztlichen Handlung. Handlung und Be-handlung sind sich also sehr nahe; es ist nicht nur die Wortverwandtschaft durch den Bezug auf die „Hand" – das Tätigkeitsorgan des Menschen –, die den Hinweis auf die Hand-lung enthält.

Diese Bestimmung als „Anleitung zum Handeln" läßt allerdings zunächst offenbar nur wenig Raum für das Wort. Statt Be-handlung müßte es dazu heißen: Be-sprechung oder Be-ratung. Das „Gespräch im Sprechzimmer" gilt aber oftmals nur als Vorfeld für die „Behandlung im Behandlungszimmer". Damit ist der Grund für eine Schwierigkeit gegeben, die die gesamte Medizingeschichte durchzieht:

Wenn der Arzt vor allem als der Handelnde bestimmt wird, d.h. als derjenige, der – cite, certe et iucunde – das Leiden beseitigt (der chir-urgus: der, der mit der Hand handelt), dann ist die nur durch das Wort vermittelte Handlung eher eine außerärztliche, die Grenzen des Berufsstandes überschreitende Tätigkeit. So war es in der Tat durch viele Jahrhunderte hindurch üblich, den begleitenden oder zur Handlung hinführenden Rat eher von einem Geistlichen oder Berater (Lehrer) einzuholen als vom Bader, Feldscherer oder Wundarzt.

Die Trennung der Zuständigkeiten hat ihren Ursprung in der abendländisch-christlichen Tradition, die sich aus der Sonderung von „Seele" (Geist) und „Körper" (Leib) den ihr eigenen, immer noch fortwirkenden Konflikt geschaffen hat. Auch die cartesianische Aufklärung ist noch als Erbteil dieses Dualismus zu verstehen. Die klinische Pragmatik hat zwar sehr bald die Unterscheidung zwischen Beratung und Behandlung aufgehoben, aber die Ursprünge des Konfliktes werden dort, wo sie fortwirken, immer noch verleugnet und ihre methodischen und praktischen Konsequenzen nicht ausreichend reflektiert.

Statt „Behandlung" wird in der Fachsprache auch das Wort „Therapie" verwendet. Dieses Wort scheint die Gegensätze zu überbrücken, bzw. nicht zu kennen. Die Etymologie weist uns auf die Gründe hin:

- θεραπεία (griech.):   das Dienen, die Pflege; alle Maßnahmen zur Heilung einer Krankheit
- θεραπευτής: Pfleger, Behandler; ein den Therapieplan durchführender Arzt.

  aber auch (historisch): Therapeuten – eine asketische jüdische Gemeinschaft des 1./2. Jahrhunderts, die als Vorläufer der christlichen Mönche angesehen werden kann.

Im Unterschied zu der aktiv-bestimmenden Haltung, die in der deutschen Sprache zum Ausdruck kommt, ist das griechische Fremdwort durch die Betonung des dienenden und pflegerischen Momentes gekennzeichnet. Iatros: der Arzt, und therapeutes: der Pfleger, sind Bezeichnungen für sich ergänzende Funktio-

– *besprechung, beratung, behandlung:*
  diese drei.

  in der tat –
  unter dem eindruck der be-hand-lung hatte ich im ersten entwurf das ‚wort'
  ganz vergessen. selbstentäußerung eines psychotherapeuten?

– *für dieses kapitel gilt etwas, das mir an vielen stellen, zäh-unwillig zugegeben,*
  deutlich geworden ist:
  der schrecken und die langeweile des allgemeinen.

  die lösung von der anschaulichkeit des konkreten problems, die
  verselbständigung von mitteilungen, die jeder kennt.
  die pflichtübung, dennoch etwas zu sagen, das als ‚umgreifendes' (jaspers)
  gesagt werden muß – das erzeugt einen horror,
  der dem des vacui wohl sehr nahe kommt.

  dennoch gehe ich weiter.

  vielleicht, weil:
  andere langweilen noch viel mehr,
  sind noch unverbindlicher und allgemeiner.
  andere sind schreiber und vielveröffentlicher; nichts ist langweiliger und
  quälender als die erzwungene (weil „notwendige"?) lektüre von
  wissenschaftlichen abhandlungen,
  deren problemstellung nicht mehr zu verstehen ist und deren methoden
  apokryph geworden sind.

  so kommt es wohl,
  daß der ‚pat. m.' immer mehr in den kontext gerät.

– *henkelmann: ‚beistand'.*

nen. So ist es kein Zufall, daß im allgemeinen ärztlichen Sprachgebrauch heute „Behandlung" und „Therapie" weitgehend synonym verwendet werden.

Dennoch sind die verschiedenen Akzente in einigen medizinischen Disziplinen erhalten. Der Psych-iater ist nicht gleichbedeutend mit dem Psycho-therapeuten. Therapeuten werden gerne auch nicht-ärztliche Behandler genannt. Der Terminus „Therapie" wird zunehmend unschärfer benutzt: von der Beschäftigungstherapie über Musik- und Tanztherapie bis zur „Reit"- und „Flugtherapie". Demgegenüber gilt es festzuhalten, daß mit „Therapie" im medizinischen Bereich die unter ärztlicher Aufsicht durchzuführenden Maßnahmen zur Verhinderung, Abwehr oder Milderung von Krankheiten gemeint sind.

Bei der Bestimmung des GRUNDMUSTERS DER THERAPEUTISCHEN SITUATION können vier Bereiche voneinander abgegrenzt werden:

1) die SELBSTHEILUNGSTENDENZEN des Patienten, 2) das INTERAKTIONSMUSTER von Arzt und Patient, 3) die THERAPEUTISCHEN MITTEL und 4) die Umstände des VERLAUFES.

ad 1) *Die SELBSTHEILUNGSTENDENZEN des Patienten*

Die Erkennung und Beurteilung der SELBSTHEILUNGSTENDENZEN des Patienten ist eine wichtige Voraussetzung für das Gelingen des therapeutischen Prozesses. Sie schließt neben den diagnostischen Maßnahmen die Erkundigung nach den Vorstellungen des Kranken über seine Erkrankung, die Erwartung an die Therapie und die Abschätzung des psychischen und physischen „Allgemeinzustandes", incl. der Stimmungslage ein (Depressivität, das „Prinzip Hoffnung" usw.). Auch wenn die Äußerungen des Patienten zögernd, laienhaft, „falsch" oder hilflos, vielleicht etwas skurril anmuten, sind sie doch wichtige Mitteilungen über sein Befinden und damit Vorbedingungen für das Gelingen der therapeutischen Maßnahmen.

Die Beurteilung solcher Selbst-äußerungen der Patienten wird allerdings selten gelehrt. In der Balint-Arbeit finden sich Anleitungen für die adäquate Aufnahme und den Umgang mit solchen „Angeboten" des Patienten. Es ist immer wieder notwendig zu betonen, daß es sich dabei nicht um die Gewinnung von richtigen oder zutreffenden Aussagen, d.h. „verläßliche Daten", handelt, sondern um Befindensäußerungen und Vorstellungsmitteilungen (auch Fantasien), die auf der subjektiven Ebene des Erlebens verstanden werden müssen und erst in zweiter Linie eine objektive inhaltliche Relevanz haben. Häufig scheinen die Patienten eher entmutigt oder zurückhaltend. Sie zögern, ihre eigenen Vorstellungen preiszugeben. „Das müssen Sie doch besser wissen, Herr Doktor." Viele Patienten sind ausgesprochen erstaunt, wenn man sie nach ihrer eigenen Meinung über die möglichen Ursachen und die Entwicklung der Erkrankung befragt. Sie zeigen eher Mißtrauen oder entschuldigen sich sogar für ihre laienhaften Vorstellungen. Die Unterwerfung unter das mächtige Gebilde Medizin entmutigt ihre eigene Wahrnehmung und entwertet die eigenen Beobachtungen.

Aus solchen Erkundigungen lassen sich auch bereits erste Hinweise auf mögliche WIDERSTÄNDE gegen die Behandlung erkennen.

- erinnerungen an meine alte doktorarbeit über die therapeutische situation (1957/58).

- herr m. im kontext:
das erlaubt mir eine rekapitulation,
eine an-amnesis.
die systematik ist im anhang zu finden.

- das ‚selbst' steht hoch im kurs.
selbst-erkennung, selbst-werdung, selbst-verwirklichung, selbst-erfahrung, wege zum selbst, selbst und autonomie, hilfe zur selbst-hilfe: gängige titel im literarischen blätterwald.

auch die psychoanalyse ist den schweren weg vom ES, über das ICH und das ÜBERICH, zum SELBST gegangen. wiederum einmal, zwar unter umgehung der frühen übeltäter (c. g. jung usw.), aber immerhin konsequent mit angloamerikanischer rückendeckung.

‚selbst' ist heute also etwas ‚gutes' – ein wert. das kontrastiert zu einem anderen zug der zeit: zur ideologie der 30er und 40er jahre, zur marxistischen ideologie, zum ‚new age' und neuerdings auch zur erweckungsbewegung des islam: der einzelne ist nichts,
das ganze, sprich, das ‚nicht-selbst', ist alles. ‚glied in der kette sein', ‚ein rädchen im uhrwerk der zeit' –
wie lösen wir diese antinomie?

herr m:
– ein winziges ‚rädchen' im uhrwerk der hausse und baisse?
ein opfer? ein selbst-konstelliertes ‚opfer'?

wieso, wenn das zum ‚selbst' gehört,
kann ich es wagen, auf ‚selbst'-heilung zu setzen? ist das nicht gerade eine aufforderung zur fremd-heilung?

herr m. benutzt einen umweg,
um bei meiner fremd-wahrnehmung anzufragen.
es demütigt ihn eine bestimmte form des nicht-mehr-selbst-steuern-könnens. seine leitphantasie ist die der selbst-potenz. deshalb liegt auch der selbst-mord so nahe.

„Eigentlich gehe ich nicht gleich ins Krankenhaus."
„Ich habe mein ganzes Leben lang noch keine Tablette genommen."
„Meine Frau hat mich geschickt. Es fehlt mir eigentlich nichts."
Und das Gegenteil: „Ich weiß genau, wie Sie mir helfen können."

Die generelle Bedeutung des Themas WIDERSTAND läßt sich hier nur andeuten. Nicht jedes WIDERSTEHEN ist bereits ein Widerstand gegen die Behandlung oder den Behandler. Es erfordert oftmals eine sehr geduldige und sehr genaue Analyse, berechtigte, für den Patienten sinnvolle Widerstände von neurotischen oder selbstdestruktiven Tendenzen abzugrenzen.

Zur Abschätzung der Stärke oder Schwäche der SELBSTHEILUNGSTENDENZEN des Patienten gehört natürlich auch das Wissen über die Restitutionsmöglichkeiten und -vorgänge der einzelnen Organbereiche.

Auch wenn die Frage nach der Art der HEILUNGSPROZESSE, die auf unbeantwortbare Fragen nach der Natur des „elan vital" (Bergson 1928) oder der „vis vitalis", der „Lebenskraft", oder der „Selbstentfaltung" zurückführt, immer wieder zu erneutem Staunen Anlaß gibt, in welcher Feinheit und Vielfältigkeit die Selbstregulationen der Lebensprozesse ablaufen, so ist es doch Aufgabe der Physiologie und Pathophysiologie, gerade diese Vorgänge überschauberer und vorhersagbarer zu machen. Die Möglichkeit, aktiv in die Lebensvorgänge einzugreifen und zur Um- und Mitgestaltung machen die eine Seite des Triumphes der modernen Wissenschaften aus. Die Fantasie, daß auch in diesen Bereichen der Medizin fast alles erreicht werden könnte (wenn nur die Bedingungen dazu geschaffen wären), findet nachhaltige Stützen und verstärkt die Laienmeinung über die Potenz der Wissenschaften. Auf der anderen Seite wird das Mißtrauen gegen die Entpersönlichung des eigenen Gesundheitsgefühles durch die suggestive Macht dieser Entwicklung genährt und begünstigt z. T. un- oder vorwissenschaftliche HEILER und HEILUNGSMETHODEN, die sich durch ausdrückliche Appelle an die SELBSTHEILUNGSKRÄFTE mit minimalen therapeutischen und nebenwirkungsarmen Unterstützungen zufrieden geben.

Wenn der Arzt, der sich einer wissenschaftlichen Einstellung verpflichtet weiß, die große Bedeutung dieser Bedürfnisse nicht erkennt und sich ihrer Anerkennung verschließt, wächst die Gefahr einer Auseinanderentwicklung auch der THERAPEUTISCHEN BERUFE mit der Polarisierung von Scheinproblemen, die zu Machtmanipulationen benutzt werden.

Die alte Medizin orientierte sich an der Aussage
MEDICUS CURAT, NATURA SANAT –

und räumte damit dem Aspekt, daß HEILUNG eigentlich nur als Ermöglichung der SELBSTHEILUNG verstanden werden kann, den gebührenden Raum ein.

In dem häufig gezeigten Bild eines Floßes oder „Lebensschiffes", das gesteuert den Fluß hinuntertreibt und sich gelegentlich im Gestrüpp der Uferniederungen verfängt oder durch die Untiefen oder Strudel bedroht wird, läßt sich das Problem anschaulich machen: der Arzt gleicht dem Wachhabenden am Ufer, der die Verstrickungen lösen helfen kann – zusammen mit der Besatzung und dem Steuermann. Er kann aber auch Lotse an den Untiefen sein oder Ausbesserer der Schäden – immer wird er das Schiff wieder verlassen und seine Befriedigung darin finden, daß ihn die Mannschaft nicht mehr braucht.

dennoch: wenn ich nicht auf die latente äußerung seines selbst gehört hätte, wäre ich dem manifesten inhalt aufgesessen.

dieses hätte sich – vielleicht – mit einer bescheinigung zufrieden gegeben.

aber: was hätte es im ‚tieferen selbst' hinterlassen, wenn ich darauf eingegangen wäre?
bestätigung, zufriedenheit?
ich kann mir nur enttäuschung und resignation vorstellen.

- unsere ‚briefmarke':

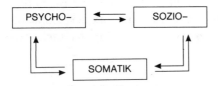

drei inhalte, drei ‚gegenstände' der erforschung, auch für die erkennung der stärke oder schwäche von selbstheilung.

- das gewicht der somatischen prozesse
und ihrer eigengesetzlichkeit ist offensichtlich bei herrn m. ganz erheblich (von psycho- und sozio- war schon reichlich die rede):

ein vorderwandinfarkt mit fraglichem rezidiv,
intermittierendes vorhofflimmern/-flattern,
arrhythmien: ein sick-sinus-syndrom.
die chronisch-obstruktive bronchitis mit einer zysten- oder wabenlunge.

wie selbstheilungsbereit sind die organe?
wieviel ‚stützung' brauchen sie oder
wieviel ‚entsatz', ‚ersatz'?

was behindert,
was schädigt ihre selbstheilung?

was wissen wir?
– gesichert, hypothese?

welche lebenserwartung hätte z.b. herr m.?

wenn es also eine (statistische) aussage für die prognose des vorderwandinfarktes gibt, dann wohl schwerlich auch für die kombination mit der zystenlunge.
und wenn es sie für beide gäbe,
dann wohl kaum für herrn m.

die empirie ist vage. sie muß im konkreten falle alles offen lassen.

Damit klingt erneut das Leitmotiv des ÄRZTLICHEN PARADOXES an (s. Kap. II).

Der Übergang zum zweiten Bereich ist gegeben. Er betrifft das Zusammenwirken der Beteiligten in der THERAPEUTISCHEN SITUATION.

ad 2) *Das INTERAKTIONSMUSTER von Arzt und Patient*

Die Behandlung beginnt für den Patienten – das ist bereits an vielen Stellen deutlich geworden – nicht erst mit dem Betreten des Behandlungszimmers. Auch wenn in den ERÖFFNUNGSPHASEN der ärztlichen Handlung die ERKUNDUNG und die DIAGNOSTIK im Mittelpunkt stehen (s. Kap. V–X), so ist es doch für die Beurteilung der Situation wichtig, neben den FORMEN DER KOMMUNIKATION (INTERAKTIONSMUSTER) die THERAPEUTISCH WIRKSAMEN ANTEILE bereits nach ihrem möglichen Gewicht abzuschätzen.

So kann das bloße Erscheinen des Arztes bereits eine Beruhigung auslösen. Eine Feststellung, eine Nachfrage, eine geringfügige Geste kann schon heilende Anteile haben. Die Form der Erkundigung, der Ausdruck des Verstehens, die ruhige Sicherheit der Untersuchung kann einen Circulus vitiosus unterbrechen. Die Suggestivkraft der eingesetzten Apparate bewirkt ein übriges.

Beispiel (v. Weizsäcker): Ein altes Mütterchen wird zur Untersuchung auf den Röntgentisch gelegt und bedankt sich anschließend, wie gut das geholfen habe.

Die therapeutisch wirksamen Anteile in den verschiedenen Untersuchungsschritten haben also unterschiedliches Gewicht. Manchmal werden sie, in der Routine, einfach übersehen, manchmal zu hoch eingeschätzt. Man muß aber mit ihnen rechnen, längst bevor die Behandlung begonnen hat.

Dies gilt besonders für die ärztliche Gesprächsführung. Das verstehende Eingehen auf die Probleme eines anderen Menschen löst fast immer Rückwirkungen aus, die zusätzliche Selbstreflexionen fördern. Diese können sich sowohl zunächst symptomverschlechternd (problemverstärkend) auswirken als auch zur Klärung und Beruhigung beitragen. In der Psychotherapie ist daher die Trennung von Diagnostik und Therapie besonders fragwürdig.

Für die Analyse der INTERAKTIONSMUSTER muß der BEZIEHUNGSASPEKT (Watzlawick et al. 1972) wiederum von dem INHALTSASPEKT unterschieden werden. In der BEHANDLUNGSSITUATION bedeutet das die Unterscheidung zwischen den FORMEN DES UMGANGES und der Anwendung der THERAPEUTISCHEN HILFSMITTEL. Die letzteren werden im nächsten Abschnitt besprochen. Die ersteren lassen sich als Teile der ÄRZTLICHEN SITUATION verstehen.

Im Kap. VI (S. 160 ff.) waren die Grundzüge der therapeutischen Situation bereits beschrieben worden. Die BIPERSONALITÄT des zwischenmenschlichen Bezuges (Christian und Haas 1949) hat ihre besonderen Regeln und Bestimmungen. Ebenso die Erweiterun-

- meine persönliche erwartung, meine ‚prognose', war gewesen (1983):
  er schafft es nicht mehr lange.
  alles ist erschöpft.

  das <u>prinzip hoffnung</u> ist minimal.

  wenn ich aber jetzt – rückblickend (1987) – versuche, die einzelnen anteile aufzulisten:

<u>für</u> die selbstheilung –	<u>gegen</u> die selbstheilung? –
ein robuster, kräftiger körper,	der vorderwandinfarkt und die rhythmusstörung, die dauerinfektion,
ein ursprünglicher, zäher, begabter lebenswille mit einfallsreichtum,	der geltungsknick, der soziale ruin,
ein sorge- und pflichtgefühl (eine art ‚lebenspflicht'),	die ehesituation, das gefühl, nur noch ‚last' zu sein,
eine rest-lebensfreude, rest-kampfbereitschaft,	die erschöpfung,
eine fähigkeit, verbündete zu gewinnen,	das erleben der selbstdestruktivität in den beziehungen,
auch gewisse freundschaften zu pflegen,	schuldgefühle,
eine feste beziehung zum hausarzt aufrechtzuerhalten,	mißachtung der ratschläge,
im notfall, zwar unter zögern, die klinik aufzusuchen,	ungeduld und kritik, weiterzurauchen,
die verordneten medikamente einzunehmen,	ziellosigkeit, irrealität der denkbaren perspektiven,
zusätzliche günstige bedingungen (heilverfahren, urlaub) aufzusuchen, und	unterdrückte rachegefühle und selbstvorwürfe.
(verhalten) dennoch-genießen zu können.	

  – natura sanat?

- auch die interaktion mit herrn m. hat längst <u>vor</u> der ersten konsultation begonnen.

  1974 beim ersten psychotherapeuten wurde sie abgebrochen.
  1982 wurde sie gehört (doch vom kardiologen), aber nicht angenommen.
  1983 wurde mein ‚zimmer' für ihn wichtig;
  wieviele vorerkundigungen?

gen auf die TRIPERSONALE Situation und die Gruppen- bzw. Familiensituation. Diese Beziehungsmuster sind, ob therapeutisch benutzt oder soziologisch bestimmt, Themen der Gruppen- und Familiendynamik.

Für die Analyse der spezifischen Behandlungssituation ist es zunächst zweckmäßig, von der Zweierbeziehung auszugehen und diese Merkmale als BIPERSONALE bzw. DYADISCHE (Thomä u. Kächele 1986) zu reflektieren. Dabei müssen die PERSONEN der Handlung und die UMSTÄNDE der Behandlung unterschieden werden.

Die Person des BEHANDELNDEN ist nicht immer identisch mit der Person des UNTERSUCHENDEN. Dadurch kann eine Aufspaltung des Beziehungsmusters vorgezeichnet sein*, deren Probleme in der Aufstellung des THERAPIEPLANES berücksichtigt werden müssen. Es ist fast nur noch in der Rolle des ALLGEMEINARZTES (oder Hausarztes) möglich, die verschiedenen Funktionen in einer Hand zu vereinigen. Aber auch der „Arzt für Allgemeinmedizin" hat Helfer in der eigenen Praxis und bedarf der zusätzlichen Diagnostik durch Fachärzte, Klinik und Heilstätten. Es sind also außer dem *Arzt* die *Sprechstundenhilfe,* die *Assistentin* oder der *Assistent,* die *Schwester* oder der *Pfleger,* die *medizinisch-technischen Angestellten,* die *Krankengymnastin* oder der *Masseur* und *Bademeister,* der *Sozialarbeiter,* der *Psychologe* oder ein *Konsiliararzt,* die als Beziehungspersonen für die Behandlung Bedeutung gewinnen.

Die Richtung der INTERAKTION zwischen Patient und Behandler hat damit einen besonderen Akzent bekommen. Sie ist nicht mehr auf ERKUNDUNG, sondern auf BEEINFLUSSUNG ausgerichtet. Die personale Beziehung ist zusätzlich asymmetrisch entstellt: der eine Teil „unterwirft" sich dem anderen. Diese im „Behandlungsvertrag" festgelegte „Subordination auf Zeit" schafft ein Abhängigkeitsverhältnis mit besonderen Gesetzmäßigkeiten. Sie räumt dem Behandler sogar das Recht auf „Körperverletzung" ein und fördert eine (teilweise) Einschränkung der Kritikbereitschaft und -fähigkeit. REGRESSIVE BEZIEHUNGSMUSTER werden wiederbelebt und die sog. ÜBERTRAGUNGSBEREITSCHAFT gewinnt an Bedeutung. Sie erfordert vom Behandler die besondere Beachtung PROJEKTIVER ENTSTELLUNGEN der Beziehungsformen. Diese Vorgänge können bei Behandlungsverfahren, die vorwiegend averbal konzipiert sind (physikalische, apparative Behandlungen), in gleicher Weise oder noch stärker ausgeprägt sein, als bei Behandlungen, während derer ein reger verbaler Austausch möglich ist.

Darüber hinaus sind die ÄUSSEREN UMSTÄNDE wichtige Determinanten für den Ablauf und das Gelingen der Behandlung. Die Umgebung der *Arztpraxis,* die *Ausstattung* der Behandlungsräume, die Anordnung der *Behandlungsapparate* beeinflussen die Einstellung des Patienten. Der Wechsel von einer Behandlung zu Hause in die Arzträume oder von den Arzträumen in die Klinik, von der Klinik in ein Behandlungszentrum oder Heilverfahrensklinik hat tiefgreifende Wirkungen, deren positive oder negative Einflüsse oft schwer abzuschätzen sind.

---

* Zum Problem der KOMPLEMENTARITÄT s. Fahrenberg (1979), der SIMULTANEITÄT s. Hahn (1980) sowie Petzold et al. (1987).

- ‚typologien' der interaktionsmuster?
  besonderheiten der ärztlichen situation,
  - der therapeutischen situation?

- unter dem zeichen der bipersonalität fand meine erste begegnung mit dem rest des weizsäcker-kreises 1955 oder 1956 statt.

  es war ein seminar in heidelberg, im collegium academicum, zu dem etwa 20 teilnehmer erschienen waren. ich erinnere mich außer an christian und wolfgang rapp an b. haase (spätere frau th.), seemann, schrenk, fink-eitel und einige andere.

  christian wollte ‚simulan' interpersonalität dozieren lassen und beobachten. irgendjemand (walter f. seemann?) trug etwas vor: bi-, tri- oder wieviel immer, -personalität. es wurde ein gescheites kauderwelsch, nichts stimmte für mein gefühl. fast hätte ich an diesem abend meine absicht, bei christian die doktorarbeit zu machen, aufgegeben. b. haase tröstete mich.

  von daher ist wohl auch der verdrängungsprozeß von th. bezüglich der vorgeschichte für die jetzt – 1986 – neukreierte ‚dyade' zu verstehen.

  nur: leider waren die damaligen philosophischen überlegungen (löwith u. a.) und die experimentellen arbeiten von christian viel besser als ihr ruf.
  es gab noch keine gruppentherapie und keine gruppendynamik. niemand kannte das. außer le bon ‚psychologie der massen' und sigmund freud's ‚urhorde' gab es nichts. die geburtsstunde der medizinischen soziologie hatte zwar schon stattgefunden (im labor von christian), aber das war wie bei ochs und eselein ohne die anbetung der heiligen drei könige (siebeck ferne, weizsäcker krank, mitscherlich verfeindet).

- zur enttäuschung des anfängers:

  es läßt sich einer, der es gut meint und der die konfliktlage des patienten erkannt hat,
  auf ein längeres gespräch mit ihm, sagen wir, dem asthmapatienten ein.
  nach einer, wie er meint, vertrauensvollen und gelungenen aussprache muß er erleben, daß die stationsschwester hinter ihm herrennt und aufgeregt schreit: was er denn mit dem patienten gemacht habe, der habe geklingelt und sei in einen status geraten.

- die rolle des hausarztes.
  sie müßte für herrn m. extra beschrieben werden.
  auch sie schließt einen ganzen roman ein ...

- und noch einmal zu herrn m:
  einen explicite-behandlungsvertrag gab es natürlich nicht.
  die verabredung lautete nur: ich setze eine bescheinigung auf und herr m. sucht mich, bevor er seinen suizid realisiert, noch einmal auf.

Die *verwaltungstechnischen Umstände,* von den einfachen Maßnahmen der Krankenversicherung bis zu den komplizierten Verfahren der Kostengenehmigungen, gehören zu dem vielfältigen Beziehungsnetz, in das der Behandelte und sein Behandler verstrickt sind. Die unmittelbare Handlung, die Unmittelbarkeit in der Beziehung eines Menschen, der Hilfe braucht, und eines anderen, der Hilfe zu leisten gelernt hat, ist nur auf dem Hintergrunde eines Grundmodelles der THERAPEUTISCHEN BEZIEHUNG sinnvoll einzusetzen und zu verstehen, eines Grundmodelles, an dessen Gültigkeit auch die Komplizierungen und Verfremdungen der modernen Welt nichts verändern können.

ad 3) *Die THERAPEUTISCHEN MITTEL*

Der Katalog der therapeutischen Hilfsmittel ist so umfangreich geworden, daß er nicht einmal mehr für ein einziges Fachgebiet zu übersehen ist. Die Darstellung der Entwicklungen, Wirkungsweisen und Anwendungsmöglichkeiten füllt die medizinischen Lehrbücher. Sie müssen gekannt, gelernt, beherrscht und erprobt werden: eine Auswahl von ihnen stellt das „Handwerkszeug" eines jeden Arztes dar.

Für die Grundzüge unserer Übersicht muß es ausreichen, wenn wir die *verbalen* Mittel (des WORTES), die *manuellen* Mittel (der HAND), die *instrumentellen und apparativen* Mittel (der TECHNIK) und die *pharmakologischen* Mittel (MEDIKAMENTE) unterscheiden.

Das einleitende und begleitende Hilfsmittel der Behandlung ist fast immer das WORT. In den Kap. V–VIII ist sehr viel über die Bedeutung der Vorerkundigung, der Begrüßung, der Gesprächsführung und der Anamneseerhebung gesagt worden. Der verbale Kontakt begleitet aber auch alle weiteren Schritte der Diagnostik und Therapie. Aus diesem Grunde muß die Wirkung des Wortes ebenso genau reflektiert werden, wie die Wirkung einer instrumentellen oder pharmakologischen Maßnahme.

Die spezielle Erweiterung der „Behandlung durch das Wort" ist in der PSYCHOTHERAPIE gegeben.

Die Definitionen der Psychotherapie lauten sehr verschieden: gemeinsam ist ihnen aber – auch wenn averbale Verfahren eingesetzt werden – die zentrale Bedeutung der verbalen Kommunikation.

Auf die verschiedenen Formen und Wirkungsweisen der Psychotherapien kann hier nicht eingegangen werden. Dennoch ist es deutlich, daß Elemente der Psychotherapie sämtliche medizinische Fachgebiete durchziehen und die Aufgabe der wissenschaftlichen Reflexion darin besteht, das Gewicht dieser Elemente zu erkennen, zu beschreiben und zu überprüfen, damit möglichst krankheits- und fachgerechte Methoden zur Behandlung dieser Störungen und Erkrankungen entwickelt werden können (Übersicht s. Hahn 1979; Thomä u. Kächele 1986).

- die leidigen fragen der kostenregelung stehen immer dazwischen.

  sie gehören zwar zum ‚sozialen' teil des krankseins, aber ich möchte einfach einmal behaupten, daß die beschäftigung mit ihnen dem arzt wesensfremd ist – jedenfalls da, wo die lösung des ärztlichen paradoxes anders realisiert werden kann.

  (ad herm m: er wurde nach GOÄ 849 abgerechnet, und erst als die krankenkasse ein gutachten anforderte, blieb alles liegen.)

  im übrigen –
  eine gewisse treue zu dem paradox der helfenden berufe möchte man auch den verwaltungskräften wünschen, vielleicht ist das eine überforderung; aber sie würde die eigengesetzlichkeit des moloches apparat relativieren und das gegenseitige verstehen erleichtern.

- bei der überlegung, welche ‚therapeutischen mittel' eigentlich bei herm m. angewendet worden sind, zeigt sich die ganze künstlichkeit der unterscheidungen.

  die erste vorstellung bestand in einem gespräch. vorangegangen war bei prof. x. ein anderes gespräch, eine untersuchung, eine labortechnische und apparative diagnostik und eine verordnung.
  warum also überhaupt unterscheiden?
  die naive verrichtung (im raum der selbstverständlichkeiten) bedarf dieser trennung in der tat nicht; sie wird durch das imitationslernen tradiert.

  die reflektierte verrichtung lebt von der analyse; sie muß auflösen und trennen, um zu erkennen, und gewinnt dadurch erst ihre gewißheit.

- über die rolle des wortes bei herm m. ist schon viel gesagt worden.

  über die rolle der hand noch wenig.

  die ausgangssituation formt den schwerpunkt.
  wenn herm m. gerade aus der ‚hand' von herm prof. x. kommt, brauche ich meine eigene nicht unmittelbar einzusetzen; ich bin als ein ergänzender gefragt.

  dennoch muß ich mich herm m. gegenüber so verhalten, als hätte ich eben selber die hand eingesetzt. ich kann das tun, indem ich mich nach dem befund erkundige, den arztbrief studiere oder den kollegen anrufe.

  es ist ein mißverständnis, daß sich diese befunde der ‚fremden hand' einfach abspalten ließen.

Das einfachste therapeutische Hilfsmittel ist darüberhinaus die HAND. Es klang bereits in den vorhergehenden Abschnitten an, in welcher Weise die Hand des Therapeuten geeignet ist, nicht nur eine erste Verbindung zum Patienten herzustellen, sondern auch beruhigende, heilsame Wirkungen auszulösen. „Handauflegen" ist eine der ältesten therapeutischen Verrichtungen. „Manuelle" und „digitale" Maßnahmen gehören in jedes Fachgebiet und begründen den Ruf der „Geschicklichkeit" des Arztes.

Diese ärztliche „Urszene" hat V.v.Weizsäcker als Einleitung zu seiner Abhandlung über „Die Schmerzen" (1926) beschrieben: „Wenn die kleine Schwester den kleinen Bruder in Schmerzen sieht, so findet sie *vor allem Wissen* einen Weg: schmeichelnd findet den Weg ihre Hand, streichelnd will sie ihn dort berühren, wo ihm weh tut. ..."

„... und das wird immer so bleiben; auch wenn die Hand größer wird und sich mit Instrumenten bewaffnen oder ihre Kraft ausleihen wird an heilsame Gifte oder den sprechenden Mund, immer bleibt sie, diese zum Tasten und Greifen, zum Schmiegen und Kühlen gleich Geschickteste ein Wesen auch des späteren ärztlichen Tuns."

Die Erweiterung der Wirksamkeit der Hand ergibt sich also durch die Anwendung des INSTRUMENTES.

Das „instrumentum", das „Hergerichtete", ist seit dem Beginn der Menschheitsgeschichte die spezifische Errungenschaft des Menschen, die Wirkungsmöglichkeit seiner Hand zu verfeinern, zu vergröbern, zu verlängern, zu verstärken und zu ergänzen. Zahlreiche Hand-werkzeuge, Gerätschaften und Instrumente sind für die verschiedensten Zwecke erdacht und entwickelt worden. Im medizinischen Bereich haben sich bestimmte „Urformen", wie die „Pinzette" und das „Messer" (Skalpell) bis heute erhalten; andere, wie die „Spritze", sind erst später entwickelt worden. Das moderne Arsenal des ärztlichen Instrumentariums reicht dann mit allem technischen Raffinement von der Elektroagulation bis zum Laserstrahl. Die *apparativen* Ausstattungen sind dementsprechend noch umfangreicher und für das Erleben des Patienten noch überwältigender. Die Technologie eines Krankenhauses beginnt bei der Elektronik der Aufnahmeregistrierung und endet bei der Perfektion der diagnostischen und operativen Verfahren. Apparative Behandlungen sind – im Unterschied zu den diagnostischen – für den Patienten immer „szenisch" erlebbar (Hartmann 1984), auch wenn nicht der gesamte Ablauf des therapeutischen Vorganges nachvollzogen werden kann.

Das MEDIKAMENT schließlich (PHARMAKON, DROGE) gilt als das „Heilmittel" schlechthin. Die Suche nach helfenden und lindernden Arzneistoffen zieht sich durch die gesamte Medizingeschichte. Kein Stoff, keine Pflanze, kein tierischer Extrakt, dessen Eignung zur Heilung von Krankheiten nicht untersucht worden wäre. Die moderne Pharmakologie ist allerdings ohne die Grundlagen der Biochemie und Physiologie nicht denkbar. Sie hat so große Fortschritte gemacht, daß es wiederum für den praktizierenden Arzt kaum noch möglich ist, die Relevanz der

das gleiche gilt für das instrument und für den apparat.

mein wissen über den patienten und für den patienten ist nicht nur eine information, sondern gleichzeitig auch eine identifikation oder eine distanzierung.

ich muß mit herrn m. reden, als ob ich auch der hausarzt, der kardiologe oder der pharmakologe sei.

- *‚digital' hat heute oft eine andere bedeutung: (gegensatz zu ‚analog').*

- *‚geschick' und ‚fertigkeit' –*
  mit diesen beiden worten, die der griechischen ‚techne' nahestehen, lassen sich immer noch am kürzesten und besten die wünschenswerten eigenschaften des arztes beschreiben.

- *noch einmal zurück zur identifikation mit der ‚hand', dem ‚instrument', der ‚verordnung' des kollegen:*
  wenn ich die situation der kardioversion auf der wachstation nicht kenne, kann ich auch die selbst-aktion des herrn m. nicht verstehen.

  wenn ich mich nicht (wenigstens partiell) mit dem votum des behandelnden arztes identifiziere und herrn m. dennoch das volle recht zur selbstregelung zugestehe, kann ich nicht an dem konflikt teilnehmen und erst recht nicht über schuld und schuldgefühle mit ihm sprechen.

- *die medikamente des herrn m.:*
  es gab und gibt solche für das herz und für die rhythmusstörung:

  seit 1973 gilurytmal und ähnliche, seit 1977 novodigal, optochinidin, rythmodul – ein versuch mit marcumar. seit 1982 asasantin, adalat, nitro-spray u. a., digimerck.

Wirkungen voll zu übersehen. Er ist weitgehend auf die schriftliche Mitteilung der Literatur und des Herstellers angewiesen. Durch die ständigen Neuerungen ist er in Versuchung oder steht unter dem Zwang, die ihm vertrauten Heilmittel jeweils durch neue unvertrautere ersetzen zu müssen.

Die Bedeutung des REZEPTES hat sich infolge dieser Entwicklung ebenfalls verschoben. Vor gut 100 Jahren noch als „Kunstmittel der Komposition" eine Absprache zwischen Arzt und Apotheker, für den Patienten ein Dokument mit hochsuggestiver Wirkung, ist die Verschreibung heute nur noch ein im wesentlichen formeller Akt, der oft sogar von dem Patienten selber eingefordert wird. ROTE, GELBE und GRÜNE LISTEN beraten und informieren zwar mit großer Perfektion, aber die individuelle Wirkung ist nur schwer zu beurteilen und erfordert wiederum lange Erprobung.
Ein besonderes Problem ist der modernen Arzneimittelforschung durch den sog. PLACEBO-Effekt aufgegeben (Dinnendahl 1979). In den Jahren nach dem Zweiten Weltkrieg wurde durch systematische vergleichende Studien deutlich, daß die pharmakologischen Wirkungen von Medikamenten erheblich durch die psychologischen Momente der Verabreichung verändert wurden. Die suggestiven Komponenten in der therapeutischen Situation wurden dadurch genauer beachtet, allerdings im Rahmen der pharmakologischen Forschung lediglich „auszuschalten" versucht. Die seitdem verbindliche Form des „Doppelblindversuches" bei der Erprobung neuer Medikamente erfüllt diese Forderung.

In dieser Situation der hochentwickelten pharmakologischen Forschung ist es ein eigenartiges Phänomen, daß Außenseitermethoden, die sich – mit oder ohne Begleitmedikation – sog. naturgemäßen Heilverfahren widmen, einen ungeahnten Aufschwung erfahren haben. Es scheint, als ob die Unfähigkeit der technisierten Medizin, ihre Leistungen in einen vollen humanen Zusammenhang zu stellen, zunehmend außerwissenschaftliche Regulative erfährt. Die Rückbesinnung auf die Förderung und Stärkung der SELBSTHEILUNGSTENDENZEN des einzelnen Patienten scheint auch an dieser Stelle den Kreis wiederum zu schließen und das Bedürfnis nach einer rationalen wissenschaftlichen Fundierung der ärztlichen Handlung möglich zu machen.

ad 4) *Der VERLAUF*

Die Beurteilung der Behandlung einer Erkrankung im Hinblick auf den Verlauf schließt die Unterscheidung von Maßnahmen in der *Akutsituation* und solchen der *langfristigen Betreuung* ein. Akut verlaufende Erkrankungen sind durch den plötzlichen Beginn, erheblichen Schweregrad und eine relativ übersichtliche Heilungsphase gekennzeichnet; chronische Erkrankungen können den Patienten das ganze Leben begleiten. Für die ersteren ist es eine fast alle Fachgebiete durchziehende Regel, daß der plötzliche und umschriebene Beginn, der i. allg. unmittelbar verständliche Zusammenhang von Faktoren in der Erkrankungssituation und die eher dramatisch verlaufende Symptomatik eine im ganzen günstigere Prognose quoad restitutio ad integrum haben als die letzteren, deren Beginn kaum auszumachen ist und deren Veränderungen/Erscheinungen im

für die lunge:
seit 1975 antibiotika, wer kennt sie alle.
1977 bisolvon (aus dem arztbrief), eusaprim, ständig ein wechsel – letzte arztmuster (vom hausarzt); mucosolvan und atrovent.

für und gegen die stimmung:
noveril mite, alival, lexotanil.

niemand weiß, was er de facto einnimmt.
bis 1983 rauchte er (mindestens 20 Zigaretten/Tag), und seitdem?

– *die inanspruchnahme von außenseiterrichtungen hat die eigenartigsten facetten.*
sie werden viel zu wenig erforscht.

vielleicht, weil sich niemand gerne mit dem eigenen ‚schatten' befaßt.

es scheint z.b. eine eigentümlichkeit von koronarpatienten zu sein, daß sie sich verhältnismäßig wenig um solche möglichkeiten kümmern.

während patienten mit gastrointestinalen störungen, besonders leberpatienten, mit großer regelmäßigkeit den heilpraktiker aufsuchen.

die situation der auswegslosigkeit, wie bei karzinompatienten, erzwingt wiederum ganz andere bemühungen.

– *herr m. ist, soweit ich erfahren konnte, niemals beim heilpraktiker gewesen. selbst der kontakt zum psychotherapeuten stand für ihn schon fast außerhalb der norm.*

das leitet zum verlauf über.

ich werde versuchen, einiges zusammenzutragen.

es begann am 1.9.1983.
nichts ging mehr.
die krankenkasse hatte auch den antrag auf ein heilverfahren abgelehnt.

2 termine bis november.
dann ging wiederum nichts mehr.

somatischen oder psychologischen Bereich mit irreversiblen Veränderungen verbunden sein können. Da jede chronische Erkrankung Phasen akuter Verschlechterung kennt und fast alle akuten Erkrankungen in ein chronisches Stadium münden können, ist die Beachtung der Übergänge von besonderer Wichtigkeit. Für die Behandlung bedeutet dies, daß sowohl der Arzt wie der Patient eine Verständigung über den Zeitfaktor und das Zeitgefühl anstreben müssen.

ZEIT nun ist ein so weitreichender, objektiv und subjektiv verschieden erlebter Begriff, daß die Verständigung darüber keineswegs einfach ist. Viele Autoren haben sich über die Unterschiede „objektiv" gegebener Zeitbestimmung und „subjektiv" erlebter Zeit geäußert; der philosophische Zeitbegriff gehört überdies zur Kategorienlehre (Kant). Für die ärztlichen Fragen hat sich zuletzt F. Hartmann (1983) mehrfach zu den verschiedenen Formen des Zeiterlebens geäußert.

Zum ZEITbegriff gehört auch der Begriff der WIEDERHOLUNG. Ein einmaliger Eingriff wird vom Patienten u. U. problemlos akzeptiert, auch ein zweiter. Bei der Wiederholung aber tauchen Widerstände auf, und die Anmutung der Chronifizierung erscheint als Drohung. Die Wiederholung ist aber darüber hinaus ein Lebensprinzip, dessen immense Bedeutung für die Bildung und Erhaltung der Lebensvorgänge nicht nur für Zeugung und Tod, sondern auch für die Detailabläufe im biologischen Dasein gar nicht deutlich genug benannt werden kann. Im psychopathologischen Bereich ist der WIEDERHOLUNGSZWANG dann ein Symptom, das neben dem Hintergrund der Sicherung auch mit der Ambivalenz gegenüber Werden und Vergehen in Zusammenhang zu bringen ist (v. Gebsattel 1964).

Die Bereitschaft zur Beobachtung nicht nur der Krankheitssymptomatik, sondern auch ihres Verlaufes, gehört also zu jeder therapeutischen Tätigkeit. In diesen münden die Erlebnisbereiche des Patienten noch viel stärker als die Erduldung des aktuellen Geschehens. Die innere und äußere Auseinandersetzung mit der Tatsache der Erkrankung, die „Krankheitsverarbeitung", die im „Krankheitsverhalten" (illness behavior, Mechanic 1962) neuerdings durch die sog. „Coping-Mechanismen" beschrieben wird, die Verarbeitung von Schmerz und die Vorwegnahme des Gedankens an das Sterben sind Themen, die für die ärztliche Tätigkeit in weiten Bereichen oft eine größere Bedeutung bekommen können als die Erkenntnisse über die letzten Feinheiten der Pathophysiologie einer Erkrankung.

Die Einstellung des Kranken zu den Ratschlägen des Behandlers, die Form seiner Einwilligung oder Ablehnung der Verordnung, wird im kurzdauernden punktuellen Kontakt kaum noch erkennbar. Aus diesem Grunde steht auch das Problem der Patienten-COMPLIANCE, deren Analyse in den letzten Jahren viel Aufsehen erregt hat (Gundert-Remy u. Weber 1978), im Zusammenhang mit der Verlaufsbeobachtung und schließt nicht nur die konsequentere Handhabung der Beratung und Unterweisung ein (Arzt-Patienten-Beziehung), sondern auch größere Aufmerksamkeit für die Vielschichtigkeit der Faktoren, die die Bewertung von Krankheit, Behandlung und Lebenswillen des Patienten beeinflussen und damit über den Erfolg oder Mißerfolg der ärztlichen Maßnahmen entscheiden.

aber herr m. hatte den kampf um den vergleich aufgenommen.

dazu mußte er sämtliche geschäftsunterlagen der letzten 10 jahre durcharbeiten.

24 sitzungen bis april 1984.
dann waren die unterlagen zusammen und der brief des rechtsanwaltes konnte aufgesetzt werden.
3maliges verschieben des endlich erstrittenen heilverfahrens, zahllose bescheinigungen und anfragen, 5 massive infekte lagen dazwischen.

von mai 1984 bis februar 1985 19 weitere sitzungen.
es ging um die hausräumung und -versteigerung, auszug und umzug.
arbeitssuche gänzlich aussichtslos.
die ehefrau arbeitet halbtags.
ein teppich wird verkauft.

dazwischen liegt ein stationärer aufenthalt in meiner abteilung zur weiteren abklärung des herz- und lungenbefundes.
ein kurzer urlaub.

im mai 1985 nochmals ein krankenhausaufenthalt in einer lungenfachklinik.
die möglichkeit einer operativen behandlung wird abgelehnt.
einzelne weitere termine.
vorübergehend aufnahme einer beratertätigkeit.
bis februar 1986,
danach ‚pause'.

vom hausarzt hörte ich, daß es ihm ‚leidlich' gehe.

- die neue ‚coping'-mode. dazu auch v. engelhardt (1986).

Die wissenschaftliche Form der Verlaufsforschung (KATAMNESE-FORSCHUNG) hat darüber hinaus mit zahlreichen Schwierigkeiten zu kämpfen. Die phänomenologisch orientierte deskriptive Verlaufsbeschreibung behauptet als „Kasuistik" nach wie vor ihren Stellenwert. Empirisch-analytische Studien sind auf Gruppenvergleiche angewiesen und können i. allg. nur mit sehr groben Besserungs- und Heilungskriterien arbeiten. Indikatoren wie subjektive Klagsamkeit, Besserung des Organbefundes (Laborparameter), objektivierbare Leistungsfähigkeit sowie Krankenhausliegetage oder Zahl der Arztbesuche sind dann Teilkriterien und Notbehelfe. Sie bilden aber die Grundlage für die Beurteilung sehr vieler Behandlungsverfahren. Hinter den Signifikanzen der statistischen Analyse verbergen sich dann oft schwer überschaubare Auslassungen, deren Gewicht erst wieder bei der Behandlung des einzelnen Kranken erkennbar wird. Sie zwingen den Arzt gelegentlich, auch gegen eine derzeit geltende Lehrmeinung seine Entscheidung zu treffen; diese muß der individuellen Situation des Kranken gerecht werden. Das Akzeptieren von Behandlungsverweigerungen gehört ebenso zu diesem Bereich, wie das möglichst affektfreie Reagieren auf Versuche des Patienten, an evtl. anderen Stellen zu anderen Urteilen und anderen Ratschlägen zu kommen.

Ob die individuelle Verlaufsforschung nach Art von Zeitreihenanalysen, unter Einschluß von verschiedensten Parametern der somatischen, psychischen und sozialen Situation hier neue Klarheiten schaffen kann, ist bislang ebenfalls ein offenes Problem. Der dokumentative und statistische Aufwand ist ebenfalls erheblich, z. T. noch größer als bei der Analyse einfacher Parameter in Gruppenvergleichen. Weiterhin steht die Übertragbarkeit auf den „jeweils anderen Patienten" in Frage. Die Einmaligkeit des menschlichen Lebens läßt wahrscheinlich nur grobe Ordnungskriterien zu.

So ist es gerade am Ende dieses Kapitels, das von der eigentlichen ärztlichen Handlung, der Be-handlung, handelt, deutlich geworden, in welcher Weise der wissenschaftlichen Gewißheit in der Medizin Grenzen gesetzt sind. Gleichzeitig hat sich aber auch gezeigt, daß viele Bereiche des menschlichen Erlebens und Verhaltens – wenn man von einem umfassenden Wissenschaftsbegriff und der entsprechenden Methodenvielfalt (s. METHODENKREIS, Kap. IV, S. 144) ausgeht – ebensowenig einer wissenschaftlichen Analyse verschlossen sein müßten, wie es die Strukturen der Organprozesse sind.

- worin hatte die behandlung bei herrn m. bestanden?

was habe ich gemacht ;
was hat er gemacht?

das ist ein thema der KATAMNESE.

sie ist bislang weder erhoben noch beschrieben.

vieles war improvisiert,
scheinbar beiläufig, ohne planung.

eines war deutlich:
über die leitschiene der bescheinigung (stützung durch autorität) war auch der zugang zum problem wieder möglich. verständnis und zurücknahme, geduld auch für das abseitige, teilnahme am ehekrieg (einmal war die frau mitgekommen), ermutigung und ein schuß ‚bewunderung' für die zähigkeit des kampfes haben sich wohl mit der kompetenz für die ärztliche behandlung gemischt.

vielleicht gibt es – irgendwann – einen schlußkontext.

aber dazu müßte ich herrn m. einbestellen.

trotz einer postkarte zu weihnachten (1986) – „... natürlich denke ich nicht nur in diesen tagen an sie. ich melde mich im neuen jahr." – habe ich bislang (märz 1987) noch nichts wieder von ihm gehört.

schamgefühl, trägheit,
schlechtes befinden
konkurrieren möglicherweise mit der tatsache, daß es vielleicht zur zeit tatsächlich überflüssig sein könnte,
mich – als arzt –
aufzusuchen.

- wie anders als durch eine solche beschreibung (oder die im anhange) hätte ich den ‚fall' des herrn m. mitteilen sollen?

es gibt, außer den klinischen befunden,
keine harten daten, keine statistik,
keine zeitreihenanalyse.
es gibt zwar den GBB (einen beschwerdebogen),
aber fragebögen, wie z.b. zur suizidalität, schienen mir unangemessen.

abgesehen also von dem einzigen ‚harten datum', daß herr m. nach 4 jahren noch lebt, kann sich diese beschreibung nur im
phänomenologisch-hermeneutischen raum bewegen und muß sich an der evidenz des mitgeteilten messen lassen.

XII. DIE DOKUMENTATION

Was heißt das: Dokumentation?

Die Gewohnheit, etwas „Flüchtiges" festzuhalten, etwas Erinnerungswertes zu bewahren – also schriftliche Aufzeichnungen zu machen oder auf andere Weise Überdauerndes zu schaffen –, ist ein so fest zum menschlichen Dasein gehörendes Merkmal, daß die Frage nach den Motiven und den verschiedenen Funktionen dieser Bewahrungstendenzen kaum noch außerhalb der unmittelbaren Anwendungen gestellt wird. In keinem Lehrbuch, nicht einmal in den Lexika der Wissenschaftstheorie, Psychologie oder Medizin findet sich das Stichwort, „Dokument".

Ohne „Aufzeichnungen", „Bewahrungen", „Belege", „Beweise" ist aber die menschliche Kommunikation undenkbar.

Insofern erscheint es fast als ein Pleonasmus, wenn der Ärzte- und Therapeutenstand besonders – de jure und de facto – zur Führung von Aufzeichnungen über den Patienten angehalten wird; ja, daß er sich sogar strafbar macht, wenn er dieser Rechtspflicht nicht nachkommt. Die Frage nach der Motivation zur Dokumentation und nach den Funktionen verschiebt sich damit auf die Frage der Form, des Inhaltes und des Umfanges.

Bevor wir auf diese Einzelheiten eingehen, erscheint wiederum – nicht zuletzt auch in Ermangelung einer lexikalischen Klärung – die Rückbesinnung auf die Etymologie reizvoll und die Ausgangssituation klärend.

- δοκέω (griech.): (vom Stamm „dech-": halten)
  1) glauben 2) meinen, den Anschein haben 3) für wahr halten
  δοκή, δόκησις,
  δόκημα: Glauben, Meinung
  δόγμα: Willensmeinung, Beschluß, Lehrsatz, Grundsatz
  δοκιμασία: Prüfung, Untersuchung, Musterung
- documentum (lat.): Beweis, Beispiel; auch warnendes Beispiel; Lehre, Probe

Der Bedeutungswandel vom griechischen Wort, das noch die bloße „Äußerung" (also auch die des flüchtigen Wortes) einschließt, über die abgeleitete Form bis zur lateinischen Vokabel, läßt etwas von der Änderung der „doke" zur „documentatio", d.h. zur unwiderruflichen Beweislegung, ahnen. Die Suche nach der Verläßlichkeit und die Erfahrung des Mißtrauens erscheinen bereits in der Etymologie.

– in ‚bewahrung' steckt ‚wahr' und ‚währen' – auch ‚wehren'?

das bewahren, ordnen, sichten, aufheben und erneut betrachten ist ein merkmal, das die psychoanalyse dem analen charakter zuordnet.

es soll bedeuten: der frühe umgang (des kleinkindes) mit den eigenen ausscheidungsprodukten, dem wohlgefallen an dem ‚gemachten', trägt zur prägung oder wenigstens zur modifikation der reifungsschritte zwischen willkür und anpassung bei.

ein wissenschaftler ohne die gehörige portion dieser ‚analität' ist wohl schwerlich denkbar; einem schauspieler dürfte der entsprechende anteil hysterie angemessener sein –
so hat riemann eindrucksvoll die grundzüge der angst und die varianten des charakters beschrieben (1961).

die reflexion dieser determinanten kann zur vertiefung des wirklichkeitssinnes beitragen; die ‚rolle des subjektes' könnte deutlicher werden und dann – vielleicht – den hang zu ideologiebildungen entmutigen.

‚wissenschaftliche weltanschauung' muß sich also hüten, unmerklich als ein teil latenter zwangsstruktur in die wahrheitssuche einzugehen.

werden und vergehen –
der kampf gegen die vergänglichkeit.

ein wert soll nicht verlorengehen.

Die verschiedenen Formen von „Dokumenten", die uns – neben der vor allem geübten schriftlichen Aufzeichnung – gegeben und überliefert sind, sollen nur kurz erwähnt werden: es sind dies neben den in Stein und Ton eingeritzten Zeichen der Keil- und Hieroglyphenschriften, der Runen und Denkmäler auch Gebrauchsgegenstände wie Münzen und Töpferwaren, Gebäude, Ruinen, Gedenkstätten.

Für die Medizin sind es ebenfalls Überreste des Handwerkszeuges, auch Knochenfunde, die die Spuren des ärztlichen Eingriffes erraten lassen, Arzneimittelreste und Gedenktafeln. Zu der schriftlichen Überlieferung auf Pergament und Papier kommen dann in der Neuzeit auch noch Dokumentationsmaterialien wie Film, Tonband und Video, die die komplette Situation nach den gegebenen technischen Möglichkeiten konservieren können.

Das DOKUMENT als zur Bewahrung gedachte, nicht unmittelbar vergängliche Mitteilung, hat also sowohl verschiedene *Funktionen* für den Absender und den Adressaten als auch – und dies soll jetzt ausschließlich für den Bereich der ärztlichen und therapeutischen Tätigkeit festgelegt werden – verschiedene *Inhalte und Formen*.

Die FUNKTIONEN DES DOKUMENTES bestehen a) in der *Mitteilung,* b) in der *Bestätigung,* Bekräftigung, Festlegung, im Beweis und c) in der *Erinnerung*. Diese Funktionen überschneiden sich zwar fast immer; sie sollen aber dennoch getrennt aufgeführt werden, weil die Motivation zur Erstellung oftmals zunächst nur in *einer* Funktion besteht.

ad a) – als MITTEILUNG:
Wenn die unmittelbare (mündliche, verbale) Mitteilung nicht möglich ist, wird ein materieller Mitteilungsträger benötigt – eine Tonscherbe, ein Pergament, ein Stück Papier, ein Tonband, eine Videokassette. Nach der Übermittlung der Mitteilung ist die Funktion des materiellen Trägers erfüllt. Er kann vernichtet werden. Wird er dennoch erhalten, so gewinnt er u. U. die Funktionen von b) und c).

ad b) – als BESTÄTIGUNG:
Gegenüber der Flüchtigkeit der verbalen Mitteilung läßt sich die dokumentierte Mitteilung als Bestätigung, Festlegung oder – im strittigen Fall – als Beweismittel benutzen. Die ursprüngliche, flüchtige oder beiläufige Mitteilung wird so verändert, daß sie den besonderen Stellenwert des Verbindlichen bekommt. Dieser Aspekt gilt dann allerdings nicht nur für den möglichen Adressaten, sondern auch für den Aufzeichner selber. Aufzeichnungen können zur eigenen Klärung, Überprüfung und Entscheidungshilfe dienen. Das Dokument hat damit nicht nur einen Festlegungs- oder Beweischarakter, sondern auch einen psychologischen Stellenwert, den der Bestätigung.

- *meinen eigenen ‚bewahrungstrieb' finde ich im zettelkasten wieder.*

  in früheren jahren war es die briefmarkensammlung, die ordnung und genauigkeit verlangte.

  auch das zeichnen hat etwas mit fest-halten zu tun; malerei etwas mit geordneter ‚schmiererei' –
  so weit allerdings, sie von der frühen kotfreudigkeit abzuleiten, so weit bin ich der psychoanalyse nicht gefolgt.

  ich kann mich aber einer gewissen hochachtung vor dem mut solcher zusammenhangsbildungen nicht ganz verschließen –
  genauso, wie mir groddeck ständig bewunderung abnötigt, obgleich ich seine phantastischen einfälle nur selten mit der klinischen wirklichkeit in übereinstimmung bringen kann.

- *wann wird ein schädelknochen dokument?*
  eine narbe?

ad c) – als ERINNERUNG:
Die Bewältigung des Flüchtigen, der Kampf gegen das Vergessen ist ein uraltes Menschheitsthema. Welche Motive dazu gehören, auf der einen Seite vergessen zu wollen und zu müssen, und auf der anderen Seite bewahren zu wollen – Vergangenheit als Erinnerung und Mahnung für die Zukunft –, welche Motive die Vergänglichkeit überwinden möchten, das bleibt im Dunkel. Aber Dokumente sind ein wichtiger Bestandteil dieses Strebens. Immense Anstrengungen sind auf die Errichtung von „Gedenk"-stätten verwendet worden; immense Anstrengungen und großer Fleiß auf die Aufzeichnungen von Gedanken und Werken für die Nachwelt. Von der Erinnerung lebt die Geschichte. Sie kann einen kleinen individuellen Zweck erfüllen oder einen monumentalen Appell bedeuten: immer sind es materielle Überreste, die als Träger von Mitteilungen überdauern. Dokumentation bedeutet Materialisierung.

Diese drei FUNKTIONEN DER DOKUMENTATION gelten auch – allerdings in einer spezialisierten und modifizierten Form – für den ärztlichen Bereich: ob es der Überweisungszettel ist oder der Krankenschein, das Röntgenbild oder der Arztbrief – gemeint sind Mitteilung, Bestätigung und Erinnerung.

Die INHALTE und FORMEN DER DOKUMENTATION sind unübersehbar. Als Übersicht für den ärztlichen Bereich kann daher nur eine Stichwortsammlung dienen. Sie gibt Anlaß zum Überdenken.

PRAXIS	– Aufnahmekartei, Vordrucke, *Krankenschein,* Krankmeldung, Behandlungsvertrag, *Aufzeichnungen des Arztes,* Laborzettel, Befundmitteilungen, *Rezept.*
FACHPRAXIS	– Überweisungsschein, *Fragebögen,* Patientenkartei, spezielle Laborzettel, *Belege der apparativen Untersuchungen* (EKG-Streifen, Röntgenbild, Sonographie usw.), *Aufzeichnungen über Anamnese, Befunde und Verlauf* (Handschrift! Beratung, Verordnung).
KLINIK	– Einweisungsschein, Aufnahmepapiere, Datei mit Computernummer, Hausordnung, *Krankenblatt und Kurve,* Spezialdokumentationen der Untersuchungen, Verordnungen, Verlauf, *Arztbrief.*
WISSENSCHAFT	– *Literatur,* Fragestellung, Design (Plan), *Methoden und Ergebnisse,* Auswertung und Interpretation, *Darstellung.*

Fast alles wird „dokumentiert".

Es erhebt sich natürlich die Frage, ob dies ein Kennzeichen der wissenschaftlichen Medizin ist.

Die Wunde, die mit einem Heftpflaster versorgt wird, wird nur „dokumentiert", wenn sich diese Hilfeleistung in einer ärztlichen Praxis abspielt. „Praxis" steht als Inbegriff für Berufsausübung gegen Entgelt und Verläßlichkeit. Die nicht-berufs-

- der übergang von der mitteilung zur bestätigung, von der bestätigung zum erinnerungsstück:
  ist das auch ein funktionswandel (v. weizsäcker),

  wer macht, was macht
  die mitteilung zu einem dokument?

  die information,
  auch das mißtrauen im sozialen feld.

  und: aus der geschichte lernen?

- alles kann gegenstand der dokumentation werden, aber nicht alles ist dokument.
  wenn der patient mich anlächelt, ist das eine mitteilung. sie vergeht, bleibt höchstens als gedächtnisspur in meinem gehirn erhalten.
  wenn ich dieses lächeln aber filme, wird es ein dokument, eine festlegung der mitteilung und auch eine erinnerung, die überprüft werden kann.
  der film als dokument, als erinnerungsträger, der verfügbar ist.
  verfügbarkeit schließt die wiederholung ein. wiederholbarkeit als aufhebung der vergänglichkeit?

  und: wiederholungs-zwang?
  angst vor der vergänglichkeit?
  es dominiert die bewegung vor dem inhalt.

- die erinnerungsspuren des ärztlichen tuns müssen gesichert werden. es ist sicher nicht notwendig, von jeder kornzange 20 exemplare für die ewigkeit zu bewahren.
  erinnerung schließt trennung ein.

mäßige Hilfeleistung – der „dilettantische" Rahmen – läßt im Guten wie im Schlechten den Raum für die Nicht-Dokumentation offen.

Nicht-Dokumentation bedeutet Nicht-Festlegung: das Fließende, das Offenlassen einer Situation entspricht einem starken Lebensprinzip. Es bedeutet die Offenheit zum Unbewußten, zum Irrationalen, Kreativen, Unvorhergesehenen und damit eine engere Beziehung zum Lustprinzip als die Festlegung, die durch die Bindung des Aggressiven Sicherheit und Verläßlichkeit gewährleistet.

Aus solchen Quellen läßt sich ein erheblicher Anteil der Anziehungskraft nichtwissenschaftlicher Heiler und ihrer Methoden erklären. Die ärztliche Wissenschaft kann sich nur dadurch lebendig und in einem übergreifenden Sinne als verläßlich erweisen, daß sie gerade bei den Versuchungen und Gewohnheiten zur Festlegung auch den Bereich des Offenen, den des Nichtzudokumentierenden und Nicht-Dokumentierten pflegt und freihält. Auf diesem Hintergrunde sind dann sowohl der *Krankenschein* des Patienten als auch die *Aufzeichnungen des Arztes, Befundmitteilungen* und *Verordnungen, Fragebögen, Arztbrief* und *Literatursammlungen* mit einem Stellenwert versehen, der die Distanzierung und Verfremdung nicht nur als schmerzliche Verfehlung, sondern auch als Klärungsmöglichkeit versteht, und der damit die notwendige Wirklichkeit in der Kommunikation besser zu erkennen hilft.

– KRANKENSCHEIN

Der Krankenschein ist das Symbol einer sozialversicherten Gesellschaft. Er gewährt die Sicherheit der ärztlichen Hilfeleistung ohne Gefährdung der eigenen materiellen Existenz. Er wird ausgestellt, abgegeben und vom Arzt „gesammelt". Aus der Zahl der Krankenscheine ergibt sich das Maß für die Größe und Leistungsfähigkeit einer Praxis.

Ergibt? – ergab?

Die Frage nach der Zahl der Scheine als Statussymbol scheint sich innerhalb der Ärzteschaft und der Versicherungsträger seit einigen Jahren zu relativieren. Die Absurdität einer Qualitätsbemessung nach Zahl, Durchschnittsleistung usw., also die Bewertung der dokumentierbaren Leistung des Arztes bezüglich seiner spezifisch-ärztlichen Tätigkeit beginnt auch im Zeitalter der Quantifizierungen allmählich wieder deutlicher zu werden. Für den Patienten ist der „Schein" oftmals das einzige sichtbare Zeichen seiner Gegenleistung. Nur so lassen sich auch die „Scheinsammlungen" jeweils zu Beginn eines Quartals für eine ganze Familie, u. U. auch Freunde und Bekannte erklären. Man weiß, der Doktor lebt davon und – wenn er gut ist – soll er auch gut leben. Das System erlaubt keine andere Möglichkeit als es im System ad absurdum zu führen.

Mit der Relativierung des Anspruches auf Gesundheitsreparatur und den zunehmenden Erfahrungen, daß – besonders bei chronischen Erkrankungen – andere Einstellungen und Vorgehensweisen von Behandlern ebenso hilfreich und noch hilfreicher sein können, zeichnen sich auch Änderungen im Systemdenken der Versicherer ab. An der Notwendigkeit zur Dokumentation ändert dies wenig; es werden nur neue Ziffern der

- *zum ‚fließenden':*
  der forscher und das irrationale.
  der forscher und die phantasie.

- *aber: es könnte auch eine unfähigkeit sein.*

- *nun die auswahl.*
  schon das bedeutet trennung.

  was soll die auswahl der alltäglichkeiten?

  vielleicht ist nicht so sehr die benennung gemeint als die bitte um eine art meditation:

  nehmen wir den ‚krankenschein' –

- *ein läppisches stück papier mit stempel,*
  ein paar worte, oft unleserlich,
  die unterschrift des arztes, datum.

  dieses papier, als mitteilung gedacht.
  wenn ich es meditiere, drehe, wende, hinterfrage –
  auf einmal scheint die welt der medizin hindurch:

  die warteschlange am schalter der versicherung,
  der nichtbezahlte beitrag, neues warten,
  der zögernde blick des arztes,
  die hastig hingeschriebene diagnose,
  die ungewißheit, lästigkeit, die angst, der ärger –
  der gang zum krankenhaus,
  die hoffnung, schmerz
  und hilfe.

Gebührenordnung eingeführt. Wenn diese allerdings den Freiraum für das Individuelle, Kreative, auch Ungewohnte und Spannungsreiche in der ärztlichen Tätigkeit erweitern, könnte auch in einem System der relativen Sicherheit ein Teil des lebendigen wechselseitigen Spieles bewahrt werden.

– AUFZEICHNUNGEN DES ARZTES

Die Aufzeichnungen des Arztes stellen den persönlichsten Teil der Dokumentation dar. Die Grenze zwischen der persönlichen Notiz, die ausschließlich eine Erinnerungsfunktion hat, und der verordneten „Pflicht zur Aufzeichnung" ist oft schwer zu ziehen. In juristischen Streitfällen werden auch die persönlichsten Bemerkungen als Beweisdokumente herangezogen. Aus diesem Grunde ist die Einstellung des Arztes zum Umfang und Intimitätsgrad seiner eigenen Aufzeichnungen nicht ohne Ambivalenz. Gelegentlich ergibt sich daraus, vor allem bei genaueren biographischen Analysen, eine Art doppelter Buchführung.

Eine solche ist z.B. bei der Beantragung der Feststellung der Leistungspflicht für psychotherapeutische Behandlungen sogar kassenrechtlich offiziell eingeführt worden. Bei dem sog. „Gutachterverfahren" sind die Mitteilungen des behandelnden Therapeuten nur dem Gutachter, nicht der Krankenkasse zugänglich – eine Regelung, die bei allen anderen Vorgängen im kassenrechtlichen Bereich, incl. bei psychiatrischen Patienten, unüblich ist, weil die Krankenkasse zur Überprüfung ihrer Leistungen den Patienten zur Entbindung von der Schweigepflicht auffordern kann.

Form und Umfang der Aufzeichnungen über einen Erstkontakt, eine Anamnese, einen Behandlungsvorgang oder einen Therapieplan sind sehr vom persönlichen Stil des Arztes und der Art seiner ärztlichen Praxis, bzw. der Institution geprägt. Es gibt vorgegebene Papiere, es gibt Anleitungen zum „freien Text", es gibt eine „Minimal-" und eine „Maximal-Dokumentation" (s. Kap. VII und VIII). Manche Kollegen beugen sich nur mit äußerstem Widerwillen dieser Aufzeichnungspflicht (was sich gelegentlich in unleserlichen Handschriften niederschlägt) und bringen die in ihrer Sicht wichtigsten „Fakten" dann in stenographischer Kürze. Andere Kollegen haben den Vorgang des Aufschreibens und Diktierens so fest in ihr diagnostisches und therapeutisches Repertoire eingebracht, daß auch Form und Inhalt des ärztlichen Gespräches und der therapeutischen Handlung dadurch mitbestimmt werden. Das „Wie" der Aufzeichnung gewinnt u.U. für den sensiblen und beobachtenden Patienten eine große Bedeutung. Ein Arzt, der wenig aufzeichnet, kann in seinen Augen „unsorgfältig" erscheinen, auch wenn das Gespräch größere Zuwendung erkennen läßt. Umgekehrt kann es sich als sehr störend erweisen, wenn der Fluß des Gespräches fortwährend wegen der Notizen unterbrochen wird. Schriftliche Aufzeichnungen werden auch als Festlegungen empfunden, nicht nur als Erinnerungsstützen. Manche Patienten äußern direkt den Wunsch „jetzt bitte nichts aufzuschreiben", andere benutzen die entstehenden Gesprächspausen zur weiteren Orientierung und zum Nachdenken. Die Pflicht zur Aufzeichnung stellt also ebenfalls einen Appell an die Wahrnehmungsfähigkeit des Arztes dar. Die Konvention dieser Gewohnheit ist ein fester Bestandteil der ärztlichen Situation.

- die ärztliche aufzeichnung, wozu?

während des studiums ist es die notiz aus dem lehrbuch, später die anamnese, der befund, dann ein zettel, ein verlauf – äußerungen des patienten.

wozu?
die ‚pflicht'?
gedächtnisstütze für den arztbrief,
mitteilung an den kollegen.

meistens ‚schreibt der stift' oder der kugelschreiber.
seltener die schreibmaschine
(für letztere ist der kollege immer dankbar).

die notiz im krankenzimmer, bei der visite,
im sprechzimmer.

für das krankenzimmer hatte ich früher ein anamnesenbuch. heute ist es zweckmäßiger, mit dem vorgedruckten krankenblatt ans bett zu kommen.

im sprechzimmer steht das gespräch im vordergrund.
die ‚daten' hat die sekretärin aufgenommen.

ab wann schreibe <u>ich</u>?
<u>wie</u> schreibe ich?
es gibt tricks.

auf meinem schreibtisch liegt, dem patienten zugewandt (der seitlich von mir sitzt),
ein großes blatt papier, das zur patientenseite halb von einem ebenso großen kalender bedeckt wird.

auf dieses halbe blatt din a 4 schreibe ich flüchtig – immer gewiß, daß das schreiben gerade dann schwierig ist, wenn das gespräch dicht wird.

ich hinke also nach und notiere,
während ich bereits weiterrede, das eben vergangene. nur bei ‚harten daten' stört das notieren nicht.

nach dem gespräch dann, möglichst,
wenn der patient gerade gegangen ist, ziehe ich den halben zettel hervor und versuche, meine unleserlichkeiten entziffernd, eine leserliche ergänzung auf die andere hälfte zu plazieren.

oft mache ich, heute, keine notizen mehr.
das ‚wozu' ist schwächer geworden.
ein vermerk auf dem krankenblatt muß reichen.

- vereinbarungen mit dem tonband haben viele modi.

wenn ich einen patienten zur behandlung angenommen habe, erkläre ich ihm beim ‚procedere' (kontrakt): es könne in dem akademischen rahmen, in dem ich tätig sei, vorkommen, daß ein behandlungsgespräch oder ein behandlungsablauf mit tonband aufgezeichnet würde.

Über das Thema der Form und des Inhaltes der Aufzeichnungen des Arztes gibt es eine ganze Reihe von Betrachtungen und Anleitungen.

Welche Punkte müssen festgehalten werden? Welche Fragen sind offen, welche vorgegeben? Wie und wann unterscheidet sich Wichtiges von Unwichtigem? Was ist bewahrenswert? Welcher Vorgang des Auswählens bestimmt mich bei der Niederschrift? Wie schreibe ich, während ich – vielleicht – spreche, frage? Wieviel muß nachher, außerhalb der Situation hinzugefügt, geändert, nachgetragen werden? Welche Hilfsmittel gibt es dazu? Wie läßt es sich „üben"?

Lehrmeister in diesen Fragen ist i. allg. die Konvention, der Stil, das „Setting" einer Institution. Sie stellen den überindividuellen Rahmen dar, der auf Beständigkeit angelegt ist. Dem einzelnen bleibt zunächst oftmals gar nichts anderes übrig, als diese Konvention zu erlernen und daraus Erweiterungen oder Veränderungen vorzunehmen. Die Bedeutung der Karteien, der Krankenblätter und ihrer Archivierung erschließt sich. Die Frage der Dauer der Aufbewahrungspflichten erhebt sich und die Übertragung auf raumsparende und abrufbare Informationsträger (Mikrofilm, Computer) steht dann in einem engen Zusammenhang mit dem Problem, das in einem viel weiteren Sinne die Einstellung zur Aufbewahrung des Vergangenen betrifft.

– FRAGEBÖGEN

In engem Zusammenhang mit der Pflicht zur schriftlichen Aufzeichnung steht die Frage, wieviel an Information sich bereits durch die Eigenaktivität des Patienten, d.h. also unabhängig von einer direkten mündlichen Gesprächssituation, gewinnen läßt. Neben der wissenschaftlich-methodischen Frage nach den Vorteilen einer standardisierten Untersuchungssituation und der Reduzierung der intersubjektiven Momente, besteht also bei der Fragebogenanwendung auch ein Gesichtspunkt der Praktikabilität und der Zeit- und Kräfteökonomie.

Was können Fragebögen nun wirklich im ärztlichen Bereich bewirken, gewährleisten, vielleicht auch schaden? Was bedeuten sie für den Patienten, für den Arzt? Welche Einstellungen, welche Affekte erweckt ihre Übergabe, ihre Einfachheit oder Kompliziertheit, ihr Intimitätsgrad?

Was ist ein Fragebogen?
– Fragebogen, inventory: Sammlung von Fragen, die für eine systematische Befragung von Personen konzipiert wurde. Markt- und Meinungsforschung …, Persönlichkeitsdiagnostik … usw. (Dorsch 1982).

Die Auskünfte der Lexika und Handbücher sind dürftig. Die Existenz von Fragebögen und ihre – fast ubiquitäre – Verwendung ist offenbar fast ebenso selbstverständlich geworden wie die Gewohnheit der Dokumentation. Eine Systematisierung der Zielsetzungen und Formen gibt es nicht. Da sich allerdings die Fragen nach jedem beliebigen Bereich des Interesses auch schriftlich zusammenstellen lassen und daraus bereits ein „Fragebogen" entsteht, wird dieser Mangel verständlicher. Dennoch macht er den Anreiz zur Reflexion über das, was „wirklich geschieht", was den einzelnen, den anderen be-trifft, was sich in ihm bewegt, wenn das Papier zum Vermittler wird, nicht leichter.

nach langer erfahrung sei die günstigste regelung, vor der tonbandaufzeichnung nichts zu sagen – damit die unbefangenheit nicht gestört werde – und die aufnahme erst nach dem ablaufe des gespräches zu besprechen. der patient habe dann das recht, ohne weitere begründung auf einer sofortigen löschung zu bestehen, wenn er bedenken habe.

darüber hinaus blieben alle aufzeichnungen in meinem persönlichen besitz und würden – wenn überhaupt – nur mit erheblichen chiffrierungen und veränderungen für unterrichts- oder veröffentlichungszwecke benutzt.

mit diesem setting (auf das ich im übrigen nur sehr selten zurückgreife) läßt sich auch in anderen therapien, z.b. gruppensitzungen, gut arbeiten.
die patienten bestehen erstaunlicherweise nur sehr selten auf der löschung.

ein anderes vorgehen ist notwendig, wenn das gespräch auf video aufgenommen wird.
der raum, die kamera verändert das ambiente.
eine gewisse vorbereitung ist erforderlich – aber auch hier ist die befangenheit des arztes erstaunlicherweise oft größer als die des patienten.

familientherapeuten arbeiten gerne mit der ‚scheibe'.

dabei ist die ‚beobachtung von außen' therapieelement und gehört zum setting.

ich glaube, mitscherlich hätte sich im grabe umgedreht, wenn er diese entwicklung auch im rahmen der psychoanalyse miterlebt hätte.
er hatte uns ja sogar das tonband verboten.

im allgemeinen sind wir in der klinik immer wieder überrascht, wie kooperativ und bereitwillig der patient seine erfahrungen für den unterricht und für die wissenschaft zur verfügung stellt.

oder hängt das nur von der tragfähigkeit des therapeutischen bündnisses ab?

– *auch die kooperation mit dem fragebogen stößt nur selten auf schwierigkeiten.*

allerdings: meistens sind es die patienten bereits so gewohnt, fragebögen auszufüllen,
daß sie die relativ geringe inkommodation beim arzt nicht scheuen und durchaus sinnvoll die vorstellung haben, daß ihnen das ausfüllen auch selber nutzt.

eindeutig ist die situation bei informativen fragebögen, die sich z.b. auf die vorgeschichte oder auf die sozialen daten der familiensituation beziehen.

Wenn wir also für den ärztlichen Bereich eine Art Übersicht versuchen, so muß dieses wiederum auf dem Hintergrund einer Bereitschaft zur Wahrnehmung auf mehreren Ebenen geschehen. Neben der *Inhaltsebene* (Watzlawick et al. 1972), die die Antwortmöglichkeiten auf die gewünschte Frage, bzw. die Reaktion auf die gewünschte Frage enthält, ist die *Beziehungsebene* für die diagnostische und therapeutische Situation von großer Bedeutung. Art und Zeitpunkt der Einführung eines Fragebogens, Formulierung der Fragen, Begründungen zur Motivation des Befragten (Patient, Proband, Klient, Bürger?) sind wichtige Beziehungselemente. Erklärungen dürfen oftmals nie den ganzen Zweck der Befragung enthüllen, da sie sonst den Untersuchungsgang verfälschen würden. Die Unsicherheit, ob die Ziele voll benannt worden sind, ob die Aufklärung über den Zweck der Befragung ganz offen sein kann, beschäftigt auch den Befragten. Wenn er einwilligt, fühlt er sich oft in der Nähe eines Rätselspieles, einer Denksportaufgabe und reagiert dann mit einem entsprechenden Verhalten. Etwas anderes ist es, wenn einfache, gewohnte ohne weiteres in die Konvention gehörige Fragen statt mündlich schriftlich beantwortet werden.

In der allgemeinärztlichen PRAXIS übernimmt meistens die Sprechstundenhilfe die erste Befragung. Neben der Aufnahme der Personalien entstehen durch die Nachfrage nach früheren Arztbesuchen, Klinikaufenthalten usw. bereits erste „Interaktionen". Zu diesen kann dann auch die Überreichung von Fragebögen gehören: Nachfragen nach Beschwerden, früheren Erkrankungen usw. – also Fragen, die in Vorwegnahme der gesprächsweise erhobenen Anamnese schon Angaben zur Krankengeschichte enthalten. Auch Fragen nach der Familie und Erkrankungen in der Familie können vom Patienten schon im Wartezimmer beantwortet werden.

Was bedeutet dies für den Patienten?
Auf der einen Seite beschäftigt er sich dadurch in einer – allerdings vorgegebenen Weise – mit seiner Erkrankung oder seinem Anliegen. Auf der anderen Seite entfällt das „freie Flottieren der Gedanken" im Wartezimmer oder das Gespräch mit den Mitpatienten. Mit dem ausgefüllten Fragebogen bringt der Patient dem Arzt auch bereits eine relativ festgelegte Form seines Anliegens in das Sprechzimmer. Es ist dann eine halboffene Situation, auf die der Arzt reagieren muß.

Die Einstellung des Arztes zum Stellenwert der im Fragebogen festgehaltenen Mitteilungen des Patienten bestimmt den weiteren Verlauf der Sprechzimmersituation. Wenn der Arzt sich primär dem Fragebogen zuwendet, kann die initiale Kommunikation ebenso verfehlt sein, als wenn der Arzt die Mühe des Patienten gar nicht beachtet. Dieses Problem steht aber im gleichen Zusammenhang, wie der Umgang mit mitgebrachten alten Befunden, Arztbriefen und Bescheinigungen – also anderen Formen der dokumentierten Krankengeschichte –, die der Patient dem Arzt bei der Erst- oder Zweitbesprechung überreicht.

verhältnismäßig eindeutig noch bei den beschwerdebögen (GBB).
sie überprüfen u. a. auch das erinnerungsvermögen des patienten.

die beschwerdebögen können gut im erstgespräch herangezogen werden
(sie bedürfen dazu keiner speziellen auswertung).

schwieriger wird die frage bei den persönlichkeitstesten. diese enthalten eine
größere zahl zunächst undurchsichtiger fragen.

ich erinnere mich an mein eigenes zögern und heftige kritik,
als mir 1961 in tiefenbrunn ein kollege die ‚kleinen eysenck'-teste mit der bitte
um ausfüllung überreichte.

das vorgehen schien mir gänzlich unstimmig,
inadäquat und bei genauerer betrachtung der fragen, geradezu unsinnig.

daß der sinn dieser teste nicht im inhalt der fragen, sondern in der
entscheidung bei der beantwortung zu sehen ist, wurde mir erst sehr viel
später klar.

- *die frage nach dem <u>adäquaten</u> vorgehen dem patienten und seinem*
  problem gegenüber, war mir immer sehr wichtig.

    um leid zu erfahren, kann ich es nicht – quasi gefroren –
    abfragen.
    ich muß schon teil-nehmen.
    deshalb wohl habe ich auch herrn m. keinen suizidfragebogen überreicht.

    etwas anderes ist es,
    wenn wir z. b. eine bevölkerungsgruppe
    auf ihre möglichen suizidtendenzen untersuchen wollen.

    das geht nur mit vergleichbaren ‚instrumenten';
    die verkennung, die verfremdung, die verleugnung wird dabei –
    entsprechend der normalverteilung – in kauf genommen.

    das ist epidemiologische forschung mit empirisch-analytischen methoden.
    sie hat große verdienste,
    ist aber im einzelfall gänzlich belanglos.

Die FACHARZTPRAXIS wird – bei allen Ähnlichkeiten zur Allgemeinpraxis – von den besonderen Anforderungen bestimmt, die mit den Eigenarten des Fachgebietes zusammenhängen. Für die speziellen Fragestellungen eines Fachgebietes kann es u.U. einen Gewinn bedeuten, wenn bestimmte Angaben zum Beschwerdenverlauf und zur Vorgeschichte schriftlich vom Patienten beantwortet werden. Die Gesprächssituation kann sich dann darauf beziehen. So sind z.B. eine ganze Reihe von speziellen internistischen Anamnese- und Befunderhebungsbögen entwickelt worden. In anderen Fachgebieten sind es vergleichbare Frageraster, die durch ihre inhaltliche Vorgabe die Überlegungen des Patienten nicht nur festlegen, sondern auch anregen. In psychotherapeutischen und psychosomatischen Fachpraxen ist darüber hinaus die Anwendung einer testpsychologischen Basisdokumentation gebräuchlich. Diese läßt sich – im Zeitalter der psychometrischen Forschung – ohne die Anwendung von Fragebögen gar nicht mehr denken. Insgesamt aber werden im Bereich der praktischen ärztlichen Tätigkeit – wenn überhaupt – eher sog. „informative" als „systematische" Erhebungsverfahren angewandt.

In der KLINISCHEN INSTITUTION bietet sich die Anwendung von Fragebögen ebenfalls unter den Gesichtspunkten an, die für die Fachpraxis bestimmend sind. Darüber hinaus haben die Patienten i. allg. viel Zeit. Allerdings steht auch hier der Wert des Informationsgewinnes zur Diskussion. Gerade bei der Möglichkeit zum Vergleich zwischen der Verhaltensbeobachtung und der standardisierten Fragebogensituation zeigt es sich, wie selten das individuelle Problem des Patienten durch ein vorgegebenes „Raster" erfaßt werden kann. Als generelle „Check-up"-Liste und zur Ergänzung von Beschwerdenschilderungen können aber Fragebögen auch hier gut verwendet werden.

Grundsätzlich bedeutsamer und differenzierter ist die Fragestellung bei WISSENSCHAFTLICHEN UNTERSUCHUNGEN. Die systematische Reflexion der Zielvorstellung (Eingangshypothese) bestimmt den einzuschlagenden methodischen Weg (s. Kap. IV). Objektivität, Reliabilität und Validität eines Fragebogeninventars geben den Ausschlag für die Stringenz seiner Verwendung. Das Problem des einzelnen Probanden oder des einzelnen Patienten stellt sich oft erst nach Abschluß der Untersuchung. Die Rückbesinnung auf den METHODENKREIS (s. Kap. IV, S. 144) kann dabei die Frage nach der ADÄQUATHEIT der Methode, d.h. gerade auch der Fragebogenanwendung, aufwerfen helfen. Die Diskussion über die Dokumentation phänomenologisch gewonnener Befunde, ihre wissenschaftliche Relevanz, sowie die Interpretation von – wie immer gewonnenen Ergebnissen – in einem hermeneutischen Kontext werfen dann zusätzliche Probleme auf. Grundsätzlich gilt, daß der durchkonstruierte und nach den Gültigkeitskriterien ausgewiesene Fragebogen ein Instrument der empirisch-analytischen Forschung ist und seine Ergebnisse auch zunächst auf dieser Ebene interpretiert werden müssen.

- *die praxissituation wird durch die persönlichkeit des arztes geprägt.*

  im rahmen seines ‚talentes'
  kann er auch fragebögen einsetzen.
  vor allem, wenn er sein ‚paradox' realisiert,
  wird sich das dem fragebogenausfüller mitteilen.

  wenn der patient aber den eindruck gewinnt,
  daß ‚sein' arzt sich lediglich die arbeit einfacher macht
  und das gespräch scheut,
  dann wird der fragebogen zum abfindungsinstrument
  und der patient resigniert –
  falls er nicht mehr offen opponiert.

- *in der klinischen institution ist in der tat der zeitfaktor ein sehr bestimmendes moment für die einstellung des patienten zu fragebogenunternehmungen.*

  der patient ist ‚szenische techniken' (s. kap. X) so gewohnt, daß er die möglichkeit zur verstärkung seines anliegens durch die überreichung des standardisierten „materials" unmittelbar nachempfinden kann.

- *die verschiedenen formen der testpsychologischen zugänge und ihren stellenwert für die klinische situation habe ich in einer arbeit mit hans ferner (1982) zu beschreiben versucht –*
  kurioserweise in der festschrift zum 65. geburtstag von gotthard schettler.

  wir haben unterschieden:
  1. standardisierte oder halbstandardisierte verfahren für anamnese und interview
  2. standardisierte beschwerden-/symptomlisten
  3. psychometrische untersuchungen
  4. projektive verfahren

  die ersteren sind ‚hilfsmittel' und nicht im engeren sinne als ‚teste' zu bezeichnen.

  die letzteren erfordern keine fragebögen;
  sie sind teil einer tiefenpsychologisch-orientierten testpsychologischen untersuchung.

  die beiden mittleren (2 und 3) bedürfen der fragebögen und haben als empirisch-analytische verfahren ihren stellenwert im bereich der quantifizierenden methoden.
  für die therapie bringen sie – gemessen am aufwand – wenig oder gar nichts.

– BEFUNDERHEBUNGEN

Zum BEFUND werden alle Mitteilungen, Beobachtungen und Untersuchungsergebnisse, wenn sie durch das URTEIL des Untersuchers oder Behandlers gegangen sind. BEFINDEN wird zum BEFUND. Die Dokumentation verändert also auch den Aussagewert; auf der Gesprächsebene verläuft sie, wie es bei der Besprechung der AUFZEICHNUNGEN beschrieben wurde. Der KLINISCHE BEFUND ergibt sich aus der körperlichen Untersuchung (s. Kap. IX). Auch er wird durch handschriftliche Notizen in freier oder vorgegebener Form dokumentiert, d.h. es wird ein Krankenblatt ausgefüllt. Anders verläuft die Befunddokumentation bei labortechnischen Untersuchungen. Die Spannweite reicht von einfachen manuell ausgeführten Proben bis zu dem vollautomatisierten Laborgerät. Für jede Untersuchung ergibt sich die Notwendigkeit zu einer bestimmten Konvention über die Festlegung des Gemessenen. Bei einfachen Untersuchungen, wie Blutdruckmessung oder Bestimmung der BKS reicht ebenfalls die handschriftliche Eintragung, für die Analysengänge der Laborgeräte müssen Signaturen der Meßwerte erdacht und – zur Mitteilung geeignet – in den automatisierten Ausdruck eingebracht werden. Die Übereinstimmung in der Konvention ermöglicht diese Lösung. Die Sammlung, Einordnung und übersichtliche Aufbewahrung der vielfältigen Formen von Befunddokumentationen ist dann ein besonderes Geschäft, das meistens dem Pflegepersonal zugeordnet wird.

Wenn von der dreifachen Funktion des Dokumentes für diesen Bereich auch zunächst der *Mitteilungswert* im Vordergrund steht, so sind die beiden anderen Funktionen der *Erinnerung* und der *Bestätigung* vor allem dann von Bedeutung, wenn die Beurteilung der umschriebenen Situation (Situationsanalyse, vertikale Analyse) in die Verlaufsbeurteilung (Persönlichkeitsanalyse, horizontale Analyse) eingebracht werden soll.

– VERORDNUNGEN

Trotz der engen Verflechtung von diagnostischen und therapeutischen Faktoren bei jeder ärztlichen Maßnahme sind die Schwerpunkte in den einzelnen Phasen des Verlaufes verschieden. Die Frage des Vorschlages und der Dokumentation von Verordnungen gehört in das Therapiekapitel (s. S. 296). Die ärztliche Hilfsmaßnahme, die nicht unmittelbar durch den Arzt selber durchgeführt wird, sondern nur von ihm vermittelt wird, muß festgelegt werden. In der Praxis ist die einfachste Form der Festlegung die Ausstellung eines REZEPTES, unabhängig davon, ob sich der Inhalt auf die Verschreibung eines Medikamentes oder die Verordnung von z.B. krankengymnastischen Maßnahmen bezieht. Die Ausstellung einer BESCHEINIGUNG, so z.B. für die Krankenkasse zur Erlangung eines Heilverfahrens, ist zwar ebenfalls ein Teil des Therapieplanes, kann aber nur noch bedingt als Verordnung angesprochen werden. Im KRANKENHAUS werden Ver-

- der befund
  meistens im vordruck.
  als freie beschreibung wird er nur noch auf der wachstation geübt.
  auch ein paradox.
  vielleicht ist das wesentliche doch leichter mit einigen freien worten auszudrücken.

- und ein wort zum labor.
  es ist der ort und das symbol für die analyse der materiellen substrate.
  seine bedeutung ist groß und die befriedigung durch seine ergebnisse erheblich.

  nichts geht in der medizin ohne labor.

  aber nirgendwo ist deutlicher, daß die analyse der körpersäfte und -zellen mit dem menschlichen wesen nicht mehr unmittelbar zusammenhängt –

  nicht einmal
  ‚natur'-wissenschaft stimmt noch ganz.

  denn auch von der ‚natur'
  wird nur ein ganz kleiner ausschnitt,
  der des körperlichen, untersucht.

  dennoch steht der drang zur analyse
  dessen, was wir vorfinden und genauer erkennen möchten, jenseits von gut und böse –
  die fähigkeit, so erstaunliches im millimikrobereich erfassen zu können, sollte noch philosophischer stimmen.

  es ist schade,
  daß die fülle der routine,
  diese möglichkeit so erschwert.

- die bescheinigung für herrn m. war schon oft gegenstand unserer überlegungen.

  der telefonanruf beim vertrauensarzt reichte nicht: es mußte ‚etwas schriftliches' vorliegen.

- die dokumentation der verordnung ist nicht nur wegen der vergeßlichkeit so wichtig:

  es handelt sich auch um mitteilungen, die mündlich gar nicht mehr erfaßt werden können, z. b. wenn es statt 0,01 0,001 heißen müßte.

ordnungen auf Kurven oder Krankenblättern dokumentiert und vom Pflegepersonal ausgeführt. Die Form der Aufzeichnungen bewegt sich von einer bestimmten Konvention der schriftlichen Empfehlung, bis zu Vorgaben, bei denen die vorgedruckten Therapieempfehlungen nur noch richtig angestrichen werden müssen.

Die Bedeutung des REZEPTES (s. auch S. 310) im ärztlichen Alltag ist nach wie vor groß. Das Rezept gilt als äußerer Ausdruck der ärztlichen Hilfeleistung und hat, über seinen Mitteilungswert an den Apotheker hinaus, einen fast so hohen Stellenwert wie der Krankenschein. Wenn sich in der heutigen Medizin auch die individuelle Form des Rezeptierens, in der die hohe Kunst der alten Ärzte bestand, fast völlig verloren hat, und durch eine Art Auswahlkunst zwischen ähnlichen und gleichwertigen Medikamenten ersetzt worden ist, so hat das vom Arzt eigenhändig unterzeichnete Blatt Papier für den Patienten immer noch einen großen Stellenwert. Hoffnung und Erwartung auf Besserung, Vertrauen auf die richtige Entscheidung des Arztes und Mißtrauen gegen die Nebenwirkungen verdichten sich symbolisch in diesem Dokument.

Die Einstellung des Patienten gegenüber der Verordnung des Arztes ist bereits unter der Bezeichnung „Patienten-COMPLIANCE" besprochen worden (s. Kap. XI, S. 302, 310). Aus klinisch-pharmakologischer Sicht wird damit ein Thema der Patienten-Arzt-Beziehung aufgerollt, das sich nicht nur in der Diskussion über die regelmäßige oder unregelmäßige Einnahme der verordneten Medikamente erschöpft, sondern hineinführt in ein komplexes Interaktionsfeld von berechtigten und unberechtigten, neurotischen und gesunden Auseinandersetzungen des „mündig" werdenden Patienten mit der ärztlichen Sichtweise und der „Verordnung" (Gundert-Remy u. Weber 1978).

– ARZTBRIEF

Jede Mitteilung eines Arztes an einen anderen Arzt, die mit einer Anrede versehen ist und nicht nur aus Stichworten besteht, nennen wir einen ARZTBRIEF. Meistens handelt es sich um den Überweisungsbrief oder einen Abschlußbericht nach fachärztlicher Untersuchung bzw. nach Krankenhausaufenthalt. Die Formen dieser Mitteilung reichen vom vorgedruckten Überweisungsbrief über einen ersten Kurzbericht bis zu ausführlichen und z. T. sehr persönlich gehaltenen Angaben über den Patienten.

Der Arztbrief ist ein wichtiges Dokument. Es verbindet sich aber mit ihm für den praktisch tätigen Kollegen sehr häufig eine Art Haßliebe. Das gilt besonders für zusammenfassende Abschlußberichte. Einerseits muß der behandelnde Arzt, nachdem er seine Pflicht am Patienten getan hat, noch eine weitere erhebliche Mühe und Zeit aufwenden, die Ergebnisse und den Verlauf in eine übersichtliche Darstellung zu bringen. Andererseits weiß er, daß diese seine zusätzliche Arbeit von dem empfangenden Kollegen nur sehr teilweise gewürdigt wird, und der Brief – in Einzelheiten meistens ungelesen – zu den Krankenakten abgelegt wird.

– zur bedeutung des rezeptes in der gegenwartsmedizin müßte, wieder einmal, eine empirische untersuchung unternommen werden.

wer verordnet?
wer schreibt das rezept?
wer wünscht das rezept?
wer holt es ab? und
wer wiederholt es?

auch hierzu hat balint wichtiges gesagt.

– noch ein leidiges thema.

ich möchte wissen, welcher kollege, welche kollegin gerne arztbriefe schreibt.
aber auch dazu fehlen die ‚empirischen' untersuchungen.

wenn der brief geschrieben ist,
vielleicht danach, mag er manchmal in verklärtem licht erscheinen –
wie eine bestätigung,
ein beweis der eigenen handlung.

manchmal ergibt sich – unfreiwillig –
daraus auch eine weitere lösung des ärztlichen paradoxes.

dazu kommt,
daß der praktisch handelnde kollege oft ungelenk erscheint, wenn er mit dem wort umgehen soll.

vielleicht ändert sich das bei den einserkandidaten unseres numerus clausus.

aber: arztbriefe schreiben und rechnungen –
das gehörte für viele ärzte der älteren generation zu den bestgehaßten tätigkeiten im ärztlichen beruf.

Etwas anders ist es, wenn der Kontakt zwischen den sich gegenseitig überweisenden Kollegen eng oder vielleicht sogar freundschaftlicher Natur ist: die Mitteilungen fallen dann weniger perfektioniert, kürzer und auch persönlicher aus. Bei formaleren Kontakten, bei denen es oft auch um eine unterschwellige oder offene Rivalität geht, entwickeln sich in den Arztbriefen Stereotypien und Rituale. Diese bedeuten sowohl Formulierungshilfen als auch einen gewissen Schutz und erleichtern bei längeren Darstellungen die Orientierung. So kommt es, daß relativ unerfahrene Kollegen oftmals sehr lange und formale Arztbriefe diktieren und die Abfassung kurzer, treffender Berichte scheuen.

Darüber hinaus hat jede Fachdisziplin ihre spezifischen Mitteilungsformen und -kodices. Da diese besser an einzelnen Beispielen diskutiert werden können, sollen hier nur einige Probleme der gegenseitigen kollegialen Mitteilung im Zusammenhang mit der Bewertung von Beobachtungen des psychosozialen Verhaltens besprochen werden.

Den größten Teil der Zeit, die der Arzt mit dem Patienten verbringt, nimmt – trotz aller „sprachfreien" Technik – der Gesprächskontakt ein. Aus dem Verlaufe des ärztlichen Gespräches aber werden für den Arztbrief i. allg. nur die Angaben zur Anamnese ausgewählt und wesentliche Teile des persönlichen Eindruckes, mitgeteilter Umstände zur Lebenssituation usw., wie nicht zur Sache gehörende Abschweifungen behandelt. Dieses Problem zieht sich als Ausdruck einer bestimmten Voreinstellung fast durch die ganze neuzeitliche Medizin.

Diese Einstellung könnte als Erbteil einer bestimmten Überschätzung der objektivistischen empirisch-analytischen Grundlagen der medizinischen Wissenschaft angesehen werden und wäre damit bei einem anthropologischen Ansatz hinfällig.

Aus der Sicht einer Verpflichtung zur möglichst knappen, treffenden und sinnvollen Verständigung über das Wesentliche der Erkrankung könnte man aber auch sagen, daß es in der Mitteilung nicht um die Darstellung einer umfassenden Sicht der Krankengeschichte geht, sondern um die Beantwortung von präzisen Fragestellungen bzw. Vorschlägen zur Therapie. Wenn die Fragestellung z.B. lautet, ob bei dem Patienten XY ein Ulcus duodeni vorliegt oder nicht, kann jede über die Beantwortung dieser Frage hinausgehende Mitteilung von dem überweisenden Kollegen, der u.U. viel mehr und Genaueres über den Patienten weiß, als unnötige fächerübergreifende Einmischung oder Besserwisserei aufgefaßt werden. Auf der anderen Seite steht aber die Frage nach dem Verlust wertvoller Informationen, z.B. über den Eindruck der Einstellung des Patienten zu den diagnostischen Maßnahmen oder zur Behandlung, bzw. anamnestisch möglicherweise bedeutsamer Angaben zur Diskussion.

In der Auswahl aus der Vielfalt der Beobachtungen, Mitteilungen und Befunden besteht die eigentliche „Kunst" der Abfassung des Arztbriefes. Sie wird von der gleichen Fähigkeit zum METHODENWECHSEL getragen, wie dies bei der Besprechung der wissenschaftlichen Grundlagen der Medizin (s. Kap. IV) im Modell des METHODENKREISES geschildert wurde. Der „Mikro"-vorgang der Beurteilung

*eigene notizen waren wohl ausgenommen.
der arztbrief ist primär eine mitteilung an den kollegen
(und damit eine visitenkarte für die eigene tätigkeit).*

- neben dem vorurteil kommt darin auch die mangelnde schulung zum ausdruck.

  wie schwer tut sich der ungeschulte arzt in der beschreibung seines patienten.

  *wenn nicht auch die ‚techne' der wahrnehmung,
  das vokabular, das taktgefühl geübt wird,
  läßt sich die angst vor der feststellung, die soviel tiefer trifft, soviel bedeutsamer ist als der laborbefund, nicht überwinden.*

  die immanenz eines phantasierten wertgefühles erschwert die unbefangene mitteilung über die situation des patienten.

  an dieser stelle sind die psychotherapeuten weit voraus. sie haben sich den formulierungszwängen des gutachterverfahrens – zähneknirschend, aber engagiert – unterzogen und profitieren davon.

- ohne den mut zum irrtum ist keine auswahl möglich.
  dieser mut unterscheidet sich allerdings von der konvenienz der ‚zitierungskartelle' (a. e. meyer).

  anthropologisch, psychoanalytisch wird damit nur die notwendigkeit zur reflexion der gegenübertragung angesprochen.

  „ich kenne die beschränkung meines blickwinkels" – aber: „ich bedaure das".

des je-einmaligen Patienten sollte – jedenfalls idealerweise – dem „Makro"vorgang eines wissenschaftlichen Prozesses entsprechen.

Dieses Problem stellt sich mit besonderem Gewicht bei der Abfassung psychotherapeutischer oder psychosomatischer Arztbriefe. Die Mitteilung von biographischen und psycho-somatopathologischen Befunden kann oftmals nur in hypothesenähnlicher Form gemacht werden und erfolgt dann in einer Fachsprache, deren Kenntnis nicht ohne weiteres vorausgesetzt werden kann. Für die Beantwortung der Anfrage des überweisenden Arztes muß daher häufig eine Umformulierung in eine verständliche Alltagssprache vorgenommen werden, was dann den Eindruck der Unverbindlichkeit oder Unwissenschaftlichkeit verstärkt. In solchen Situationen ist die persönliche Kommunikation der Kollegen untereinander noch wichtiger als in der Wechselbeziehung zwischen vollinstitutionalisierten Fachgebieten. Das Problem des Auswahlvorganges für die Mitteilung und die Dokumentation bleibt bestehen. Die Frage der Verkennung oder sogar der Verselbständigung von diagnostischen Hilfsbezeichnungen ist im psychosozialen Feld – wegen der Assoziations- und Projektionsfreudigkeit bei solchen Begriffen – besonders schwerwiegend.

Bezeichnungen in Arztbriefen wie „... bei einer vorwiegend hysterischen Struktur" oder „... angedeutete Verwahrlosungstendenzen", „... latente Homosexualität" oder – wenn Kunstworte benutzt werden – wie „... ausgeprägte analsadistische Komponente", „... phallisch-ödipale Rivalität" usw. werden nicht wertfrei wie andere medizinische Fachtermini wahrgenommen, sondern geben immer wieder Anlaß zu Nachfragen und Mißverständnissen.

Diese Schwierigkeit hat dazu geführt, daß in bestimmten Institutionen auch verschiedene Formen des Arztbriefes verwendet werden. Die in Kap. VI–VIII aufgeführten Gesprächs- und Anamneseformen eignen sich dazu, mit entsprechenden Hinweisen oder Kennzeichnungen auch für den Arztbrief umgesetzt zu werden. Sie können damit dem behandelnden Arzt den Umfang der Vertiefung an Kenntnis von lebensgeschichtlichen und psychosomatischen Zusammenhängen über den Patienten vermitteln, ohne daß die Details im einzelnen mitgeteilt werden müßten.

Weiterhin gehört es zur Thematik des Arztbriefes, daß der Verfasser, bzw. der Absender eines solchen Dokumentes, damit rechnen muß, daß der Patient den Inhalt entweder selber oder durch Vermittlung des Empfängers zur Kenntnis nimmt. Auch wenn die Mitteilung nur vom Arzt an den Arzt gerichtet ist, so hat der Patient doch ein, sogar juristisch abgedecktes, Recht auf Einsicht in seine Krankenunterlagen. Einschränkungen gibt es nur für wenige Ausnahmen. Es ist daher oftmals sehr zweckmäßig, bestimmte Einzelheiten bereits mit dem Patienten vor der Abfassung des Arztbriefes zu besprechen und die Mitteilung auch auf sein Verständnis abzustellen. Andererseits äußert der Patient gelegentlich den Wunsch, daß dem Hausarzt oder dem überweisenden Kollegen nichts oder nur Teile mitgeteilt werden sollten. Solche Bitten müssen erst zum Bestandteil des therapeutischen Gespräches gemacht werden, ehe sie kommentarlos erfüllt werden.

- *die einwilligung in die fachsprache enthält auch ein machtproblem. wenn ich ‚grundstörung' sage, bin ich orthodox akzeptiert. sage ich ‚intentionale störung', bin ich als ein ‚neo' abgestempelt.*

- *die bitte,*
  dem hausarzt oder einem anderen kollegen
  nichts mitzuteilen,
  enthält fast immer einen zündstoff,
  dessen explosivität man zumindest ahnen sollte,
  ehe man sie
  als besonderen vertrauensbeweis
  oder als ein besonderes versagen des kollegen akzeptiert.

  ‚koryphäen-killer'
  neigen zu solchen bitten.
  sie schließen sich gelegentlich unmittelbar
  an die eröffnung an:
  „herr doktor, <u>sie</u> sind meine letzte hoffnung."

  regel:
  jedem von uns wird es genauso gehen,
  wie dem kollegen vor uns.

  es ist besser,
  diese tatsache dem patienten gegenüber
  sofort zu benennen.

– LITERATUR

„Literatur" ist der Oberbegriff für alles Geschriebene. „In die Literatur eingehen" ... heißt, Bestandteil der wissenschaftlichen Kultur zu werden – bewahrt und gelesen zu werden. Die drei Funktionen der Dokumentation, die *Mitteilung, Bestätigung* und *Erinnerung,* verdichten sich in diesem Begriff. Seit es das SCHREIBEN und die SCHRIFT gibt, gibt es Literatur.

- λιταί (griech.):   Bitten, Gebet
- lit- (lat.):   opfern, beten
  littera: der Buchstabe, Schriftzüge
  litterae: das Geschriebene, Brief, Urkunde, Wissenschaft

Durch die Etymologie läßt sich unschwer die Beziehung der ältesten Schriftzeichen zum Religiösen herstellen. Schreiben und Schrift hatte immer – von den Hieroglyphen der Ägypter bis zur „Schrift" (biblos) der Neuzeit – etwas mit dem Numinosen zu tun, etwas mit dem zu Beschwörenden und dem Überdauernden. Sie sind zur Bewahrung bestimmt und gelten als ein Wert, für dessen Pflege und Erhalt besondere Anstrengungen gemacht werden.

Was aber bedeutet das „Geschriebene" für uns als Ärzte? Die riesigen Schätze der Literatur, die Bibliotheken alter und neuer Lehrbücher, Fachbücher, Zeitschriften – ist nicht diese unsere „Literatur" durch das ständige Fortschreiten gerade zum Vergessen bestimmt?

Statt einer „lamentatio" oder einer „argumentatio" zu diesem Punkte sei ein *Rückgriff* erlaubt:

Im Jahre 1815 kommt der Heidelberger Professor J.W.H.Conradi, Leiter der Medizinischen Klinik, in der Einleitung zu seinem „Grundriß der medicinischen Encyclopädie und Methodologie" auch auf das Studium der „Medicinischen Literärgeschichte" zu sprechen und schreibt, nachdem er sie als ein „Licht der Wahrheit und Lehrerin des Lebens" zitiert hat:

„... Sie bereichert uns mit einer Menge von nützlichen und angenehmen Kenntnissen und zeigt, was geleistet und nicht geleistet, alt oder neu ist, so daß der mit ihr Vertraute nicht längst bekannte Dinge als neue Erfindungen anstaunen wird ..."
„... Ohne die Kenntniß der Literatur ist demnach keine gründliche Gelehrsamkeit möglich und Bücherscheue (Bibliophobie) zieht immer Stümperey nach sich, wobey man sich nicht gehörig forthelfen kann, überall anstöst und in Ansehung der wichtigsten Dinge unwissend bleibt ..."

So lauten einige Passagen dieser alten PROPÄDEUTIK, die Conradi als Kliniker „zum Gebrauche bey seinen Vorlesungen entworfen" (§ 2), und, mit einem reichen Literaturverzeichnis von Hippokrates über Boerhave, von Haller bis Heinroth versehen, dem Studienplan seiner Studenten anvertraut hat. Nach der Besprechung der *Anatomie* (Zergliederungskunde, Anatome, Anatomia) heißt es dann weiter bei der *Physiologie* (Physiologie, Doctrina de usu partium, Physica hominis sani):

– *die ‚heidelberger medizin' (-schule) ist ... der allgemeinen entwicklung in der medizin nicht nur 50, sondern 150 jahre voraus –*

diese prophetische selbstironie läßt sich nur verstehen, wenn man auch den vor-satz kennt:

„entweder ist die heidelberger medizin wie ein dinosaurier, der in den archiven der medizinhistoriker ein ehrenwertes dasein fristen wird, oder sie ist ..."

das zitat ist – fast – historisch.

„... In wie fern aber die Naturlehre des Menschen, wenn sie vollständig seyn soll, nicht bloß auf den Körper desselben (Somatologia), sondern auch auf seine Seele sich beziehen muß, ist auch die *Psychologie* (Seelenlehre, Psychologia) ein Theil derselben. Und so ist auch die *Anthropologie,* oder die Lehre vom eigenthümlichen Character des Menschen, welcher aus der Vereinigung seiner körperlichen und geistigen Eigenschaften hervorgeht, zu ihr zu rechnen" (§ 57).

Durch diesen Hinweis des alten Heidelberger Medizinprofessors ist der Zusammenhang mit unseren Eingangsüberlegungen wieder hergestellt. Der Fund dieser Textstelle verdeutlicht noch einmal die drei Funktionen der Dokumentation und ist uns als *Mitteilung* wie als *Bestätigung* und *Erinnerung* gleichsam willkommen.

Die Betrachtung und die Darstellung der Beziehung des Gedachten und Erdachten zum Gehandelten und Erlebten, also auch dem durch das Experiment Gefundenen, ist das Thema des Erfahrungsschatzes der ärztlichen Literatur. Die Menge des Überlieferten ist im Verlaufe der Jahrhunderte unübersehbar geworden. Zur Sichtung und Auswahl sind heute außerliterarische, hochtechnisierte Hilfsmittel erforderlich.

Aber auch die Einteilung in historische und aktuelle Bereiche, in Bereiche der Lehrbücher und Lehrmaterialien, Zeitschriften und Informationsblätter, wissenschaftliche Darstellungen, Dissertationen und Handbücher sowie die Gliederung nach den Fachgebieten oder Einzelproblemen kann nicht darüber hinwegtäuschen, daß die Bewältigung dieses Wissens und die Auswahl des Teilwissens heute größere und andere Fähigkeiten erfordert als dieses in früheren Zeiten einer universalen Gelehrsamkeit der Fall gewesen ist.

Das Problem der Gewichtung der Mitteilung besteht für jeden Leser mit großer Brisanz. Es fordert – neben der Anleitung zur Unbefangenheit und der „Kunst des Lesens" – die Schulung eines „wägenden" kritischen Urteilsvermögens, das in der Suche nach Übereinstimmungen und Unterschieden zwischen dem SELBSTERFAHRENEN und dem mitgeteilten FREMDERFAHRENEN Orientierung finden und fortschreiten kann.

Und so schließt sich dann der Kreis unserer eigenen literarischen Bemühung, die die Vor-orientierung und Vor-erziehung, die „pro-paideudika" für den werdenden Arzt, zum Inhalt haben sollte und dem erfahrenen Kollegen vielleicht Anlaß zur Rückschau gibt.

Sie führt uns auch zurück zur Besinnung auf den AUSGANGSPUNKT und erinnert uns an die EINGANGSFRAGE:

WO STEHE ICH?

– *an dieser stelle*

habe ich, hätte ich

die verpflichtung verspürt,
auf ‚dimdi' und andere bewältigungsformen
des modernen bibliothekswesens hinzuweisen:
von der computerspeicherung bis zum mikrofilm
müßte dann das textbuch reichen.

auch ein hinweis darauf,
ob und wie zu erkennen ist,
ob und wie das schreibende autorenteam
die zitierten arbeiten überhaupt noch gelesen hat.

habe, hätte –

incipe finem.

ANHANG

ZUSAMMENSTELLUNG der Daten und Erwähnungen des Patienten M. und seiner Krankengeschichte

Pat. M.
geb. 1925, Kaufmann
verh., 2 Kinder

Diagnosen:	Zustand nach Vorderwandinfarkt, intermittierendes Vorhofflimmern/-flattern, Verdacht auf Sick-Sinus-Syndrom, chronische Bronchitis bei Wabenlunge, reaktive Depression, Suizidalität
Erstvorstellung:	Sept. 1983
Behandlung:	Sept. 1983 bis Febr. 1986 (insgesamt 46 Sitzungen, ein stationärer Krankenhausaufenthalt, Okt. 1985)
Erwähnungen:	*text*
	48–52, 82, 84, 96–100, 104–106, 114–116, 120–130, 134–138, 154, 168, 348–365
	kontext
	49–53, 59, 99–101, 107, 121, 129, 137, 155, 169, 297–309
	Katamnese
	303, 311–315

DAS GESPRÄCH (Kap. VI)

ad 4: DIE OFFENE SITUATION
(S. 48, 154, 168)

(Eingangsgespräch mit dem Pat. M., dessen Grundzüge in Kap. III beschrieben wurden. Aufzeichnung unmittelbar nach dem Gespräch.)

Pat. (kommt ins Sprechzimmer und setzt sich) Herr Prof. X ... schickt mich.

Arzt: Ja ...

Pat. Ich weiß nicht, ob ich so ganz richtig bin bei Ihnen. Ich hatte einen Herzinfarkt und Rhythmusstörungen. Es geht mir ziemlich schlecht. Und Prof. X hatte wohl gemeint, daß ein Heilverfahren ganz gut für mich wäre.

Arzt: Ein Heilverfahren?

Pat. Nun ja, ich habe es nicht lange ausgehalten in der Klinik, bin – wissen Sie – das war alles so schlimm auf der Wachstation. Da bin ich nach der Defibrillierung möglichst schnell wieder nach Hause gegangen.

Arzt: Auf eigenen Wunsch?

Pat. Nun ja, nicht so ganz mit dem Einverständnis der Ärzte. Die wollten mich noch auf eine Station legen.

Arzt: Hm, wie soll ich das verstehen?

Pat. Ach wissen Sie, wenn es zu Hause drunter und drüber geht, dann kann man nicht im Krankenhaus liegen.

Arzt: Drunter und drüber?

Pat. Das ist eine lange Geschichte – aber Prof. X. meint wohl, daß ich mich in einem Heilverfahren am besten erholen könnte. Ich komme gerade von ihm. Ich bin schon früher mal an Ihrer Türe vorbeigegangen, weil er das schon mal gesagt hatte, aber jetzt könnte es vielleicht für die Krankenkasse ganz günstig sein, wenn ich noch eine zusätzliche Bescheinigung von Ihnen hätte, daß das notwendig ist.

(– An dieser Stelle verstehe ich nur noch Durcheinander und nicht, warum eine Bescheinigung von Prof. X nicht ausreichen sollte. Da er darüber hinaus noch außerhalb der Sprechzeit gekommen ist und ich kurz vor einem anderen Termin stehe, habe ich die Tendenz, ihm zu sagen, daß ich unseren Sozialarbeiter benachrichtigen werde und man dann die Situation mit der Krankenkasse klären könne. Gleichzeitig habe ich den Eindruck, daß der Patient etwas „vorgibt", daß er sich vielleicht schämt oder was immer es ist.
Und da ich weiß, daß Prof. X mir selten Patienten ohne Grund schickt, gebe ich mir einen Ruck und frage nach:)

Arzt: So eine Bescheinigung –? Was versprechen Sie sich davon? Können Sie mir ein paar Stichworte sagen?

Pat. Ja, also ich bin in sehr schlechter Verfassung. ...

FORM A

ANAMNESE
(ad. Kap. VII, S. 190)

KLINISCHE ANAMNESE
– INNERE MEDIZIN –

Pat. M.
ml., geb. 1925 (52 J.)
Dez. 77 (amb.)
(nach Krankenblatteintragungen und Arztbrief)

1. *Jetzige Beschwerden*

   Stolpern des Pulses und unregelmäßiger Herzschlag. Druckgefühl im Brustkorb, leichtes Stechen in der linken Seite. Keine Ausstrahlungen in die Arme.

   Vor 4 Jahren (1973) erstmalig ähnliche Beschwerden. Deswegen in stationärer Behandlung bei Prof. H./X-Stadt, der intermittierendes Vorhofflimmern festgestellt habe. Medikamentöse Behandlung.

2. *Frühere Erkrankungen*

   Kinderkrankheiten nicht erinnerlich.
   1973 im Verlauf der stationären Behandlung wegen wiederholter Lungenentzündungen Wabenlunge festgestellt. 1975 Commotio cerebri.

3. *Familienanamnese*

   Vater 56jährig (1945) an unbekannter Ursache (Blinddarmdurchbruch?) verstorben.
   Mutter 80jährig (1981) an Altersschwäche gestorben.
   1 Stiefbruder (+15), kein Kontakt. 1 Schwester (+4), gesund.
   Kein Anhalt für Familienerkrankungen.

4. *Soziale Anamnese*

   Erlernter Beruf Kaufmann. Seit einigen Jahren Leiter eines selbständigen Unternehmens. Ausgedehnte Reisetätigkeit.

5. *Zehn Pflichtfragen*

   1) Übergewicht (86 kg bei 1,76 m Größe)
   2) o. B. gut
   3) gelegentlich durch Rhythmusstörung
   4) o. B.
   5) o. B.
   6) häufig Husten, auch Auswurf
   7) nicht gemessen
   8) entf.
   9) um 1970 „Alkoholkrise", so „reingerutscht"; kurze Behandlung, dann i. O., Nikotin 20–30 Zigaretten/Tag
   10) o. B.

FORM B, 1

ERWEITERTE ANAMNESE
(ad. Kap. VII, S. 200)

– Ergänzungen zur Anamnese FORM A Pat. M.
vom Dez. 77 – ml., geb. 1925 (57 J.)
 Aug. 1982 (amb.)

ad 1. *Jetzige Beschwerden,*
Entwicklung und Verlauf, Auslösesituation:

Im Verlauf eines Urlaubes in der Schweiz vor ca. 3 Wochen wiederum mehrmals Herzrhythmusstörungen. Diese besserten sich auf Neo-Gilurytmal nicht mehr. Präkordiale Schmerzen, verbunden mit Schweißausbruch und Angstgefühl.

Rückkehr nach HD. Im Krankenhaus S. wurden eine chronisch-obstruktive Bronchitis und funktionelle Herzbeschwerden festgestellt. Der Anstieg von CK und GOT wurde auf eine i.m. Injektion bezogen, deren Applikation Herr M. allerdings ausdrücklich verneint.

Jetzt nach wie vor präkordiales Druckgefühl, rezidivierendes Herzstolpern. Starke Einschränkung der Leistungsfähigkeit.

ad 3/4 *Persönlich-Soziales,*
Lebensumstände:

Herr M. muß starke berufliche Belastungen mit in den Urlaub genommen haben. Er deutet die Möglichkeit eines Konkurses seiner Firma an. Die erhoffte Erholung im Urlaub sei ausgeblieben.

Außerdem habe er über diese Fragen ständig Auseinandersetzungen mit seiner Frau, die mit im Geschäft tätig sei. Sie verstehe ihn nicht. Das gehe schon mehrere Jahre so.

ad. *Krankheitserleben,*
sonst. *(illness behavior, coping, compliance):*

Herr M. hat eine lange Vorgeschichte mit Kollegen und Krankenhäusern, seit ca. 1973.
Er sucht den Kontakt und entsprechende Hilfen, hat aber wohl die Tendenz, seine Therapien sehr individuell zu gestalten. Es schwingt immer ein Ton von Kritik mit (s. o., Krankenhaus S.).
Z.Z. ist er in einem sehr schlechten Gesamtzustand.
Arztbrief: Empfehlung Psychosomatik.

FORM C, 1

BIOGRAPHISCHE ANAMNESE
(ad. Kap. VII, S. 210)

>Pat. M.
>ml., geb. 1925 (58 J.)
>(Zusammenfassung
>nach C, 1 – Okt. 1984)

1. Symptomatik

Er leide an Herzrhythmusstörungen und habe einen Herzinfarkt gehabt. Im Sommer 1983 sei er wegen Vorhofflimmern kardiovertiert worden. Außerdem habe er einen chronischen Lungeninfekt. Vor einigen Jahren habe ihm ein Heilverfahren so gut getan, daß er auch jetzt seine Hoffnung darauf setze. Dazu brauche er noch eine zusätzliche Bescheinigung. Die von Prof. X. reiche nicht aus; die Kasse habe bisher die Kostenbewilligung abgelehnt.

Außerdem gehe es ihm sehr schlecht. Er habe berufliche Probleme. Sein Unternehmen sei im Sommer 1983 endgültig in Konkurs gegangen, d. h. er versuche z. Z. noch das Konkursverfahren abzuwenden und zu einem Vergleich mit den Gläubigern und dem Finanzamt zu kommen. In einigen Wochen werde sein letzter Besitz, sein Wohnhaus, versteigert.

Auf meine Nachfrage im Verlaufe des Gespräches: an Selbstmord habe er auch schon gedacht. Es lohne alles nicht mehr. 1972 habe er es in einer Krise auch schon einmal versucht, aber es sei ihm nicht gelungen. Jetzt sei er so an den Eisenbahnschwellen vorbeigegangen und habe nach den Abfahrtszeiten der Züge geguckt. Aber das sei doch schwierig. Außerdem habe er jemanden, der ihm im Notfall eine Pistole geben könne.

Insgesamt macht er einen stark depressiven, aber voll orientierten Eindruck, wirkt etwas submissiv und nicht ganz offen. Sehr viele Vorerfahrungen mit Ärzten mögen dazu beigetragen haben. Offenbar hat er auch einmal eine Psychotherapie abgebrochen (1974?).

2. Zur Biographie

Herr M. wurde 1925 im hiesigen Wohnort als Sohn eines Stadtangestellten (+34) geboren. Seine Mutter (+25) war zunächst ohne Beruf, später als Haushaltshilfe tätig. Eine Schwester (+4) lebt noch und ist gesund.

Der *Vater* führte mit der Mutter des Patienten die zweite Ehe. Aus erster Ehe stammt ein Sohn (+15), zu dem der Pat. so gut wie keine Beziehungen hat. Er erwähnt nur, daß dieser Sohn offenbar behindert ist oder zumindest auf ihn einen „krüppelhaften" Eindruck gemacht habe. Auch zu der leiblichen Schwester habe er keine engeren Bindungen. Der Vater sei früher beim Militär gewesen; im 1. Weltkrieg 4 Jahre lang „Meldegänger". Nach dem Kriegsende sei er zur Stadt als Fahrer gegangen. Durch den anstrengenden Schichtdienst sei er sehr viel abwesend gewesen. Vielleicht fühle er sich dadurch eher als „von der Mutter erzogen". Zurückerinnern könne er sich eigentlich nur bis zur Lehrlingszeit (1938/39 – 13/14jährig). Der Vater sei 1945 an den Folgen einer Blinddarmoperation gestorben.

Die *Mutter* sei eine patente umsichtige Frau gewesen, allerdings „sehr einfach". Sie habe als Putzhilfe in Haushalten gearbeitet, um etwas Geld dazu zu verdienen. Diese Haushalte seien vor allem bei Ärzten und Rechtsanwälten gewesen. So könne er sich erinnern, daß er oft mitgenommen worden sei, und z.B. mit den Söhnen von Prof.XY im Sandkasten gespielt habe. 1981 sei die Mutter an Altersschwäche gestorben.

1939   Beginn der Lehrzeit in einem kaufmännischen Betrieb.
„Relativ flottes Leben", auch mit Frauen.

1943   „Freiwillig" zur Wehrmacht gemeldet.
1 Jahr Rußland. Dann sei es ihm zu „bunt" geworden; er habe dauernd Schwierigkeiten mit Vorgesetzten gehabt. 1944 Westfront. Bei einer passenden Gelegenheit sei er in Kriegsgefangenschaft übergelaufen.

1945   Nach dem Kriegsende habe er mit neuem Elan begonnen (20jährig). Er sei zunächst in seiner alten Firma wiedereingetreten und habe sich dann in den 50er Jahren vermehrt dem Außendienst gewidmet.

1954   Heirat. Eigene Geschäftsgründung.
Seine Frau habe er auf einem Dampfer während der Rückfahrt vom Urlaub kennengelernt. Sie hätten große Dinge voneinander erwartet.

1955, 1957   Geburt der beiden Töchter. Geschäftsaufbau.

seit ca. 1962   seien vermehrt familiäre und geschäftliche Spannungen aufgetreten. Seine Frau sei mit erheblichen Ansprüchen und Erwartungen aufgewachsen, die er doch wohl nicht habe erfüllen können. Es sei zu vielen Auseinandersetzungen und gegenseitigen Kränkungen gekommen.
Aus diesem Grunde habe er – zunächst mehr oder weniger ungewollt – Beziehungen zu anderen Frauen aufgenommen, insbesondere seit etwa

1967/68   zu einer Mitarbeiterin im Geschäft. Nach deren Ausscheiden – es sei nicht mehr gegangen, weil auch seine Frau sehr aktiv im Geschäft mit tätig gewesen sei – habe er diese Frau jahrelang unter den verschiedensten Vorwänden regelmäßig besucht. Im ganzen sei es eine relativ glückliche Zeit gewesen. Das Geschäft habe sich auch zu einem Volumen mit zeitweise bis zu 30 Mitarbeitern ausgeweitet. Er habe Mietetagen gekauft und sein eigenes Haus gebaut. Allerdings habe er auch seit dieser Zeit vermehrt Alkohol getrunken und sehr viel geraucht (20–30 Zigaretten/Tag).

1971   habe die Freundin auf eine Entscheidung gedrängt. Er habe sich jedoch nicht zur Scheidung entschließen können und sich ein Jahr Wartezeit ausbedungen.

Noch vor Ablauf dieser vereinbarten Wartezeit habe die Freundin kurzfristig einen anderen Mann geheiratet. Das habe zu einer massiven Krise bei ihm geführt und zu einem

1972   Suizidversuch

1973   auch erstmals Herzrhythmusstörungen. Stationäre Behandlung im Krankenhaus M. Es seien intermittierendes Vorhofflimmern sowie Lungenzysten linksseitig festgestellt worden.

1974	Zunehmende Schwierigkeiten in der Familie und im Geschäft. Alkohol- und Nikotinabusus. Commotio.

Kurzdauernde Psychotherapie. Nach Abbruch Heilverfahren, das ihm sehr gut getan habe (auch neue Frauenbeziehungen?) |
| 1975 | Nach kurzdauernder Besserung und Stabilisierung der familiären Situation erneut zunehmende Schwierigkeiten im Geschäft. Fehlinvestitionen und Veruntreuungen von Geldern durch Angestellte. |
| 1977 | (Dez.) wegen Herzrhythmusstörungen erneut ambulante Untersuchung und Behandlung (Prof. X.). Sinusbradykardie, AV-Block I. Grades, intermittierendes Vorhofflimmern: Verdacht auf Sick-Sinus-Syndrom. Therapie: Novodigal, Optochinidin, sowie Antibiotika. |
| 1978 | (Febr./April) absolute Arrhythmie bei Vorhofflimmern, keine ventrikulären Extrasystolen. Kurz vor der vorgeschlagenen Kardioversion, die stationär durchgeführt werden sollte, wieder Sinusrhythmus, atriale Leitungsstörung, Verdacht auf koronare Herzerkrankung. Hypercholesterinämie.
Lungenbefund: leichte obstruktive Ventilationsstörung, respiratorische Partialinsuffizienz – insgesamt „überraschend gutes Ergebnis".
Therapie: Novodigal, Optochinidin, dazu Rythmodul, Marcumar nach Plan, Bisolvon, Phophalugel.
Auf selektive Koronarangiographie „wegen der starken beruflichen Belastung" zunächst verzichtet. |
| 1980 | Weiterhin starke geschäftliche Belastungen. Versuch, das Unternehmen zu retten; viele Außenaktivitäten.
Hausarztkontakte, aber keine klinische Konsultation. Keine Koronarangiographie. |
| 1982 | (Frühjahr/Sommer). Zusammenbruch des Geschäftsunternehmens. Versuch eines Vergleiches durch Verkauf und Einstellung als angestellter Geschäftsführer.

(Aug.) Urlaub in der Schweiz.

In den ersten Urlaubstagen erneut Rhythmusstörungen. Nach einem besonders heftigen Zustand mit Schweißausbruch und Angstgefühlen (keine Besserung auf Neo-Gilurythmal) Rückreise und Krankenhausaufnahme (auswärtig). Zunächst auf chronische Bronchitis und funktionelle Herzstörung behandelt.
Bei kardiologischer Nachuntersuchung (Prof. X.) Zeichen eines abgelaufenen Vorderseitenwandinfarktes. Asymmetrische Septumhypertrophie, Kardiomyopathie? Weiterhin Arrhythmie und atriale Leitungsstörung. Hypercholesterinämie. Therapie: zusätzl. Asasantin, Adalat und Nitrospray. Atrovent und Mucosolvan.
Dringender Rat zur Nikotinabstinenz.
Empfehlung: psychosomatisches Konsil.

(Dez.) subjektiv sehr schlecht.
Präkordiale Enge, Atemnot, pektanginöse Beschwerden und Druckgefühl, auf Nitro gebessert. Belastungs-EKG: keine wesentlichen Veränderungen. Dilatation re. Ventrikel und li. Vorhof.
Schwere reaktive Depression.
Therapie: zusätzlich Alival und Lexotanil.
Noch keine Koronarangiographie. |

1983   Scheitern der geplanten Geschäftssanierung. Ende Juni Entlassung als Geschäftsführer mit kleiner Abfindung. Arbeitslos ohne Sozialversicherung. Steuerrückstände; Hausverkauf steht bevor.

(Anf. Juni) Vorhofflattern mit wechselnder Überleitung. Angstschweiß, Arrhythmie. Pektanginöse Beschwerden. Zunahme Bronchitis. Therapie: stat. Aufnahme. Nach Kardioversion Sinusrhythmus. Stat. Nachbehandlung abgelehnt. Versuch weiterer Geschäftsabwicklungen scheitern (Steuer, Finanzamt, Gläubiger). Kein Urlaub, aber Versuch, über Krankenkasse stationäres Heilverfahren genehmigt zu bekommen. Ablehnung.

(Sept.) Erste Konsultation mit Bitte um Bescheinigung.

Zusammenfassung

58jähriger Patient mit Zustand nach Herzinfarkt, Rhythmusstörungen und chronisch-obstruktiver Bronchitis bei Wabenlungen. Desolate berufliche und schwierige persönlich-familiäre Situation. Reaktive Depression mit Suizidgedanken. Indikation zur Krisenintervention.

FORM D

TIEFENPSYCHOLOGISCHE ANAMNESE
(ad. Kap. VII, S. 226)

Zustand nach Vorderwandinfarkt	Pat. M.
Herzrhythmusstörungen,	ml., geb. 1925 (58 J.)
chronisch-obstruktive Bronchitis	Kaufmann,
bei Wabenlunge,	verh.
reaktive Depression mit	priv.-vers.
Suizidgefährdung	

Ambulant Sept./Nov. 83

Hausarzt: Dr. T.
Adresse

Erster Eindruck

Großer, kräftiger, etwas verhalten wirkender Patient. Sitzt auf dem Stuhl, als wolle er gleich wieder aufbrechen oder sich für sein Hiersein entschuldigen. „Herr Prof. X. schickt mich".

A. Beschwerden/Symptomatik

1) Sein Herz sei nicht in Ordnung, er habe Rhythmusstörungen. Er sei sonst in Behandlung bei Prof. X. Dieser habe ihm schon vor einiger Zeit gesagt, er solle mal zu mir gehen. Jetzt sei er ziemlich ratlos und bitte mich darum, ihm eine Bescheinigung für ein Heilverfahren auszustellen. Das habe ihm vor mehreren Jahren schon einmal gut geholfen.

2) Zu Hause gehe alles drunter und drüber. Nach dem Konkurs seiner Firma 1982 und bei der jetzt bevorstehenden Versteigerung seines Wohnhauses sei ihm zunehmend oft der Gedanke gekommen, er könne sich vor einen Zug werfen oder die Pistole hervorholen, die er für alle Fälle immer bereit habe. Sein körperlicher Zustand sei auch nicht gut. Im Juni 1983 sei er wegen erneut aufgetretener Herzrhythmusstörungen kardiovertiert worden, nehme jetzt viele Tabletten, aber fühle sich überhaupt nicht wohl. „Es lohnt sich wahrscheinlich alles nicht mehr."

3) Wahrnehmungsstörungen liegen nicht vor. Die Stimmungslage ist deutlich depressiv. Das Verhalten wirkt eher resigniert, introvertiert. Manchmal schimmert eine panikartige Verzweiflung durch. Im Verlaufe des Gespräches teilt er zögernd mit, sehr viele Zigaretten zu rauchen. Obgleich er seit über 10 Jahren wisse, daß seine Lunge nicht in Ordnung ist, seien es doch 20–30 Stück pro Tag. Ängste habe er eigentlich weniger. Es sei mehr Ärger und Verzweiflung bei der Erkenntnis seiner Lage, Tagträume könne er sich z. Z. gar nicht erlauben. Merkfähigkeit und Gedächtnis sind unauffällig. Die körperliche Symptomatik läßt sich noch nicht interpretieren. Auffällig ist, daß der Kollege X. den Patienten bereits vor 1½ Jahren aufgefordert hatte, mich zu einer Konsultation aufzusuchen und daß dieser erst jetzt mit der etwas vordergründigen Bitte um die Ausstellung einer Heilverfahrensbescheinigung zu mir kommt. An Medikamenten nimmt er z. Z. außer Digitalis: Adalat, Asasantin, Rythmodul und als Antidepressivum Alival.

B. *Auslösende Situation*

1) Die ganze Sache habe eigentlich um 1972 begonnen. Er sei damals in einer schweren persönlichen Krise zunächst an den Alkohol geraten und habe dann einen Suizidversuch gemacht. 1973 seien erstmalig Herzrhythmusstörungen aufgetreten, die zu einer stationären Behandlung im Krankenhaus in N. geführt hätten. Es habe sich damals um intermittierendes Vorhofflimmern gehandelt und außerdem seien linksseitig Lungenzysten festgestellt worden. Auf medikamentöse Behandlung habe sich das ziemlich schnell gebessert.

Als 1977 erneut Herzrhythmusstörungen aufgetreten seien, sei er in eine ambulante Behandlung zu Prof. X. gekommen und von diesem in größeren Abständen beraten und behandelt worden. Im Sommer 1982 sei dann ein Vorderwandinfarkt aufgetreten, den man zuerst nicht erkannt habe und der dann zu einem stationären Aufenthalt in der Klinik bei Prof. X. geführt habe. Zu der damals vorgeschlagenen Koronarangiographie habe er sich jedoch nicht entschließen können. Im Juni 1983 sei dann erneut ein Zustand von intermittierendem Vorhofflimmern/Vorhofflattern aufgetreten, der nur durch Kardioversion behandelt werden konnte.

An andere Erkrankungen, außer vielleicht kleineren Unfällen, könne er sich nicht erinnern. Er sei eigentlich immer kerngesund gewesen.

2) Zu den Umständen der persönlichen Krise, die er mit dem Auftreten der ersten Symptomatik in Zusammenhang bringt, teilt er mit, daß er damals eine bereits über mehrere Jahre dauernde Beziehung zu einer früheren Mitarbeiterin im Geschäft gehabt habe, die ihm vieles an Zuwendung, Vertrautheit und Gesprächsmöglichkeit ersetzt habe, was er nicht bei seiner Frau gefunden habe. Dennoch habe er sich damals nicht zur Scheidung entschließen können, sondern die Freundin um eine Wartezeit von einem Jahr gebeten. Bereits nach Ablauf von mehreren Wochen dieser „Frist" sei dann aber plötzlich die Freundin mit einem anderen Mann verheiratet gewesen. Das habe ihn in totale Zweifel und Selbstvorwürfe gestützt und wohl auch vermehrt zum Alkohol gebracht. Einen kurzdauernden Psychotherapieversuch in N. habe er abgebrochen. Etwa ein halbes Jahr später seien dann erstmalig die Herzrhythmusstörungen aufgetreten.

Er habe dann versucht, sich so gut wie möglich mit seiner Frau zu arrangieren. Die sexuelle Beziehung aber, die schon kurz nach der Ehe durch die fordernde Haltung seiner Frau gestört worden sei, sei überhaupt nicht mehr wiederhergestellt worden. Es sei ein mehr oder weniger durch Zweckgründe bestimmtes Nebeneinanderherlaufen gewesen. Über mehrere Jahre sei die Geschäftsentwicklung ganz zufriedenstellend gewesen, bis seit 1982 im Zuge der Rezession mehrere Rückschläge eingetreten seien. Dazu seien Fehlinvestitionen und Veruntreuungen des Personals gekommen. Den völligen Zusammenbruch seines Geschäftsunternehmens 1982 habe er nur dadurch kaschieren können, daß er es verkauft habe und sich selbst als Geschäftsführer einstellen ließ. Aber auch diese Regelung habe sich nicht bewährt, im Juni 1983 sei er aus seiner Stellung entlassen worden und habe nun gar nichts mehr. Um die ständig angewachsenen Schulden zu decken, müsse er sich von fast allem persönlichen Besitz trennen und sein Wohnhaus versteigern lassen.

C. *Persönlichkeitsstruktur*

1) Der erste Eindruck des Patienten vertieft sich bei den weiteren Kontakten. Er kommt und berichtet eigentlich nur, als ob er eine schon fast überflüssige Pflicht absolviere. Dabei ist es aber deutlich, daß ihm schon ein geringes Eingehen auf seine Problematik und seine Situation eine gewisse Erleichterung verschafft. Es nimmt ihm offenbar

das demütigende Gefühl, über seine Situation sprechen zu müssen. Trotz seines kräftigen Körperbaues wirkt er blaß, eingefallen, gebeugt. Er nimmt jede Anmutung einer sich auflehnenden, kritisierenden oder anklagenden Haltung durch eine sofortige gegenteilige Rechtfertigung oder Entschuldigung zurück. Die Suizidgefährdung besteht weiterhin.

2) Im Verlaufe der Gespräche schildert sich der Patient als jemand, der sich aus kleinen bescheidenen Verhältnissen hervorgearbeitet habe, der eigentlich nie fremde Hilfe gebraucht habe und mit Phantasie und Umsicht ein erfolgreiches Geschäftsunternehmen mit bis zu 30 Mitarbeitern aufgebaut habe. Im Kreise seiner Kollegen sei er deshalb sehr anerkannt gewesen, oft auch zum Sprecher für Verbandsinteressen gemacht worden. Manchmal sei er sogar so etwas wie ein „großer Boß" gewesen. Die Anerkennung und Billigung seiner Umgebung habe immer eine große Rolle für ihn gespielt. Anfänglich sei das auch ein starkes Bindeglied zu seiner Frau gewesen, weil sie immer sehr viel von ihm erwartet habe und ihn – was seine geschäftlichen Fähigkeiten betreffe – eigentlich auch heute noch bewundere und ihm im Grunde viel zu viel zutraue. Seine Frau versuche, ihn auch jetzt immer wieder mit guten Ratschlägen zu bestärken, er werde aus dem Zusammenbruch schon einen Ausweg finden. Das aber treibe ihn z. Z. nur noch tiefer in die Verzweiflung hinein.

Es sei ja wirklich eine Diskrepanz, die ihn über alles Unglück hinaus dauernd zum Grübeln bringe: auf der einen Seite traue er sich im Umgang mit anderen Menschen einiges Geschick zu und meine auch, insgesamt seine Geschäfte, Verbindungen und Kollegenkontakte gut geleitet zu haben, auf der anderen Seite aber seien ihm bestimmte Entwicklungen (s. oben) gar nicht aufgefallen, und er habe, vielleicht mit zu großer Gutmütigkeit, auf seine Mitarbeiter vertraut.

Auch die Fehleinschätzung in seiner Beziehung zur Freundin, die er im Grunde gerne geheiratet hätte, habe ihm Anlaß zu dauernden Selbstvorwürfen gegeben. Es sei so, als ob er sehr häufig gegen seinen Willen in Situationen gebracht worden sei, die er eigentlich nicht hätte haben wollen. Vielleicht sei manchmal eine gewisse Dickköpfigkeit oder Eigenwilligkeit ein Hindernis dafür gewesen, die Situation wirklich richtig einzuschätzen. Gelegentlich neige er dabei zu Ungerechtigkeiten oder sogar zu aggressiven Ausbrüchen. Es sei schon so, wenn ihm etwas nicht einleuchte, dann sei zunächst nichts mit ihm zu machen, vor allem könne er dann Widerspruch nicht ertragen.

Eigentlich sei das auch im Kriege schon so gewesen. Er habe sich zuerst freiwillig zur Wehrmacht gemeldet, dann aber bald gemerkt, was dort gespielt wurde und daß der Krieg verloren sei und habe sich dann so verhalten, daß er nicht befördert wurde und bei der ersten besten Gelegenheit in Kriegsgefangenschaft geraten konnte. Früher habe er sehr viel Phantasie gehabt, Zukunftspläne entwickelt und auch ungewöhnliche Sachen unternommen. Richtige Träume habe er aber weniger, könne sich auch z. Z. an nichts mehr erinnern.

4) Die Gesprächssituation ist wegen des akuten Leidensdruckes wenig zur Durchführung von Testfragen oder Testuntersuchungen geeignet. Den BSB füllt der Patient im Wartezimmer vor der zweiten Konsultation aus; die Klagsamkeit ist hoch (12 von 56 Angaben „erheblich" bis „stark"). Weiterhin fällt die Betonung der Herzsymptomatik, der depressiven Symptomatik und der Lungensymptomatik auf. Item 105 („Angst, das Herz könne stehenbleiben") wird mit stark angekreuzt und mit der zweimaligen Kardioversion kommentiert. Die Ursachen seiner Beschwerden und seines jetzigen Zustandes gibt er mit zum Teil als körperlich und überwiegend seelisch bedingt an, wobei er beim Ankreuzen zwischen „zum Teil" und „überwiegend" einen Krickelstrich macht. Ohne ausdrückliche Frage nach den Wünschen ist es aber deutlich, daß er sich eine autoritative Unterstützung (gegenüber Krankenkasse, Heilverfahren, Finanzbehörde, Gerichtsterminen usw.) erwartet, andererseits die Gesprächsmöglichkeit zur

Klärung der geringen ihm verbliebenen Hoffnung nutzt. Das Nahziel: Abwendung des Konkurses und Erreichung eines Vergleiches, der ihn weniger demütigend vor sich, seiner Familie und den ehemaligen Geschäftskollegen bestehen läßt.

D. *Genese*

1) Der Patient stammt aus einem einfachen Handwerker- und Angestelltenmilieu. Sein Vater war Stadtangestellter (+34), seine Mutter (+25) zunächst ohne Beruf, später als Haushaltshilfe tätig. Eine Schwester (+4) lebt, ist gesund. Ein Sohn aus erster Ehe des Vaters (+15), den er kaum kenne, sei offenbar behindert. Er habe zumindest auf ihn einen „krüppelhaften Eindruck gemacht". Auch zur leiblichen Schweister habe er keine engeren Bindungen.

2) Der *Vater* habe mit der Mutter des Patienten die zweite Ehe geführt. Der Vater sei früher beim Militär gewesen; im ersten Weltkrieg, 4 Jahre lang „Meldegänger". Nach dem Kriegsende sei er zur Stadt als Fahrer gegangen. Durch den anstrengenden Schichtdienst sei er sehr viel abwesend gewesen, er könne sich eigentlich wenig an ihn erinnern. Allerdings wisse er noch, wie ihn der Vater einmal auf die Schultern genommen habe und so etwas wie Reiter und Pferd mit ihm gespielt habe. Insgesamt aber fühle er sich eher als „von der Mutter erzogen". Der Vater sei 1945 an den Folgen einer Blinddarmoperation gestorben.

Die *Mutter* sei eine patente, umsichtige Frau gewesen, allerdings „sehr einfach". Sie habe als Putzhilfe in Haushalten gearbeitet, um etwas Geld dazuzuverdienen. Diese Haushalte seien vor allem bei Ärzten und Rechtsanwälten gewesen. So könne er sich daran erinnern, daß er oft von seiner Mutter mitgenommen worden sei, und z.B. mit den Söhnen von Prof. XY im Sandkasten gespielt habe. Die Mutter sei 1981 an Altersschwäche gestorben.

3) Der Patient ist das jüngste Kind aus der zweiten Ehe des Vaters (s. oben). Zu dem Stiefbruder aus erster Ehe habe er so gut wie keine Beziehung; ihn nur einmal kennengelernt. Er glaube, daß dieser Stiefbruder in einer Anstalt lebe. Auch zur leiblichen Schwester habe er keine engeren Beziehungen, obgleich sich diese früher sehr um ihn gekümmert habe.

Über die Geburt, Schwangerschaftsverlauf usw. des Patienten ist wenig bekannt. Er hält sich aber für ein sicher erwünschtes Kind, die Mutter habe einen „gewissen Stolz" auf ihn gehabt. An Einzelheiten seiner Kindersituation könne er sich allerdings kaum erinnern. Es sei auch zuhause wenig darüber gesprochen worden. Seine Mutter sei jahrelang als Haushaltshilfe gegangen und habe ihn dann häufig mitgenommen. Dadurch habe er oft mit den Kindern der Herrschaft im Sand spielen können. Das seien z.B. Rechtsanwaltskinder und Professorensöhne gewesen.

An Erkrankungen meine er, sich in der frühen Kindheit an nichts besonderes erinnern zu können, vielleicht außer den üblichen Kinderkrankheiten wie Masern. Anhaltspunkte für eine Primordialsymptomatik bestehen also nicht.

4) Außer der Angabe über den Vater, daß dieser ihn auf die Schultern genommen habe und so etwas wie „Reiter und Pferd" mit ihm gespielt habe, kommen keine weiteren Erinnerungen. Es ist etwas erstaunlich, daß dieser bedächtige und reflexionsbereite Patient nur so wenig und dürftige Angaben über seine frühe Kindheit macht. Auch die Angaben zur Entwicklung in der Schulzeit sind eher dürftig. Der Patient sei ein guter bis sehr guter Schüler gewesen, immer sehr aufmerksam und regelmäßig in seiner Arbeit. Manchmal habe ihn ein Lehrer sogar „vorgezogen" und als Vorbild hingestellt.

5) 1939 sei er aus der Schule abgegangen und habe die Lehrzeit in einem kaufmännischen Betrieb begonnen. Das sei ein relativ „flottes Leben" gewesen, „auch mit Frauen". Dann sei er „freiwillig" zur Wehrmacht gegangen und 1944 bei einer passenden Gelegenheit in Kriegsgefangenschaft übergelaufen. 1945 nach dem Kriegsende sei er zunächst in einer alten Firma wieder eingetreten und habe sich dann nach der Heirat 1954 mit einem Geschäftsbetrieb selbständig gemacht. 1955 und 1957 seien die beiden Töchter geboren. Seit 1962 habe er vermehrt Schwierigkeiten mit seiner Frau, auch im Geschäft, gehabt und sich – vielleicht aus diesem Grunde – an eine Mitarbeiterin angenähert, zu der er dann eine jahrelange Beziehung eingegangen sei. Auch nachdem diese Freundin aus dem Geschäft ausgeschieden sei, habe er sie regelmäßig aufgesucht und heiraten wollen. Nach dem Zusammenbruch dieser Beziehung habe er sich mit seiner Frau „arrangiert" und bis 1980 auch einigermaßen ausreichend zufriedenstellend gelebt. Gelegentlich habe er dann auch kurzdauernde Außenbeziehungen gehabt.

Bei der Besprechung der genaueren Lebensgeschichte und möglicher psychosomatischer Zusammenhänge meint der Patient, er denke eigentlich ständig daran, daß diese Dinge miteinander zusammenhängen, auch wenn er sich das nicht im einzelnen erklären könne. Er habe aber seit der ersten Psychotherapie 1972 eine gewisse Aversion gegen solche Gespräche und auch die Erfahrung gemacht, daß ihm damals der Sanatoriumsaufenthalt mehr geholfen habe. Jetzt allerdings sei die Situation wohl anders. Im Grunde habe er keine Hoffnung mehr. Er sei aber bereit, bevor er endgültig Schluß mache, mich noch einmal anzurufen oder um einen Termin zu bitten.

E. Zusammenfassung

1) Der 58jährige Patient kommt mit der vordergründigen Bitte um die Ausstellung einer Heilverfahrensbescheinigung in schwer depressivem und suizidalem Zustand in die Sprechstunde. *Klinisch* liegt ein Zustand nach Vorderwandinfarkt, Herzrhythmusstörungen und eine chronisch-obstruktive Bronchitis bei Wabenlungen vor. Die Behandlung wird im Hause bei Prof. X. durchgeführt.

2) *Persönlichkeitsstrukturell* handelt es sich um eine Mischstruktur mit vorwiegend depressiven und zwangsneurotischen Anteilen. Eine intentionale Hemmung ist nicht anzunehmen. Die ödipale Problematik ist fraglich, aber nicht ganz auszuschließen. Neben einer starken motorischen Komponente und einer insgesamt eher als robust zu bezeichnenden Grundkonstitution sind die neurosenpsychologischen Befunde im Sinne einer sozial gut angepaßten, unauffälligen charakterneurotischen Variante zu interpretieren. Die krankheitsreaktiven Entwicklungen und die Konfliktkonstellation deuten vor allem auf eine erhebliche Geltungsproblematik und eine Entscheidungsschwäche mit zwangsneurotischen Anteilen. Das narzißtische Kränkungspotential des Patienten ist erheblich. Es hat zur völligen Störung der sexuellen Beziehung der Ehepartner untereinander geführt. Im gleichen Zusammenhang ist das Geltungsproblem im beruflichen Rahmen zu sehen. Der Kampf um die Anerkennung eines „Vergleichsverfahrens" gegenüber einem „Konkursverfahren" hat fast überwertige Aspekte. Es ist aber nicht analysierbar, sondern nur durch eine begleitende Teilnahme in günstiger Richtung zu beeinflussen. Die psychosomatischen Hypothesen zur Entstehung des Vorhofflimmerns bzw. des späteren Vorderwandinfarktgeschehens müssen situativ noch weiter abgeklärt werden. Das Fortsetzen des Rauchens bei der hohen bronchitischen Gefährdung läßt sich fast als selbstdestruktives Suchtverhalten interpretieren. Dem entgegengesetzt sind die Anzeichen für sehr bereitwillige Kooperation bei entsprechendem Angebot einer begleitenden Teilnahme.

3) *Prognostisch* erscheint die Situation sehr zweifelhaft. Das Prinzip „Hoffnung" läßt sich nur an wenigen Punkten erkennen, z. B. in dem Kampf um den Vergleich.

4) *Therapievorschlag:* Therapeutisch kommt z. Z. nur eine auf die Situation abzustellende Krisenintervention in Frage – im Sinne einer fokalen, dynamisch orientierten Psychotherapie. Die Abstimmung mit dem Hausarzt bzw. mit dem Kollegen in der Klinik bezüglich der somatischen Behandlung, des Complianceverhaltens und der weiteren erforderlichen Diagnostik (Koronarangiographie?) ist ebenfalls von Wichtigkeit.

FORM E

PSYCHOANALYTISCHES INTERVIEW
(ad. Kap. VII, S. 246)

Pat. M.
geb. 1925 (58 J.)
verh.,
Kaufmann

priv.-vers.

Amb. Nr.:
Untersg.: Sept./Nov. 83
Diktat:
Arztbrief: − (Bescheinigung Sept. 83)
Konferenz: −

A. Überweisung

Pat. kommt von Prof. X. „geschickt". Er ist bei diesem seit mehreren Jahren wegen Herzarrhythmien in Behandlung.

B. 1) *Äußere Erscheinung und Auftreten des Patienten*

Ein großer, kräftiger Mann, etwas blaß. Er kommt außerhalb der Sprechstunde mit der Bitte um eine Bescheinigung wegen eines Heilverfahrens. Er wirkt verhalten-depressiv, zögernd, sich eher zurücknehmend. Zum zweiten Termin ist die Stimmungslage zwar nur wenig verändert, aber die Bereitschaft zur Mitteilung deutlich offener.

2) Beschwerden
Er habe im Juni 1983 so starke Herzrhythmusstörungen gehabt, daß er kardiovertiert werden mußte. Davon habe er sich immer noch nicht erholt; es gehe ihm sehr schlecht, und er verspreche sich von einem Heilverfahren eine Stärkung. Ein solches habe ihm schon einmal geholfen (1973). Außerdem habe er eine Lungenerkrankung (Wabenlunge mit chronischer Bronchitis). Auf Nachfrage teilt er dann mit, daß „zu Hause alles drunter und drüber" gehe; er sei finanziell am Ende, die Zwangsversteigerung seines Wohnhauses stehe bevor. Im Grunde lohne alles nicht mehr.

3) Emotionale Einstellung des Patienten zu seinen Beschwerden
Die Schilderung der Beschwerden klingt verhalten, sehr verzweifelt. Man hat den Eindruck, daß er unter anderen Umständen eher zur Bagatellisierung oder Verleugnung neigen würde, jetzt aber seinen Zustand wie ein „letztes Mittel" zum Hilfeappell benutzt, wobei er allerdings allein die Tatsache der Notwendigkeit dieser Mitteilung offenbar demütigend erlebt und sich − enttäuschungsprophylaktisch − submissiv verhält.

4) Warum kommt der Patient gerade jetzt?
Prof. X. habe ihm schon mehrfach, erstmalig vor etwa 1½ Jahren geraten, zu mir zu kommen. Er habe sich damals nicht dazu entschließen können. Vielleicht läge es daran − aber er wolle mir nicht zu nahe treten −, daß er einmal mit einer Psychotherapie keine sehr guten Erfahrungen gemacht habe. Seit Juni sei er schon mehrfach an meiner Tür vorbeigegangen. Er habe sich aber erst jetzt hineingetraut. Er wisse einfach

nicht mehr weiter. Vielleicht könne ich ihm bei der Genehmigung eines Heilverfahrens behilflich sein.

C. *Für die Diagnose wichtige Lebensdaten des Patienten*

Pat. wurde 1925 im hiesigen Kreise als Sohn eines Stadtangestellten (+34) geboren. Seine Mutter (+25) war zunächst ohne Beruf, später als Haushaltshilfe tätig. Aus erster Ehe des Vaters stammt ein Stiefbruder (+15), der „behindert", „irgendwie ein Krüppel" sei und in einem Heim lebe. Zur leiblichen Schwester (+4) habe er nur lockere, aber „so gut wie keine" Beziehungen. Der Vater ist 1945 an den Folgen einer Blinddarmoperation gestorben, die Mutter vor einigen Jahren an „Altersschwäche".
Über die frühe Kindheit ist wenig bekannt.
Einzige *K.E.:* „Ich erinnere mich dunkel, daß mein Vater mal ‚Roß und Reiter' mit mir gespielt hat."
Sonst sei der Vater durch seinen Beruf bedingt (?) viel abwesend gewesen. Die Mutter habe ihn oft mit zu ihrer Arbeitsstelle genommen, wo er dann „so mit den Kindern von Rechtsanwälten und Ärzten" im Sandkasten gespielt habe.

Nach Schulabgang 1939 kaufmännische Lehre, 1943 „freiwillig" zur Wehrmacht, Kriegsgefangenschaft. Nach Kriegsende wieder Tätigkeit in früherem Geschäft. 1954 Heirat, Geschäftsgründung. 1955, 1957 Geburt der Töchter. Zunächst sehr erfolgreiche Geschäftsentwicklung („mehrere Häuser", zeitweise „bis zu 30 Mitarbeiter"). Ab 1967/68 intensive außereheliche Beziehung. Scheidungsabsichten. Nach dem Scheitern dieser Beziehung Alkohol, Suizidversuch. Abgebrochene Psychotherapie (in F.). 1973 erstmalig Herzrhythmusstörungen, linksseitig Lungenzysten festgestellt. Seit 1977 wegen rezidivierender Rhythmusstörungen in ambulanter Behandlung. 1980 schwere geschäftliche Belastungen. 1982 Zusammenbruch und drohender Konkurs. 1982 Verkauf des Geschäftes bei gleichzeitiger Anstellung als Geschäftsführer. 1983 Kündigung. Verlust des gesamten Vermögens. Steuer- und Gläubigerschulden. Zwangsversteigerung des Wohnhauses steht bevor. Keine Sozial- oder Altersversicherungen.

D. 1) *Vorstellung des Patienten von sich selbst*

Er sei am Ende. Habe offenbar alles falsch gemacht. Zum Teil sei er zu vertrauensseelig gewesen, zum Teil vielleicht für andere Menschen zu unangenehm. Er habe immer den Mund aufgemacht. Das sei ihm, auch zu der Zeit, als er noch ein „großer Boß" gewesen sei, wohl oft schlecht angekreidet worden. Aber er habe nur das Beste gewollt und auch meistens recht gehabt.
In seinen persönlichen Beziehungen sei er sehr auf Anerkennung angewiesen; die sexuelle Problematik in der Ehe habe damit begonnen, daß ihn seine Frau einmal, als er mal – durch Überarbeitung bedingt – nicht „gekonnt" habe, einen „Schlappschwanz" nannte. Seine Frau schätze ihn zwar sonst und vor allem auch seine geschäftlichen Fähigkeiten sehr hoch ein, aber das habe er ihr nicht verzeihen können. Oft habe sie auch ein sehr forderndes Wesen, so daß er sich dagegen schwer abgrenzen könne. Bei der anderen Frau sei das alles anders gewesen. Aber er habe sich damals nicht rechtzeitig entscheiden können. Oft „schlittere" er auch so – trotz aller Überlegungen – in die Dinge hinein.

E. *Wie entwickelt sich die Arzt-Patient-Beziehung?*

1) *Wie behandelt der Patient den Arzt?*
Der Patient kommt sehr zögernd in die Sprechstunde. Die Bitte um eine zusätzliche Heilverfahrensbescheinigung wirkt wie ein Versuchsballon zur Testung der Situation. Gleichzeitig wirkt sie wie ein verzweifelter Vorwand, der zunächst die vom Pat. erlebte Demütigung, daß er überhaupt Hilfe braucht, verdeckt. Mit sehr viel Skepsis, aber auch potentiellem Vertrauenskapital teilt er sich bei dem nachfolgenden Gespräch dann aber verhältnismäßig offen mit.

2) *Wie behandelt der Arzt den Patienten?*
a) Nach meinem ersten Impuls, den Pat. abzuweisen und ihn wegen seines Anliegens zum Sozialarbeiter zu schicken, fast erschreckendes Gewahrwerden der suizidalen Situation des Patienten und Gefühl einer totalen Hilflosigkeit.

b) Durch die Abnahme des Versprechens, vor Ausführung einer Suizidhandlung auf alle Fälle noch einmal den Kontakt mit mir zu suchen, Ansatzpunkt für weitere Gespräche, die sich dann am Leitfaden „Konkurs" oder „Vergleich" inhaltlich orientieren, in der Arzt-Patienten-Beziehung aber die mögliche „Ankoppelung" stabiler erscheinen läßt.

c) Neben der Betroffenheit durch die Lage des Patienten vermittelt dieser eine relativ angenehm berührende menschliche Wärme. Die Mischung von geschickter Vorsicht (vielleicht sogar etwas Potenz zur „Schlitzohrigkeit") und totaler Verzweiflung hat den Hauch des depressiven Charms. Ich merke, daß ich mich trotz meiner anfänglichen Abweisungstendenz ganz gerne um die Lösung seiner Probleme bemühe.

F. *Wichtige Augenblicke im Interview*

1) Der entscheidende Umschlag von der vordergründigen Anfrage zu einer diagnostisch-therapeutischen Situation entstand zu Beginn des ersten Gespräches an dem Punkt, an dem der Patient mitteilte „Zu Hause geht alles drunter und drüber". Im weiteren Verlauf war allerdings deutlich, daß der Patient keineswegs so ohne weiteres bereit war, sich auf eine „Psychotherapie" einzulassen, sondern Hilfe, Begleitung und Beratung durch einen „Professor" suchte. Die geduldig, gewichtige und jahrelang stützende Rolle des Hausarztes wurde erst nach mehreren Sitzungen deutlich.

2) Entlastungsdeutungen in der Richtung, ich könne nach dem gescheiterten Psychotherapieversuch seine Skepsis verstehen und ich könne eine Beratung z. Z. auch nur improvisieren (aus Zeitgründen) haben wohl die Beziehung auch eher gefördert.

G. *Ergebnisse und Beurteilung*

1) *Wie äußert sich die Störung im Leben des Patienten?*
Der Patient ist körperlich schwerkrank. Der situative Zusammenhang des Vorhofflimmerns/flatterns (1983?) mit krisenhaften Zuspitzungen der Lebenssituation scheint dem Patienten offensichtlich, auch wenn er für die letzte Phase den Zustand nach durchgemachtem Vorderwandinfarkt heranziehen kann.

Bezüglich des Lungenbefundes (chronisch-obstruktive Bronchitis, Wabenlunge li.) und der Fortsetzung des Rauchens (zeitweise über 20 Zigaretten/Tag) hat man den Eindruck einer rücksichtslosen Selbstdestruktion. Auf dem Hintergrund der sonst bestehenden fast völligen Hoffnungslosigkeit könnte dies aber auch einen Rest seines Lebens- und Genußwillens symbolisieren.

2) *Vermutliche Bedeutung der Störung*
Psychosomatische Interpretationen nach dem Konversionsmodell sind sicher unzutreffend. Die Psychophysiologie des Vorhofflimmerns läßt eine Erklärung im Sinne der vegetativen Begleitreaktionen bei Extreminnervationen zu. Die Genese des Herzinfarktes (1982) ist ohne koronarangiographischen Befund nicht zu erklären, erscheint aber ebenfalls nicht ganz zufällig.
In der Interviewsituation ergibt sich jetzt allerdings auch der Eindruck, daß die somatische Erkrankung als Mittel zum Hilfeappell, sozusagen als ein letzter Rettungsanker in der totalen Verzweiflung eingesetzt wird.

3) *Therapeutische Folgerungen*
a) Differentialdiagnostisch und -therapeutisch besteht keine große Wahl. Fortsetzung der Gesprächstherapie könnte zur Vertiefung, u.U. unter Hinzuziehung der Ehefrau führen.

b–d) Die neurosenpsychologischen Überlegungen mit den verschiedenen Möglichkeiten zur differentiellen Therapie werden durch die akute Krisensituation überschattet. Die Strukturdiagnose des Patienten ist ebenfalls schwierig, weil sich die krankheitsreaktiven Momente nur unsicher von der prämorbiden Struktur abgrenzen lassen.

Hypothesenartig läßt sich annehmen, daß die charakterneurotischen Varianten des Patienten im zwanghaft-impulsiven Bereich zu sehen sind und die narzißtische Kränkbarkeit Geltungskonflikte der frühen Kindheit zur Ursache hat. Die kompensatorischen Bewältigungen lassen auf erhebliche ICH-Stärke schließen; die Flexibilität und umsichtige Wahrnehmungsmöglichkeit des Patienten würden ohne die Erkrankung und die schicksalhafte äußere Situation eher die Diagnose einer unneurotischen Pseudonormalität nahelegen.

4) *Nächste Ziele?*
Aufrechterhaltung der Gesprächssituation („Ankoppelung"). Abnehmen des Versprechens, vor der Suizidhandlung noch einmal Gesprächskontakt mit mir zu suchen. Verabredung sowohl termingebundener Gesprächsmöglichkeiten, als auch – „in besonderen Situationen" – telefonische Anfrage nach Sondertermin. Keine Festlegung bezüglich Länge und Dauer der Behandlung, ebenfalls noch keine finanzielle Absprache.

H. *Vorstellung:* entfällt.

I. *Vorläufige Diagnose*

Zustand nach Vorderwandinfarkt. Herzrhythmusstörungen. Chronische Bronchitis bei Wabenlunge li. Reaktive Depression. Suizidalität.

Persönlichkeitsstrukturell bestehen Anhaltspunkte für charakterneurotische Varianten im Sinne einer zwanghaft-depressiven Entwicklung und einer phallisch-narzißtischen Problematik.

J. *Therapieplan* (s. G 4)

Fortführung der Gesprächstherapie nach Art einer Krisenintervention mit dem Ziel a) der Bewältigung der akuten Problematik und b) der Vertiefung der Hintergrundseinsicht im Sinne einer dynamischen Psychotherapie. Kontrolle der somatischen Befunde und Kontakt zu den behandelnden Ärzten und dem Hausarzt.

LITERATURVERZEICHNIS

Abbagnano N (1957) Philosophie des menschlichen Konfliktes. Rowohlt, Hamburg
Adler R, Hemmeler W (1986) Praxis und Theorie der Anamnese. Der Zugang zu den biologischen, psychischen und sozialen Aspekten des Kranken. G Fischer, Stuttgart
Albert H (1977) Kritische Vernunft und menschliche Praxis. Reclam, Stuttgart
Anschütz F (1975) Die körperliche Untersuchung. Springer, Berlin Heidelberg New York
Anschütz F (1987) Ärztliches Handeln. Wissenschaftliche Buchgesellschaft, Darmstadt
Argelander H (1968) Der psychoanalytische Dialog. Psyche 22: 325
Argelander H (1970) Das Erstinterview in der Psychotherapie. Wissenschaftliche Buchgesellschaft, Darmstadt
Argelander H (1982) Der psychoanalytische Beratungsdialog. Vandenhoeck & Ruprecht, Göttingen

Baeyer W von (1955) Der Begriff der Begegnung in der Psychiatrie. Nervenarzt 26: 369
Balint M (1957) The doctor, his patient and the illness. Pitman, London
Bastiaans J (1971) Die Übersetzung der Klage. Z Psychother Med Psychol 21: 167
Bateson G (1982) Geist und Natur. Eine notwendige Einheit. Suhrkamp, Frankfurt
Batschelet E, Klunker W (1964) Zur Frage der Zuverlässigkeit anamnestischer Zeitangaben. Schweiz Med Wochenschr 94/16: 564–566
Bauer (1950) zit nach Hartmann F (1967)
Bauer A (1984) Bemerkungen zur Verwendung des Terminus „Anthropologie" in der Medizin der Neuzeit (16.–19. Jahrhundert). In: Seidler E (Hrsg) Medizinische Anthropologie. Springer, Berlin Heidelberg New York Tokyo
Berg HH (1954) Die Untersuchung am Krankenbett. In: Boller R (Hrsg) Der Magen und seine Krankheiten
Bergamini D (1973) Das Weltall. Time-Life-International (Nederland)
Bergson H (1928) Die seelische Energie. Aufsätze und Vorträge. Jena
Berne E (1961) Transactional analysis in psychotherapy. Grove Press, New York
Bertalanffy L von (1968) System theory. Braziller, New York
Betti E (1962) Die Hermeneutik als allgemeine Methodik der Geisteswissenschaften. Mohr, Tübingen
Billroth Th (1895) Briefe, Hahnsche Buchhandlung, Hannover
Binger C (1948) Der Arzt und sein Patient. Klett, Stuttgart
Binswanger L (1953) Grundformen und Erkenntnis menschlichen Daseins. Niehans, Zürich
Binswanger L (1961) Über Phänomenologie. Ausgewählte Vorträge und Aufsätze, Bd I (1923). Francke, Bern
Birkmayer W, Winkler W (1951) Klinik und Therapie der vegetativen Funktionsstörungen. Springer, Wien
Blankenburg W (1971) Der Verlust der natürlichen Selbstverständlichkeit. Ein Beitrag zur Psychopathologie symptomarmer Schizophrenien. Enke, Stuttgart
Blankenburg W (1977) Die Daseinsanalyse. In: Die Psychologie des XX. Jahrhunderts, Bd. III, S. 943–964. Kindler, München.
Bleuler E (1975) Das autistisch-undisziplinierte Denken in der Medizin und seine Überwindung, 5 Aufl. Springer, Berlin Heidelberg New York
Bloch E (1974) Das Prinzip Hoffnung, Bd 1–3. Suhrkamp, Frankfurt
Bochenski IM (1951) Europäische Philosophie der Gegenwart. Francke, Bern
Bochenski IM (1975) Die zeitgenössischen Denkmethoden. Francke, München
Bollnow OF (1955, 1960) Existenzphilosophie, 5. Aufl. Kohlhammer, Stuttgart
Bortz J (1984) Lehrbuch der empirischen Forschung, Springer, Berlin Heidelberg New York Tokyo

Boss M (1961) Die Bedeutung der Daseinsanalyse für die psychoanalytische Praxis. Zschr. Psychosom. Med. 7
Boss M (1979) Von der Psychoanalyse zur Daseinsanalyse. Huber, Bern
Brandl A, Schultz MA (1972) Anamneseerhebung und Krankenuntersuchung. Mediscript, München
Bräutigam W, Christian P (1959) Wesen und Formen der psychotherapeutischen Situation. Gebsattel V von et al (Hrsg) Handbuch der Neurosen und Psychotherapie, Bd I. Urban & Schwarzenberg, München
Bräutigam W (1961) Psychotherapie in anthropologischer Sicht. In: Wiesenhütter E (Hrsg) Beiträge aus der Allgemeinen Medizin, Bd 15. Enke, Stuttgart
Brekle HE (1972) Semantik. Eine Einführung in die sprachwissenschaftliche Bedeutungslehre. Fink, München (UTB)
Buber M (1932) Zwiesprache. Lambert Schneider, Heidelberg
Buber M (1954) Die Schriften über das dialogische Prinzip. Lambert Schneider, Heidelberg
Bubner R (1974) Dialektik und Wissenschaft. Suhrkamp, Frankfurt
Buchborn E (1982) Die Medizin und die Wissenschaften vom Menschen. Eröffnungsansprache 86. Kongreß für Innere Medizin, Wiesbaden 1980. In: Lasch HG, Schlegel B (Hrsg) Hundert Jahre Deutsche Gesellschaft für Innere Medizin. Bergmann, München, S 957–971
Bühler C (1933) Der menschliche Lebenslauf. Leipzig, Hirzel (Neuaufl Hogrefe 1959, Göttingen)

Capra F (1983) Wendezeit. Bausteine für ein neues Weltbild, 2. Aufl. Scherz-Verlag, Bern
Carnap R (1928, 1945) zit nach Stegmüller W (1975) a. a. O.
Carus CG (1865) Lebenserinnerungen und Denkwürdigkeiten, Teil I–IV. Brockhaus, Leipzig
Carus CG (1958) Vorlesungen über Psychologie (1829/30). Nachdruck Wissenschaftl Buchgesellschaft, Darmstadt
Carus CG (1959) Neun Briefe über Landschaftsmalerei (1830). Jess, Dresden
Christian P, Haas R (1949) Wesen und Formen der Bipersonalität. In: Weizsäcker V. von (Hrsg) Beiträge aus der Allgemeinen Medizin. Enke, Stuttgart
Christian P (1955) Das Menschenbild in der modernen Medizin – (Vortrag). In: Das Menschenbild der Gegenwart. Verlag Ehemaliger Schüler des Gymnasiums Karlsruhe e. V., Karlsruhe
Christian P, Buytendijk FJJ (1963) Kybernetik und Gestaltkreis als Erklärungsprinzipien des Verhaltens. Nervenarzt 34: 97–104
Christian P, Hahn P (1964) Psychosomatische Syndrome im Gefolge internistischer Erkrankungen. Internist 5: 163–171
Christian P (1969) Medizinische und philosophische Anthropologie. In: Altmann HW et al. (Hrsg) Handbuch der allgemeinen Pathologie, Bd 1. Springer, Berlin Heidelberg New York, S 232–278
Christian P (1987) Der Gestaltkreis von Viktor von Weizsäcker. In: Hahn P, Jacob W (Hrsg) Viktor v Weizsäcker zum 100. Geburtstag. Springer, Berlin Heidelberg New York Tokyo
Clauser G (1963) Lehrbuch der biographischen Analyse. Thieme, Stuttgart
Condrau G (1976) Medizinische Psychologie. Kindler, München
Conradi J, Heinrich W (1815) Grundriß der medicinischen Encyclopädie und Methodologie ... zum Gebrauche bey seinen Vorlesungen entworfen. Zweyte Auflage. Joh Chr Krieger, Marburg
Cremerius J (1984) Das psychoanalytische Gespräch. In: Stierle K, Warning R (Hrsg) Das Gespräch, Poetik und Hermeneutik, Bd XI. Fink, München, S 171–182
Curtius F (1968) Von medizinischem Denken und Meinen. Enke, Stuttgart

Dahmer H, Dahmer J (1982) Gesprächsführung. Eine praktische Anleitung. Thieme, Stuttgart
Dahmer J (1984) Anamnese und Befund. Die systematische ärztliche Untersuchung. Thieme, Stuttgart

Descartes R (1955) Die Prinzipien der Philosophie (Hrsg A Buchenau). Meiner, Hamburg
Descartes R (1972) Meditationen (Hrsg A Buchenau). Meiner, Hamburg
Deutsch F (1939) The associative anamnesis. Psychoanal Q 8: 354
Deutsch F (1953) The psychosomatic concept in psychoanalysis. International University Press, New York
Diepgen P (1947) Die Heilkunde und der ärztliche Beruf. Eine Einführung. Urban & Schwarzenberg, München
Dilthey W (1894) Ideen über eine beschreibende und zergliedernde Psychologie. In: Gesammelte Schriften, Bd V. Vandenhoeck & Ruprecht, Göttingen (1964)
Dinnendahl V (1979) Der Placebo-Effekt. Pharmaz Z 124: 935–941
Ditfurth H von (1970) Kinder des Weltalls. Hoffmann & Campe, Hamburg
Doerr W, Schipperges H (Hrsg) (1979) Was ist theoretische Pathologie? Springer, Berlin Heidelberg New York
Dörner K (1966) Interview und Exploration. Nervenarzt 37: 18–25
Dollard J, Miller NE (1950) Personality and psychotherapy. McGrawHill, New York
Dorsch F (1982) Psychologisches Wörterbuch, 10 Aufl. Huber, Bern
Dührssen A (1981) Die biographische Anamnese unter tiefenpsychologischem Aspekt. Vandenhoeck & Ruprecht, Göttingen
Dürckheim K von (1950) Japan und die Kultur der Stille. Barth, München-Planegg
Dürckheim K von (1956) Hara Barth-Verlag, München-Planegg

Eccles JC, Zeiler H (1980) Gehirn und Geist. Kindler, München
Eco U (1972) Einführung in die Semiotik. Fink, München (5. Aufl 1985)
Eco U (1977) Zeichen. Einführung in einen Begriff und seine Geschichte. Suhrkamp, Frankfurt
Eich W (1986) Medizinische Semiotik (1750–1850). Ein Beitrag zur Geschichte des Zeichenbegriffs in der Medizin. Schul, Freiburg
Elhardt S (1982) Tiefenpsychologie. Eine Einführung, 8 Aufl. Kohlhammer, Stuttgart
Engelhardt D von (1986) Mit der Krankheit leben. Grundlagen und Perspektiven der Copingstruktur des Patienten. Fischer-Verlag, Heidelberg

Fahrenberg J (1979) Das Komplementaritätsprinzip in der psychophysiologischen Forschung und psychosomatischen Medizin. Z Klin Psychol 27: 151–167
Farrelly F, Brandsma JM (1986) Provokative Therapie. (Dtsch von Petzold E, Schneider-Gramann G). Springer, Berlin Heidelberg New York Tokyo
Feyerabend P (1983) Wider den Methodenzwang, In: Duerr HP (Hrsg) Versuchungen. Zur Philosophie Feyerabends. Suhrkamp, Frankfurt (Weiße Reihe, Bd 36)
Franz ML von (1981) Zeit – Strömen und Stille. Insel-Verlag, Frankfurt
Fraser JT, Lawrence N(eds) (1972, 1975, 1979) The study of time: Proceeding of the first (second, third) Conference of the International Society of Time. Springer, Berlin Heidelberg New York, 3 Bde
Freud S (1942) Die Traumdeutung. Ges Werke. Imago, London
Freud S (1951) Studien über Hysterie. Ges Werke, Imago, London
Friedell E (1928, 1947) Kulturgeschichte der Neuzeit, Bd I–III. Beck, München
Fritze E (Hrsg) (1983) Lehrbuch der Anamneseerhebung und allgemeinen Krankenuntersuchung, 3. Aufl. Edition Medicin, Weinheim
Froelich RE, Bishop FM (1973) Die Gesprächsführung des Arztes. Ein programmierter Leitfaden. Springer, Berlin Heidelberg New York
Fuchs M (1984) Funktionelle Entspannung. Hippokrates, Stuttgart

Gadamer HG (1960) Wahrheit und Methode. Mohr, Tübingen
Gadamer HG (1967) Apologie der Heilkunst. Kleine Schriften. Mohr, Tübingen
Gadamer HG, Vogler P (Hrsg) (1972) Neue Anthropologie, Bd 1–7. Thieme, Stuttgart
Gebsattel VE von (1964) Imago Hominis. Beiträge zu einer personalen Anthropologie. Neues Forum, Schweinfurt

Gehlen A (1958) Der Mensch, seine Natur und seine Stellung in der Welt, 6. Aufl. Athenäum, Bonn
Geisler L (1987) Arzt und Patient im Gespräch. Pharma-Verlag, Frankfurt.
Gerok W (1987) Handeln aus rationaler Erkenntnis statt mythischer Heilslehre. Eröffnungsrede 39. Therapiewoche, Karlsruhe. Neue Ärztliche 164
Görres A (1964) Sinn und Grenzen biographischer Methoden in der Psychosomatischen Medizin. Jb Psychol Psychother Med Anthropol 11: 319–342
Görres A (1978) Kennt die Psychologie den Menschen? Fragen zwischen Psychotherapie, Anthropologie und Christentum. Piper, München
Graumann HM (1976) Das Verstehen. Versuch einer historisch-kritischen Einleitung in die Phänomenologie des Verstehens. In: Psychologie des XX. Jahrhunderts, Bd I. Kindler, Zürich, S 159–271
Greenson RR (1973) Technik und Praxis der Psychoanalyse, Bd I. Klett, Stuttgart
Groddeck G (1920) Eine Symptomanalyse. Int Z Psychoanal 6: 320–327
Groeben N, Westmeyer H (1981) Kriterien psychologischer Forschung, 2. Aufl. Juventa-Verlag, München
Groeben N (1986) Handeln, Tun, Verhalten als Einheiten einer verstehend-erklärenden Psychologie. Francke Tübingen
Gross R (1969) Medizinische Diagnostik – Grundlagen und Praxis. Springer, Berlin Heidelberg New York
Gross R (1979) Zur Gewinnung von Erkenntnissen in der Medizin. Erfahrungen, Institution, Modelle. Dtsch Ärztebl 79: 2571
Grote LR (1958) Meinungen und Erfahrungen über Musiktherapie. In: Teirich HR (Hrsg) Musik in der Medizin. F Fischer, Stuttgart
Gruber GB (1934) Einführung in Geist und Studium der Medizin, Leipzig
Grund G, Siems W (1961) Die Anamnese. Leipzig
Gundert-Remy U, Möntmann U, Weber E (1978) Studien zur Regelmäßigkeit der Einnahme von verordneten Medikamenten bei stationären Patienten. Inn Med 5: 27–33, 78–83
Guntern G (1982) Autoorganisation in Humansystemen. In: Zusammenhänge 3, Menschliche Systeme: Ein Rahmen für das Denken, die Forschung und das Handeln. Inst für Ehe und Familie, Zürich

Habermas J (1973) Erkenntnis und Interesse. Suhrkamp, Frankfurt
Häfner H (1961) Psychopathen: Daseinsanalytische Untersuchungen zur Struktur und Verlaufsgestalt von Psychopathen. Springer, Berlin, Göttingen, Heidelberg
Hahn P (1958) Die therapeutische Situation in der Freud'schen, Jung'schen und anthropologischen Psychotherapie. Diss Heidelberg
Hahn P (1965) Zur Analyse der auslösenden Situation bei der sog „Herzphobie". Z Psychosom Med 11: 264–280
Hahn P (1971) Der Herzinfarkt in psychosomatischer Sicht. Vandenhoeck & Ruprecht, Göttingen
Hahn P (Hrsg) (1979) Die Psychologie des XX. Jahrhunderts, Band IX: Ergebnisse für die Medizin (1), Psychosomatik. Kindler, München Nachdruck (1983) in 2 Bd. Beltz, Weinheim, Basel
Hahn P (1980) Allgemeine Klinische und Psychosomatische Medizin. Entwicklung und Standort. Heidelberger Jahrbücher, Bd XXIV. Springer, Berlin Heidelberg New York
Hahn P, Ferner H (1982) Über den Stellenwert testpsychologischer Untersuchungsverfahren in der klinischen Medizin. In: Kommerell et al. (Hrsg) Fortschritte der Inneren Medizin. Springer, Berlin Heidelberg New York
Hahn P, Jacob W (Hrsg) (1987) Viktor von Weizsäcker zum 100. Geburtstag. Beiträge zum Symposion der Universität Heidelberg 1.–3. 5. 1986. Springer, Berlin Heidelberg New York Tokyo
Hamburger J (1972) Macht und Ohnmacht der Medizin. Plädoyer für ein neues Ethos. Bertelsmann, Gütersloh
Hansen K (1950) Lesebuch für Ärzte. Henssel, Berlin

Harms V (1977) Biomathetik, Statistik und Dokumentation, 2. Aufl. Harms, Kiel
Hartmann E von (1869) Philosophie des Unbewußten
Hartmann F (1965) Die Anamnese, Teil I. In: Bock HE et al. (Hrsg) Klinik der Gegenwart, Bd 10, S 691–718, Urban & Schwarzenberg, München
Hartmann F (1973) Ärztliche Anthropologie. Schünemann, Bremen
Hartmann F (1975a) Einleitung in das Studium der Heilkunde Medizin. Hochschule Hannover
Hartmann F (1975b) Medizin in Bewegung – Arzt im Umgang. Vandenhoeck & Ruprecht, Göttingen
Hartmann F (1978) Der erste Satz des Kranken im Gespräch mit dem Arzt. Therapiewoche 28: 8056–8062
Hartmann F (1983) Zeitgestalt und Dauer im Kranksein. Kongreß der AÄGP/DGPPT Heidelberg, 11. 9. 83
Hartmann F (1984) Patient, Arzt und Medizin. Beiträge zur ärztlichen Anthropologie. Verlag für Medizinische Psychologie im Verlag Vandenhoeck & Ruprecht, Göttingen
Hartmann H (1972) Die Grundlagen der Psychoanalyse. Klett, Stuttgart
Hartmann N (1941) Grundzüge einer Metaphysik der Erkenntnis, 3 Aufl. Gruyter, Berlin
Hegglin R (1963) Differentialdiagnose innerer Krankheiten, 3. Aufl. Thieme, Stuttgart
Hegglin R, Siegenthaler W (1980) Differentialdiagnose innerer Krankheiten, 14. Aufl. Thieme, Stuttgart
Heidegger M (1979) Sein und Zeit. Niemeyer, Tübingen
Heinroth J Ch A (1818) Lehrbuch der Störungen des Seelenlebens oder Seelenstörungen. FC Vogel, Leipzig
Hellpach W (1948) Wirken in Wirren. Lebenserinnerungen, 1. Band (1877–1914), 2 Band (1914–1925). Wegener, Hamburg
Hellpach W (1949) Klinische Psychologie. Thieme, Stuttgart
Hempel CG, Oppenheim P (1948) Studies in the logic of explanation. Philos Sci 15: 135–175
Henkelmann T (1986) Viktor von Weizsäcker (1886–1957). Materialien zu Leben und Werk. Springer, Berlin Heidelberg New York Tokyo
Hensel H (1966) Allgemeine Sinnesphysiologie. Hautsinne, Geschmack, Geruch. Springer, Berlin Göttingen Heidelberg
Hensel H (1979) Allgemeine Sinnesphysiologie. In: Keidel WD (Hrsg) Kurzgefaßtes Lehrbuch der Physiologie, 5. Aufl. Stuttgart, Thieme
Herrmann JM, Schüffel W (1983) Das ärztliche Interview. Ein Audiolehrgang (mit Kassette) ROCOM, Basel
Heuser-Schreiber H (Hrsg) (1982) Arzt und Patient im Gespräch. Perspektiven einer neuen Zusammenarbeit. Aesopus-Verlag, Basel
Hickethier A (1952) Farbenordnung Hickethier. Osterwald, Hannover
Hoff F et al. (1956) Vom ärztlichen Denken und Handeln. Deutsche Kliniker über die Medizin unserer Zeit. Sammelband von Arbeiten aus der DMW. Thieme, Stuttgart
Hoffmann-Richter U (1985) Der Knoten im roten Faden. Eine Untersuchung zur Verständigung von Arzt und Patient in der Visite. Arbeiten zur Sprachanalyse, Bd 4. P Lang, Bern
Holldack K (1959) Lehrbuch der Auskultation und Perkussion. Thieme, Stuttgart
Huber HP (1978) Kontrollierte Fallstudie. In: Poasoratz LJ, Wewetzer KH (Hrsg) Handbuch der Psychologie, Bd 8/2. Hogrefe, Göttingen, S 1153–1199
Hufeland Ch W (1950) Der Beruf des Arztes (1837). In: Hansen K (Hrsg) Lesebuch für Ärzte. 86–99 Henssel, Berlin
Huizinga J (1958) Homo ludens. Vom Ursprung der Kultur im Spiel. In: Rowohlts deutsche Enzyklopädie, Bd 21. Hamburg
Husserl E (1928) Logische Untersuchungen, Bd I–III. Halle

Illich J (1975) Die Enteignung der Gesundheit. Medical Nemesis. Rowohlt, Hamburg
Illich J (1983) Die Nemesis der Medizin. Von den Grenzen des Gesundheitswesens. Rowohlt, Hamburg

Israel J (1979) Der Begriff Dialektik, Erkenntnistheorie, Sprache und dialektische Gesellschaftswissenschaft. Rowohlt, Hamburg

Jacob W (1967) Medizinische Anthropologie im 19 Jahrhundert. Mensch – Natur – Gesellschaft. Beitrag zu einer theoretischen Pathologie. Enke, Stuttgart
Jacob W (1978) Kranksein und Krankheit. Anthropologische Grundlagen einer Theorie der Medizin. Hüthig, Heidelberg
Jaspers K (1931) Die geistige Situation der Zeit, Gruyter, Berlin (5. Aufl 1964)
Jaspers K (1948) Der philosophische Glaube. Piper, München
Jaspers K (1958) Von der Wahrheit. Piper, München
Jaspers K (1973) Allgemeine Psychopathologie, 9. Aufl. Springer, Berlin Heidelberg New York

Kant J (1956) Kritik der reinen Vernunft. Wissenschaftl Buchgesellsch, Darmstadt
Kemmler L, Eckelmeyer L (1978) Anamneseerhebung. In: Handbuch der Psychologie, Bd 8/2. 1628–1648
Kessler BH (1982) Biographische Diagnostik. In: Groffmann KJ, Michel L (Hrsg) Enzyklopädie der Psychologie, Bd II/3: Persönlichkeitsdiagnostik. Hogrefe, Göttingen
Kisker KP (1963) Gedanken zur schizophrenen Wandlung als einer menschlichen Möglichkeit. In: Wiesenhütter E (Hrsg) Werden und Handeln. Hippokrates, Stuttgart
Kisker KP, Meyer JE, Müller M, Stromgren E (1979) Psychiatrie der Gegenwart, 2. Aufl, Bd I/1: Grundlagen und Methoden der Psychiatrie. Springer, Berlin Heidelberg New York
Kisskalt K (1944) Theorie und Praxis der Medizinischen Forschung. Lehmanns-Verlag, München (1. Aufl 1942)
Klages L (1960) Der Geist als Widersacher der Seele. Bourier, Bonn
Klapp BE (1985) Psychosoziale Intensivmedizin. Springer, Berlin Heidelberg New York Tokyo
Kliemt H (1986) Grundzüge der Wissenschaftstheorie. Eine Einführung für Mediziner und Pharmazeuten. G Fischer, Stuttgart
Klovekorn GH (1956) Das Porträt des Arztes. Baer, Leverkusen
Köhle K, Raspe HH (1982) Das Gespräch während der ärztlichen Visite. Urban & Schwarzenberg, München
König R (1957) Das Interview, 2. Aufl. Kiepenheuer & Witsch, Köln
Körner J (1985) Vom Erklären zum Verstehen in der Psychoanalyse. Untersuchungen zur psychoanalytischen Methode. Verlag für Medizinische Psychologie im Verlag Vandenhoeck & Ruprecht, Göttingen
Kohut H (1975) Die Zukunft der Psychoanalyse. Aufsätze zu allgemeinen Themen und zur Psychologie des Selbst. Suhrkamp, Frankfurt
Kohut H (1979) Die Heilung des Selbst. Suhrkamp, Frankfurt
Kosing A (1975) Dialektik. In: Klaus G, Buhl M (Hrsg) Philosophisches Wörterbuch, Bd I. Berlin
Krecke A (1932) Vom Arzt und seinen Kranken. JF Lehmanns, München
Krehl L (1902) Über die Entstehung hysterischer Erscheinungen. In: Bergmann E von, Winckel F von (Hrsg) Sammlung klinischer Vorträge, Nr 330. Breitkopf Härtel, Leipzig, S 728–744
Krehl L (1930) Entstehung, Erkennung und Behandlung innerer Krankheiten, 13. Aufl. Leipzig
Kretschmer E (1963) Medizinische Psychologie, 12. Aufl. Thieme, Stuttgart
Kröger F, Luban-Plozza B (Hrsg) (1982) Studenten-Balint-Gruppen. Eine Erweiterung der medizinischen Ausbildung. In: Bazint E, Luban-Plozza B (Hrsg) Patientenbezogene Medizin, Bd 4. G Fischer, Stuttgart
Künsebeck HW, Lempa W, Freyberger H (1984) Häufigkeit psychischer Störungen bei nicht-psychiatrischen Klinikpatienten. Eine Prävalenzstudie. Dtsch Med Wochenschr 109: 1438–1442

Küppers H (1978) Das Grundgesetz der Farbenlehre, Dumont, Köln
Kütemeyer W (1947) Wandlungen medizinischer Anthropologie. In: Beiträge aus der Allg. Medizin, H. 1, Enke, Stuttgart
Kütemeyer W (1963) Die Krankheit in ihrer Menschlichkeit. Vandenhoeck u. Ruprecht, Göttingen
Kuhn Th S (1976) Die Struktur wissenschaftlicher Revolutionen. Suhrkamp, Frankfurt
Kuhn Th S (1978) Die Entstehung des Neuen: In: Krüger L (Hrsg) Studien zur Struktur der Wissenschaftsgeschichte. Suhrkamp, Frankfurt
Kussmaul A (1899) Jugenderinnerungen eines alten Arztes. Bonz, Stuttgart

Lang H (1973) Die Sprache und das Unbewußte. Suhrkamp, Frankfurt
Langen D (1969) Psychodiagnostik, Psychotherapie. Thieme, Stuttgart
Laplanche J, Pontalis JB (1972) Das Vokabular der Psychoanalyse. Suhrkamp, Frankfurt
Lay R (1971/1973) Grundzüge einer komplexen Wissenschaftstheorie, Bd 1 und 2. Knecht, Frankfurt
Lasch HG, Arnold M, Grundmann E, Heimann H, Mattern H, Ungeheuer E (1982) Die Ausbildung zum Arzt in der Bundesrepublik Deutschland. Denkschrift zur Reform der ärztlichen Ausbildung. Bleicher, Gerlingen
Lauda E (1958), zit nach Gross R (1969)
Lickint K (1968) Der Empfang des Patienten und das Erstinterview in der Psychiatrischen Klinik. Nervenarzt 39: 451
Liek E (1927) Der Arzt und seine Sendung. Gedanken eines Ketzers. JF Lehmanns, München
Lienert G (1967) Testaufbau und Testanalyse. Beltz, Weinheim
Löwith (1928, 1981) Mensch und Menschenwelt. Sämtl Schriften, Bd 1. Metzler, Stuttgart
Lorenzer A (1974) Die Wahrheit der psychoanalytischen Erkenntnis. Suhrkamp, Frankfurt
Lubac de H (1950) Paradoxe des gelebten Glaubens. Schwann, Düsseldorf
Luban-Plozza B (1974) Praxis der Balint-Gruppen. Lehmanns-Verlag, München
Lüth P (1974) Medizin als Natur- und Sozialwissenschaft. Habel, Darmstadt
Lüth P (1981) Vor der ersten Sprechstunde. Daten, Erfahrungen und Empfehlungen zur Niederlassung in freier Praxis. Medical Tribune, Wiesbaden

Maeder A (1952) Sendung und Aufgabe des Arztes. Rascher, Zürich
Mannheim K (1973) zit nach Lay R
Marcel G (1954) Sein und Haben. Paderborn
Mattetjat F, Brumm J (1977) Kommunikationspsychologische Grundlagen. In: Pongratz LJ, Wewetzer KH (Hrsg) Handbuch der Psychologie, Bd 8/1. Hogrefe, Göttingen, S 715–843
Maturana HR (1985) Erkennen: Die Organisation und Verkörperung von Wirklichkeit. Vieweg, Braunschweig
Maurois A (1930) Aspects de la biographie, 28 edn. Paris
Mechanic D (1962) The concept of illness behavior J chron dis 15: 189–194
Meerwein F (1969) Das ärztliche Gespräch. Huber, Bern (3. Aufl 1986)
Merleau-Ponty M (1966) Phänomenologie der Wahrnehmung. Gruyter, Berlin
Merleau-Ponty M (1974) Die Abenteuer der Dialektik. Suhrkamp, Frankfurt
Meyer AE (1969) Probleme der ES-ICH-ÜBERICH-Gliederung. Psyche 23: 561–591
Miller JG (1978) Living systems. McGraw-Hill New York
Minkowski E (1971) Die gelebte Zeit. O Müller, Salzburg
Mittelstrass J (1984) Enzyklopädie Philosophie und Wissenschaftstheorie, Bd 1 u 2. Wissenschaftsverlag Bibliographisches Institut, Mannheim
Morgan WL, Engel GL (1977) Der klinische Zugang zum Patienten. Anamnese und Körperuntersuchung. Eine Anleitung für Studenten und Ärzte. Huber, Bern
Morgenthaler F (1978) Technik. Zur Dialektik der psychoanalytischen Praxis. Syndikat, Frankfurt a M
Müller F von (1951) Lebenserinnerungen. Lehmann, München
Müri W (Hrsg) (1962) Der Arzt im Altertum. Meimeran, München

Naess A (1975) Kommunikation und Argumentation. Scriptor-Verlag, Kronberg

Oehme C (1948) Die Bildung des Arztes. Ein Beitrag zur Bildung des Menschen überhaupt. Kerle, Heidelberg
Oehme C (1961) Am Wege gewachsen. Skulima, Heidelberg
Oehler K (1984) Zeichen und Realität. Akten des 3. semiotischen Kolloquiums, Hamburg 1981, Bd 1. Stauffenberg, Tübingen

Parin P (1977) Das Ich und die Anpassungs-Mechanismen. Psyche 31: 481–515
Payk Th R (1978) Mensch und Zeit. Hippokrates, Stuttgart
Penzoldt E (1955) Der dankbare Patient. Suhrkamp, Frankfurt
Peterfreund E (1971) Information, systems and psychoanalysis. An evolutionary biological approach to psychoanalytic theory. Intern Univ Press, New York
Petzold E, Reindell A (1980) Klinische Psychosomatik. Quelle u. Meyer (UTB), Heidelberg
Petzold E, Luban-Plozza B, Mattern H, Bergmann G (Hrsg) (1987) Brücken von der Psychosomatik zur Allgemeinmedizin. Springer, Berlin Heidelberg New York Tokyo
Pfleiderer B, Bichmann W (1985) Krankheit und Kultur. Eine Einführung in die Ethnomedizin. Reimer, Berlin
Piaget J (1975) Die Entwicklung des Erkennens. Ges Werke VIII–X. Klett, Stuttgart
Plügge H (1957) Zur Phänomenologie des Leib-Erlebens, besonders bei inneren Krankheiten. Jb Psychol Psychother 5: 155–168
Plügge H (1962) Wohlbefinden und Mißbefinden. Eine phänomenologische Studie. Niemeyer, Tübingen
Plügge H (1967) Der Mensch und sein Leib. Niemeyer, Tübingen
Popper KR (1973) Objektive Erkenntnis. Ein evolutionärer Entwurf. Hoffmann & Campe, Hamburg
Popper KR (1975) Die offene Gesellschaft und ihre Feinde, 4. Aufl. Francke, Bern
Popper KR (1976) Logik der Forschung, 6. Aufl. Mohr, Tübingen
Popper KR, Eccles JC (1982) Das Ich und sein Gehirn. Piper, München
Portmann A (1956) Zoologie und das neue Bild des Menschen. Rowohlt, Hamburg

Rad M von (1974) Anthropologie als Thema von psychosomatischer Medizin und Theologie. Kohlhammer, Stuttgart
Ramon y Cajal S (1938) Regeln und Ratschläge zur wissenschaftlichen Forschung, 2. Aufl. Reinhardt, München
Raspe HH (1983) Aufklärung und Information im Krankenhaus. Vandenhoeck & Ruprecht, Göttingen
Ricoeur P (1974) Hermeneutik und Psychoanalyse: Konflikt der Interpretationen, Bd II. Kösel, München
Riedl R (1981) Biologie der Erkenntnis. Parey, Berlin
Riemann F (1961) Grundformen der Angst und die Antinomien des Lebens. Reinhardt, München
Riesman D (1959) Die einsame Masse. Mit einer Einführung von Helmut Schelsky. Rowohlt, Hamburg
Ritschl D (1984) Zur Logik der Theologie. Kaiser, München
Rössler D (1959) Krankheit und Geschichte in der Anthropologischen Medizin. Medicus, Tübingen
Roth E (1958) Der Wunderdoktor. Hanser, München

Sartre JP (1956) Situationen. Essays. Rowohlt, Hamburg
Schaefer H (1979) Plädoyer für eine neue Medizin. Warnung und Appell. Piper, München
Schaefer H (1983) Medizinische Ethik. Dr E Fischer, Heidelberg

Schafer R (1981) Psychoanalyse als Handlungstheorie. Psyche 10: 875–926
Schafer R (1982) Eine neue Sprache für die Psychoanalyse. Klett-Cotta, Stuttgart
Scheler M (1913) Über Scham und Schamgefühle. In: Nachlaßband I, 1933, Der Neue Geist-Verlag, Berlin
Scheler M (1929) Die Stellung des Menschen im Kosmos. Otto Reichl-Verlag, Darmstadt
Schettler G, Nüssel E (1976) Die Anamnese. In: Schettler G (Hrsg) Innere Medizin, Bd 1. Thieme, Stuttgart
Scheurle HJ (1984) Die Gesamtsinnesorganisation. Thieme, Stuttgart
Schipperges H (Hrsg) (1971) Ausbildung zum Arzt von morgen. Thieme, Stuttgart
Schipperges H (1972) Anthropologien in der Geschichte der Medizin. In: Gadamer HG (Hrsg) Biologische Anthropologie, Bd II. Thieme, Stuttgart
Schipperges H (1975) Am Leitfaden des Leibes: zur Anthropologik und Therapeutik Friedrich Nietzsches. Edition Alpha. Klett, Stuttgart
Schipperges H (1976) Die Medizin in der Welt von morgen. Econ, Düsseldorf
Schleich CL (1920) Besonnte Vergangenheit. Lebenserinnerungen 1859–1919. Rowohlt, Hamburg
Schmidbauer W (1977) Die hilflosen Helfer. Über die seelische Problematik der helfenden Berufe. Rowohlt, Hamburg
Schmidt LR, Kessler BH (1976) Anamnese. Methodische Probleme, Erhebungsstrategien und Schemata. Beltz, Weinheim
Schraml WJ (1970a) Das klinische Gespräch in der Diagnostik. In: Schraml WJ (Hrsg) Klinische Psychologie. Huber, Bern
Schraml WJ (1970b) Klinische Psychologie. Huber, Bern
Schüffel W, Schonecke OW (1973) Die Anamneseerhebung als Gespräch. Therapiewoche 30: 2478–2484
Schüffel W (Hrsg) (1983) Sprechen mit Kranken. Erfahrungen studentischer Anamnesegruppen. Urban & Schwarzenberg, München
Schultz JH (1951) Bionome Psychotherapie. Thieme, Stuttgart
Schultz JH (1955) Grundfragen der Neurosenlehre. Aufbau und Sinn-Bild, Propädeutik einer medizinischen Psychologie. Thieme, Stuttgart
Schultz JH (1960) Das Autogene Training, 10. Aufl. Thieme, Stuttgart
Schultz JH (1964) Lebensbilderbuch eines Nervenarztes. Jahrzehnte in Dankbarkeit. Thieme, Stuttgart
Schultz-Hencke H (1951) Lehrbuch der analytischen Psychotherapie. Thieme, Stuttgart
Schulz W (1972) Philosophie in der veränderten Welt. Neske, Pfullingen
Schweitzer A (1950) Denken und Tat. Meiner, Hamburg
Schwidder W (1959) Neopsychoanalyse. In: Gebsattel V von et al. (Hrsg) Handbuch der Neurosen und Psychotherapie, Bd III. Urban & Schwarzenberg, München
Seidler E (1983) Medizinische Anthropologie. Springer, Berlin Heidelberg New York Tokyo
Seiffert H (1975) Einführung in die Wissenschaftstheorie 1 u 2. CH Beck, München
Selg H, Bauer W (1971) Forschungsmethoden der Psychologie. Kohlhammer, Stuttgart
Siebeck R (1935) Die Beurteilung und Behandlung Herzkranker. Lehmanns-Verlag, München
Siebeck R, Weizsäcker V von, Schultz-Hencke H (1940) Über seelische Krankheitsentstehung. Thieme, Leipzig
Siebeck R (1953) Medizin in Bewegung. Thieme, Stuttgart
Sigerist HE (1970) Große Ärzte. Eine Geschichte der Heilkunde in Lebensbildern, 6. Aufl. Lehmanns Verlag, München
Simon F (1987) Klinische Epistemologie. Habil. Schrift, Heidelberg
Simon-Schaefer R (1973) Dialektik. Kritik eines Wortgebrauches. Fromman-Holzbog, Stuttgart
Speck J (Hrsg) (1980) Handbuch wissenschaftstheoretischer Begriffe, Bd I–III. Vandenhoeck & Ruprecht, Göttingen
Stachowiak H (1973) Allgemeine Modelltheorie. Springer, Berlin Heidelberg New York
Stegmüller W (1969) Metaphysik, Skepsis, Wissenschaft. Springer, Berlin Heidelberg New York

Stegmüller W (1975) Hauptströmungen der Gegenwartsphilosophie, Bd I u II. Kröner, Stuttgart
Stegmüller W (1980) Neue Wege der Wissenschaftsphilosophie. Springer, Berlin Heidelberg New York
Steinhausen M (1978) Grenzen der Medizin. Hüthig, Heidelberg
Stemplinger E (1949) Von berühmten Ärzten. Anekdoten. Piper, München
Stierlin H, Rücker-Emden I, Wetzel N, Wirsching M (1977) Das erste Familiengespräch. Theorie-Praxis-Beispiele. Klett, Stuttgart
Stoffels H (1986) Umgang mit dem Widerstand. Eine anthropologische Studie zur psychotherapeutischen Praxis. Verlag für Medizinische Psychologie im Verlag Vandenhoeck & Ruprecht, Göttingen
Strasser S (1964) Phänomenologie und Erfahrungswissenschaft vom Menschen. De Gruyter, Berlin
Straus E (1956) Vom Sinn der Sinne. Springer, Berlin Göttingen Heidelberg
Stroomann G (1960) Aus meinem roten Notizbuch. Ein Leben als Arzt auf Bühlerhöhe. Societäts-Verlag, Frankfurt
Stucke W (Hrsg) (1987) Die Arzt-Patienten-Beziehung im Krankenhaus. G Fischer, Stuttgart
Szilasi W (1959) Einführung in die Phänomenologie Edmund Husserls. Niemeyer, Tübingen

Tausch R, Tausch AM (1978) Personenzentrierte Gesprächspsychotherapie. In: Pongratz LJ (Hrsg) Handbuch der Psychologischen und Klinischen Psychologie, Bd 8/2. Hogrefe, Göttingen
Tausch R (1960) Das psychotherapeutische Gespräch. Erwachsenen-Psychotherapie in nicht-direkter Orientierung. Hogrefe, Göttingen
Teilhard de Chardin P (1959) Der Mensch im Kosmos. Beck, München
Tellenbach H (1975) Die Begründung psychiatrischer Erfahrung und psychiatrischer Methoden in philosophischen Konzeptionen vom Wesen des Menschen. In: Gadamer HG et al [Hrsg.] Neue Anthropologie, Bd. 6 S.138–181, Thieme, Stuttgart
Thomä H (1963/64) Die Neo-Psychoanalyse Schultz-Henckes – eine historische und kritische Betrachtung. Psyche 17: 44–79, 81–128
Thomä H, Kächele H (1973) Wissenschaftstheoretische und methodologische Probleme der klinisch-psychoanalytischen Forschung. Psyche 27 (3, 4): 205–236, 309–355
Thomä H, Grünzig HJ, Böckenförde H, Kächele H (1976) Das Konsensusproblem in der Psychoanalyse. Psyche 30: 978–1027
Thomä H, Kächele H (1986) Lehrbuch der psychoanalytischen Therapie. Springer, Berlin Heidelberg New York Tokyo
Thomä H (1977) Fallstudie und Längsschnittuntersuchung. In: Strube G (Hrsg) Psychologie des XX. Jahrhunderts, Bd V. 213–235, Kindler, München
Thorwald J (1962) Macht und Geheimnis der frühen Ärzte. Ägypten, Babylon, Indien, China, Mexiko, Peru. Droemer-Knaur, Zürich
Toynbee AJ (1958/1961) Der Gang der Weltgeschichte. Aufstieg und Verfall der Kulturen. Europa-Verlag, Zürich
Trankell A (1971) Der Realitätsgehalt von Zeugenaussagen. Methodik der Aussagepsychologie. Vandenhoeck & Ruprecht, Göttingen
Trueb H (1951) Heilung aus der Begegnung. Eine Auseinandersetzung mit der Psychologie. CG Jungs. Klett, Stuttgart
Türmer M (1976) Klinische Untersuchungsbögen fürs Staatsexamen. Jungjohann, Heidelberg

Uexküll Th von, Wick E (1962) Die Situationshypertonie. Arch Kreislaufforsch 39: 236–271
Uexküll Th von (1963) Grundfragen der psychosomatischen Medizin. Rowohlt, Hamburg

Uexküll Th von et al. (Hrsg) (1986) Psychosomatische Medizin. 3. Aufl. Urban & Schwarzenberg, München
Uexküll Th von (1984) Zeichen und Realität als anthroposemiotisches Problem. In: Oehler K (Hrsg) Zeichen und Realität. Stauffenburg, Tübingen
Uexküll Th von, Wesiack W (1988) Theorie der Humanmedizin. Urban und Schwarzenberg, München
Undeutsch U (1967) Handbuch der Psychologie. Forensische Psychologie, Bd XI. Hogrefe, Göttingen

Vogt R (1979) Wissenschaftstheoretische Leitlinien in ihrer Bedeutung für die Psychosomatische Medizin. In: Hahn P (Hrsg) Enzyklopädie des XX. Jahrhunderts, Bd IX. Kindler, München, S 9–29
Volhard F (1952) Vor die Therapie setzten die Götter die Diagnose. In memoriam f V Baden. Hofmann-La Roche, Basel

Wagner F (1972) Mensch und Umwelt – ein Kulturvergleich. In: Gadamer HG, Vogler P (Hrsg) Neue Anthropologie, Bd 3. Thieme, Stuttgart
Walter E et al. (1974) Biomathematik für Mediziner. Teubner, Stuttgart
Wartenberg R (1954) Neurologische Untersuchungsmethoden in der Sprechstunde. Thieme, Stuttgart
Watzlawick P, Beavin JH, Jackson DD (1972) Menschliche Kommunikation. Huber, Bern
Weiler L (1942) Carl Theodor Billroth. Fels-Verlag, Essen
Weingartner P (1971) Wissenschaftstheorie, Bd 1–3, Fromann-Holzboog, Stuttgart
Weizsäcker CF von (1956) Gestaltkreis und Komplementarität. In: Vogel P (Hrsg) Weizsäcker V von – Arzt im Irrsaal der Zeit. Vandenhoeck & Ruprecht, Göttingen, S 21–53
Weizsäcker CF von (1973) Die Tragweite der Wissenschaft. Hirzel, Stuttgart
Weizsäcker CF von (1977) Der Garten des Menschlichen. Hanser, München
Weizsäcker CF von (1983) Wahrnehmung der Neuzeit. Hanser, München
Weizsäcker V von (1926, 1987) Die Schmerzen. Die Kreatur. In: Achilles P et al. (Hrsg) V v Weizsäcker, Ges Schriften Bd 5. Suhrkamp, Frankfurt
Weizsäcker V von (1947 a) Der Begriff der Allgemeinen Medizin. Einführung in die Schriftenreihe. In: Beiträge aus der Allgemeinen Medizin, Heft 1, Enke, Stuttgart
Weizsäcker V von (1947 b) Der Gestaltkreis. Theorie der Einheit von Wahrnehmen und Bewegen. Thieme, Stuttgart
Weizsäcker V von (1948) Grundfragen Medizinischer Anthropologie. Furche-Verlag, Tübingen
Weizsäcker V von (1949 a) Begegnungen und Entscheidungen. Köhler, Stuttgart
Weizsäcker V von (1949 b) Arzt und Kranker. Köhler, Stuttgart
Weizsäcker V von (1950) Diesseits und jenseits der Medizin. Köhler, Stuttgart
Weizsäcker V von (1955) Natur und Geist. Vandenhoeck & Ruprecht, Göttingen
Weizsäcker V von (1956 a) Pathosophie. Vandenhoeck & Ruprecht, Göttingen
Weizsäcker V von (1956 b) Arzt im Irrsaal der Zeit. Eine Freundesgabe zum 70. Geburtstag am 21. 4. 1956. Vogel P (Hrsg). Vandenhoeck & Ruprecht, Göttingen
Weizsäcker V von (1960) Gestalt und Zeit. Vandenhoeck & Ruprecht, Göttingen
Wesiack W (1979) Das ärztliche Gespräch – Versuch einer Strukturanalyse. In: Uexküll Th von (Hrsg) Lehrbuch der Psychosomatischen Medizin, 1. Aufl. Urban & Schwarzenberg, München
Wiehl R (1980) Der Anti-Cartesianismus und die psychophysischen Zusammenhänge. Z Klin Psych Psychoth 28: 197–208
Wiener N (1963) Kybernetik. Econ, Düsseldorf
Willi J (1979) Verständigungsschwierigkeiten in der Arzt-Psychotherapeut-Beziehung. Prax Psychother Psychosom 24: 15–24
Wittgenstein L (1921/1963) Tractatus logico-philosophicus. Suhrkamp, Frankfurt
Wittgenstein L (1964/1981) Philosophische Bemerkungen. Suhrkamp, Frankfurt

Wottawa H (1979) Besondere Probleme der empirisch-analytischen Forschung im Bereich der Psychosomatik. In: Hahn P (Hrsg) Enzyklopädie des XX. Jahrhunderts, Bd IX. Kindler, München, S 30–39
Wright GH (1974) Erklären und Verstehen. Athenäum Fischer, Frankfurt
Wurmser L (1981) The mask of shame. A psychoanalytic study of shame affects and shame conflicts. John Hopkins Univ Press, Baltimore
Wurmser L (1986) Die innere Grenze. Das Schamgefühl – ein Beitrag zur ÜBER-ICH-Analyse. Jahrb Psychoanal 18: 16–41
Wurmser L (1986) Gedanken zu Grünbaums Kritik an der Psychoanalyse. Vortr Schweiz Psychoanalytische Gesellschaft 23. 5. 1986, Zürich
Wyss D (1973) Beziehung und Gestalt. Vandenhoeck & Ruprecht, Göttingen
Wyss D (1976) Mitteilung und Antwort. Untersuchungen zur Biologie, Psychologie und Psychopathologie von Kommunikation. Vandenhoeck & Ruprecht, Göttingen
Wyss D (1980) Zwischen Logos und Antilogos. Vandenhoeck & Ruprecht, Göttingen
Wyss D (1982) Der Kranke als Partner. Lehrbuch der anthropologisch-integrativen Psychotherapie, Bd I u II. Vandenhoeck & Ruprecht, Göttingen
Wyss D (1986a) Vom zerstörten zum wiederentdeckten Leben. Kritik der modernen Biologie. Vandenhoeck & Ruprecht, Göttingen
Wyss D (1986b) Erkranktes Leben – Kranker Leib. Von einer organismusgerechten Biologie zur psychosomatischen Pathophysiologie. Vandenhoeck & Ruprecht, Göttingen
Wyss D (1987) Der psychosomatisch Kranke. Zwischen Krisen und Scheitern. Vandenhoeck & Ruprecht, Göttingen

Zander E und W (1977) Die Neo-Psychoanalyse von Harald Schultz-Hencke. In: Eicke D (Hg) Die Psychologie des XX. Jahrhunderts, Bd. III, 426–474. Kindler, München.
Zenker R (1973) Vom Arzt in unserer Zeit. Abschiedsvorlesung, 22. Februar 1973, München. Lehmann, München
Zutt J (1963) Auf dem Wege zu einer anthropologischen Psychiatrie. Gesammelte Aufsätze. Springer, Berlin Göttingen Heidelberg

SACHVERZEICHNIS

Die Stichworte des Sachverzeichnisses beziehen sich nur auf den „text"

Ablehnung 160, 164
Abstammungslehre 46
Abstinenzprinzip 240
Abwehrmechanismen 240
Adäquatheit der Methode 332
Amateur 32, 34
Ambivalenz 128
Anamnese 178, 238, 350
–, assoziative 222
–, Basisanamnese 182, 186
–, biographische 206, 210, 212, 352
–, Eigenanamnese 182
–, erweiterte 96, 200, 202, 351
–, Fremdanamnese 182
–, klinische 190
–, tiefenpsychologische 220, 226, 356
Anamneseerheber 180
Anatomie 38, 46, 342
Anfänger 44
Anpassungsmechanismus 240
Anthropologie 46, 52, 58, 140, 206
Antinomien 256
Antithese 134, 136
Antwort 152
Anziehung, erotische 266
Apparate 278
Applikation 130
Applizieren 128
Arbeitsbündnis 240
Archimedes 2
Arzt 140, 142
Arztbrief 336, 340
Assistent 304
Assoziation 48
Ästhetik 28
Asymmetrie 238, 240
Aufmerksamkeit, freischwebende 88
Aufzeichnungen 326
Ausgangslehre 118
Auskultation 266

Auslegen 116
Außenseiterverfahren 280

Bademeister 304
Bamm 26
Basissatz 104
Bedeutungsverstehen 114
Befinden 334
Befragung 172, 238
Befund 334
Begabung, intuitive 130
Begrüßung 172
Behandlungsauftrag 258
Beschämungsangst 258
Bescheinigung 334
Bewegungssinn 270
Beziehungsaspekt 120, 302
Biologie 24
Bipersonalität 162, 258
Boskamp 28
Botanik 38, 70

Carossa 26
Chemie 38
Chirurgie 274
Codes 110
Compliance 312, 336
conclusio 104

Darwin 48
Deduktion 100
Denken, laterales 88
Dermatologie 274
Designkonstruktion 108
Dialektik 132

Dialog 132, 136, 158, 162, 172
Dilettantismus 36, 40
Ding an sich 80
Diskurs 132
Diskussion 172
Disput 172
Dogmatismus 124
Dokument 318, 320
Dokumentation 318

Echokardiographie 286
Eignung 246
Eindruck, erster 96, 256
Einfühlung 114
Einleitung 172
Einstein 38
Einstellung 72
Einstellungsmerkmale 74
Empathie 114, 150
Erfahrung 90
Ergebnisse 70
Erinnerung 322
–, früheste 230
Erkennen 66
Erkenntnisdrang 24
Erkenntnistheorie 24, 68
Erklärung 114
Erklärungswert 144
Erkundigung 172
Erkundung 302
Erkundungsgespräch 166
Erkundungsverhalten 128
Eröffnungszüge 172
Erscheinung 80
Erstinterview 238
Es 240
Evidenz 86, 88
Exploration 158, 172

Facharztpraxis 332
Fachgebiet 180
Fachmann 34
Fachpraxis 322
Falsifikation 104
Familie 30

Fertigkeit 260
Flirt 172
Forscher 76
Formalisierbarkeit 94
Formalisierung 108
Fortschritt 58
Fortschrittglauben 60
Forschungsablauf 100, 102
Fragebögen 328
Fremderfahrenes 344

Gastroenterologie 286
Gegenrede 172
Gegensatz 134
Gegenstand 70
Gegenteil 134
Gegenübertragung 240
Gegenwart 52
Gelegenheitsdichtung 26
Geographie 70
Gesetze 106, 138
Gesichtssinn 262
Gespräch 158, 178, 238, 349
–, Ablehnung 160
–, Anatomie 160
–, Annahme 160, 164
–, Erkundungsgespräch 166
–, Familiengespräch 82
–, Gruppengespräch 182
Gesprächseröffnung 160
Gesprächsführung 158, 188
Gestaltkreis 52
Gestaltung, romanhafte 26
Gesundheit 58
Grundausstattung 270
Grundregel 240
Gutachterverfahren 326
Gynäkologie 274

Halbwissen 38
Haltung, wissenschaftliche 74
Handeln 296
Handlungsebene 150
Handlungswissenschaften 68
Heilkunde 26, 76, 140, 142

Heilkunst 26
Heisenberg 38
Helferrolle 164
Hermeneutik 110
Hintergrundstechniken 288
Hippokratischer Eid 12, 50
HNO 274
Hobby 34
Hoffnung 50, 280
Hypothesen 106, 138

Iatros 296
Ich-Du-Beziehung 162
Ich-Psychologie 240
Ideologiebildung 124
Ideologien 46
illness behavior 200
Indikation 196
Indikationsregel 222
Induktion 94
Induktionsproblem 94
Informationstheorie 70
Inhaltsaspekt 302
Inspektion 262
Instrument 308
Intensivstationen 288
Institution, klinische 332
Interaktion 162
Interaktionsmuster 302
Interesse 98
Interpretation 106, 108
Interpretieren 122
Interview 158, 238, 246, 356
–, Erstinterview 238
Intuition 86, 88, 150

Job 18
Jura 70
Juristerei 24

Katamnese-Forschung 314
Klage 152
Klangqualitäten 268
Klinik 322

Kommunikation 160, 302
Komplementarität 256, 304
Konsiliararzt 304
Koronarangiographie 286
Korottkoffsches Phänomen 282
Körper 254
Krankengymnastin 304
Krankenschein 324
Krankheit 58
Krankheitserleben 200
Krankheitsverhalten 200
Krisenintervention 50
Kriterien 70, 92
Kybernetik 70

Laborparameter 288
Lamettrie 48
Lautqualitäten 268
Lebensbereich 212
Lebenserinnerungen 12
Lebensläufe 22
Leib 254, 266
Leistung 58
Leitbilder 20, 56, 62
Leitphantasien 20
Libidoentwicklung 240
Linguistik 158
Literatur 342
Literaturwissenschaft 70
Logik 96
Lösungsmöglichkeiten 34
Lücken 222

Marx/Engels 48
Masseur 304
Medikament 306, 308
Medizin 74ff., 140, 142
–, biographische 208
Mediziner 140, 142
message 152
Messungen 106
Mineralogie 70
Mitteilung 150, 178
Methode 70, 138
–, adäquate 128

Methodenkreis 144, 314, 332, 338
Methodenwechsel 338
Modalitäten 268
Motivation 72
Motivaufklärung 166

Nachricht 152
Nephrologie 286
Neugier 24
Neurologie 274
Numinoses 46

Objektbeziehung 240
Objektivität 92, 332
Ontogenese 56
Operationalisierung 108
–, adäquate 100

Palpation 264
Pathobiogramm 216
Paradox 34, 36, 290
Paradoxie 16
Parameter 242
Pathologie 46
Perkussion 268
Persönlichkeitsmerkmale 40
Pfleger 304
Phänomenologie 80
Philosophie 24, 38
Physik 24, 38
Phylogenese 56
Physiologie 38, 46, 342
Placebo-Effekt 310
Plagiat 36
Plauderei 172
Plausibilität 86
Plutarch 206
Polarität 134
Pragmatik 96
Praktikant 4
Praxis 322
–, ärztliche 146
Priesterarzt 12

Professionelles 40
Protokoll 120
Protokollsätzen 94
Propädeutik 342
Provinzen, psychische 240
Psychiatrie 274
Psychoanalyse 124, 222
Psychologe 304
Psychologie 38
Psychotherapie 222
Pulmonologie 286

Quantifizierbarkeit 94

Ratschläge 174
Raum 54, 78
Rede 172
Reduktion, eidetische 82
–, phänomenologische 84
–, transzendentale 84
Reduktionsregel 84
Referenzwerte 98
Regel 106, 138
Reliabilität 92, 332
Rezept 310, 336
Röntgenuntersuchung 284

Schamgefühl 258
Schein 80
Schliemann 34
Schweigen 158
Schwester 304
science 68
Selbsterfahrenes 344
Selbstfindung 40
Selbstheilungstendenz 298
Sematik 96
Semiotik 96, 158
Sendungsbewußtsein 32
Signale 110, 152
Simultaneität 256, 304
Sinnesorgane 82
Sinnesqualitäten 82, 260
Sinnverstehen 114

Situation, ärztliche 129, 130
–, Ausgangssituation 2
–, Eingangssituation 116, 158
–, Grenzsituation 2
–, Grundsituation 2, 14, 168
–, –, paradoxe 30
–, Helfersituation 16, 30
–, Hilfesituation 154, 164
–, komplexe 154, 166
–, Notsituation 154, 162
–, offene 154, 168, 349
Situationsanalyse 84
Sozialarbeiter 304
Sozialmedizin 32
Sozialprestige 20
Sprechstundenhilfe 304
Stethoskop 268
Streitgespräch 172
Student 4
Stufen 6
successio hippocratis 266
Suggestivität 290
Syntaktik 96
Synthesis 134, 138
Szene 88

Tastsinn 264, 270
Tatbestand 66
Tätigkeit, spielerische 42
techne 278, 292
Technik 306
–, Hintergrundstechnik 282, 288
–, szenische 282
Theologie 24, 70
Theorie 138
Therapie 296
therapeutes 296
These 134, 136
Tiefenpsychologie 220
Toleranzgrenze 242
Traditionalismus 124

Über-Ich 240
– Bestimmung 40
Übertragung 240

Überwachungsstation 288
Umgang 112
Unbewußtes 240
Unterhaltung 158, 172
Unterredung 172
Unterrichtung 172
Urszene 308
Utopie 42, 52, 56

Validität 92, 332
Verborgenheit, gegenseitige 256
Verfahren, axiomatisches 102
–, biomathematische 100
–, Erkundungsverhalten 128
Verhör 172
Verlauf 310
Verlaufsforschung 314
Verordnungen 334
Verstehen 112, 130
–, szenisches 242
Verstehenslehre, ärztliche 120
Verstehensmöglichkeit 126
Verstehenszusammenhang 124
Verstehenslehre 112
Versuchsdeutungen 242
Virchow 30
Voraussage 56
Vorbewußtes 240

Wahrheitsgehalt 86
Wahrnehmung, sinnliche 78
Wahrnehmungsprozesse 256
Wahrnehmungsmuster 82
Wahrscheinlichkeit 106
Weltall 54
Wertskala 58
Wertziel 258
Wesensschau 84
Wiederholbarkeit 92
Wiederholung 312
Widerstand 240, 298, 300
Widerstehen 300
Winckelmann 34
Wirklichkeit 80

Wissenschaft 66, 322
Wissenschaftsanspruch, partieller 142
−, totaler 142
Wissenschaftsbegriff 66
Wissenschaftsformen 68
Wesensschau 88
Wort 306
Wortwechsel 158, 172

Zahnklinik 274
Zeichen 110, 320
Zeit 54, 78, 312
Zeitreihenanalyse 314
Zirkel, hermeneutischer 116
Zoologie 38
Zuhören 120
Zukunftforschung 56
Zwischenmenschliches 162